医院 QSHE 管理

房振环　刁殿军　主编

南开大学出版社

天　津

图书在版编目(CIP)数据

医院 QSHE 管理 / 房振环,刁殿军主编. —天津:南开大学出版社,2014.1

ISBN 978 -7-310-04396-5

Ⅰ.①医… Ⅱ.①房…②刁… Ⅲ.①医院－管理学 Ⅳ.①R197.32

中国版本图书馆 CIP 数据核字(2013)第 307873 号

南开大学出版社出版发行

出版人:孙克强

地址:天津市南开区卫津路 94 号　　邮政编码:300071

营销部电话:(022)23508339　23500755

营销部传真:(022)23508542　　邮购部电话:(022)23502200

*

天津泰宇印务有限公司印刷

全国各地新华书店经销

*

2014 年 1 月第 1 版　　2014 年 1 月第 1 次印刷

285×210 毫米　16 开本　18.5 印张　1 插页　463 千字

定价:138.00 元

如遇图书印装质量问题,请与本社营销部联系调换,电话:(022)23507125

医院 QSHE 管理编委会名单

主　编：房振环（天津医科大学中新生态城医院）　刁殿军（天津市武清区中医医院）

副主编：（按姓氏笔画排名）

冯丽萍（天津市中西医结合医院）

母春华（河北省乐亭县医院）

李维宏（天津市第一医院）

宋光明（天津市武清区中医医院）

赵青梅（河北省唐山市工人医院）

赵宗河（天津市蓟县中医医院）

盛志勇（天津科创天使投资有限公司）

戴恩海（河北省乐亭县中医医院）

参　编：（按姓氏笔画排名）

丁　瑛（武警后勤学院附属医院）

王玉玲（天津市中西医结合医院）

王　喆（天津医科大学中新生态城医院）

刘洪宇（天津市武清区中医医院）

刘淑艳（天津市蓟县中医医院）

张　建（天津市武清区中医医院）

张艳芹（河北省乐亭县医院）

杨　娟（天津市武清区中医医院）

赵术云（天津市武清区中医医院）

殷小云（河北省迁安市中医医院）

徐　丽（河北省秦皇岛经济技术开发区医院）

高　飞（河北省乐亭县中医医院）

高　欣（天津市河西区友谊路街社区卫生服务中心）

贾淑芝（天津市泰达国际心血管病医院）

商克勇（河北省乐亭县医院）

前　言

　　时代在进步，医院管理的内容、方式和方法也在不断创新和发展。我国医院管理者紧跟世界医院管理潮流，积极探索适合中国医院特色的管理模式，如目标管理、全面质量管理、ISO 管理和 JCI 管理等。国家卫生部也制定了等级医院评审标准并在实践中不断完善和发展。由于各医院对这些管理理论、体系和标准的理解差异及认识的深度不同，实践中所采取的方式和方法各异，常常导致医院最终管理效果大不一样。如在 ISO 标准和 JCI 标准中同样强调组织应对风险进行识别和控制，但风险管理应如何制定政策，怎样识别与病人有关或与员工有关的风险，发生的不良事件应如何报告，报告哪些内容，怎样进行调查，调查哪些内容，调查的结论应如何处置，处理的结果如何评估等。这些问题常常困扰着许多医院的管理者。

　　医院管理中缺乏系统的管理模式和标准的操作模式，就会导致头痛医头、脚痛医脚的事后解决问题方式。这也是导致不良事件，尤其是质量安全不良事件时有发生的原因。因此，医院管理实践中迫切需要把先进管理体系和标准转化为标准化的作业指导手册，以指导医院各级人员用科学的方法实施标准化的管理。

　　医院 QSHE 管理是质量（Quality）、安全（Safety）、健康（Health）和诊疗环境(Environment)四位一体的管理体系。其所依据的管理标准是 ISO 国际标准，并借鉴了 JCI 国际标准、等级医院评审标准以及目标管理和全面质量管理方法。

　　医院 QSHE 管理的核心是提供满足病人需求的医疗服务，同时不断进行危害识别和风险控制，确保患者、员工和其他医院来访者的安全。医院 QSHE 管理特别强调风险防范，重视领导承诺和全员参与，目标是持续改进医院 QSHE 管理的水平。医院 QSHE 管理为医院实现科学化、系统化和现代化管理，提供了全新的视角。

　　医院实施 QSHE 管理的目的一是满足政府对医院的质量、安全、健康和诊疗环境管理的法律、法规要求；二是为医院提出的总方针、总目标以及各方面具体目标的实现提供保证；三是减少不良事件和事故发生，保证病人、员工和来访者的健康与安全，保护医院的财产不受损失，减少医疗、赔偿、财产损失费用，降低保险费用；四是满足公众的期望，保持良好的公共社会关系，增加医院的社会和经济效益，维护医院的声誉，增强医院竞争能力。

　　本书在编写过程中参编单位和作者在学习、消化、理解等级评审标准，运用目标管理、全面质量管理的方法、ISO 管理标准和 JCI 标准的基础上，通过不断交流与探讨，历时 4 年编写完成，并在实践中初步应用。为增加适用性，本书以大型三级甲等教学医院为背景编写，各医院在参考、借鉴和使用时应根据本医院的规模、管理体系机构等因素，对各项管理内容进行删减。

　　本书在医院管理中首次提出医院 QSHE 管理概念，重点强调 QSHE 管理的思想、程序和方法，对医院 QSHE 管理的内容、方式和方法做了较为详细的描述。但本书中所涉及的相关的疾病及专业知识并不代表最先进的理论和经验。相关知识请读者参阅最新的询证医学资料。

　　本书出版的目的是在同行中分享我们学习和实践心得，不妥之处恳请同行批评和指正。

目　录

第1章 医院 QSHE 管理手册说明

医院 QSHE 管理手册是医院实施 QSHE 管理的操作性文件。其适用的范围，参考的标准，编写和更改等都需要进行严格的控制。

1.1 医院 QSHE 管理手册的适用范围

医院 QSHE 管理手册所描述的医院 QSHE 管理体系覆盖了医院所有临床科室、医技科室、管理科室及其他医疗活动支持部门。

本手册适用于医院内部 QSHE 管理，为受控文件。

1.2 医院 QSHE 管理手册编写参考标准

本手册在编写中参考了国家相关法律法规、卫生部颁发的规范、标准以及如下的国际标准：

1.2.1 GB/T 19000-2000《质量管理体系基础和术语》（idt ISO 9000：2000）。

1.2.2 GB/T 19001-2000《质量管理体系要求》（idt ISO 9001：2000）。

1.2.3 GB/T 19004-2000《质量管理体系业绩改进指南》（idt ISO 9004：2000）。

1.2.4 GB/T24001《环境管理体系——规范与使用指南》（idt ISO14001：2004）。

1.2.5 GB/T 28001-2011（idt ISO OHSAS 18001：2007）。

1.2.6 GB/T24004（环境管理体系——原则、体系和支持技术通用指南）（idt ISO14004：2004）。

1.2.7 美国国际医疗健康机构认证联合委员会标准（第三版）。

1.3 医院 QSHE 管理手册的编写

医院 QSHE 管理手册的编写和审批属严格控制内容。医院 QSHE 办公室负责组织 QSHE 管理手册的编写工作，相关部门协助编写工作。分管安全工作的副院长负责组织有关部门对 QSHE 管理手册进行审核。QSHE 管理委员会审议通过，院长负责批准颁布 QSHE 管理手册。

1.4 医院 QSHE 管理手册的日常管理、更改和换版

1.4.1 医院 QSHE 管理手册的日常管理

医院参阅 ISO、JCI 等国际标准编写的 QSHE 管理手册由医院 QSHE 办公室负责归口管理。QSHE 管理手册为受控文件，供医院内部人员使用或提交给其他有关组织机构对医院的安全

管理体系进行评估。QSHE 管理手册封面加盖"受控"章。

QSHE 管理手册由医院 QSHE 办公室统一编号，确定发放范围，分管安全工作的副院长审批后发放，QSHE 管理手册持有者签名领取。

QSHE 管理手册持有者应妥善保管，未经批准不得提供给外部人员借阅、传抄或复印。

1.4.2 医院 QSHE 管理手册的更改和换版

医院 QSHE 办公室负责组织医院 QSHE 管理手册的更改和换版，更改内容或换版需经医院 QSHE 管理委员会讨论通过，由院长批准并正式颁布。每次发布新的更改内容均以 QSHE 管理手册修正案形式公布，并附在手册的后面。

QSHE 管理手册的换版的条件：ISO、JCI 等国际组织颁布了新的质量、安全和环境体系标准、医院机构或主要负责人发生重大变动、医疗服务不适应新的形势与环境以及更改内容过多等。

如 QSHE 管理手册作废时，QSHE 办公室应统一回收，登记造册，集中销毁。

第2章　医院 QSHE 管理组织机构和权责

医院 QSHE 管理需有相应的组织机构,并赋予相应的权责。这些组织机构负责医院 QSHE 管理设计、实施、评估和改进。本手册中的医院 QSHE 管理组织机构以法人治理结构的医院为背景设计。

2.1　医院 QSHE 管理机构

医院 QSHE 管理机构庞大,具体机构设置参见图 2.1。

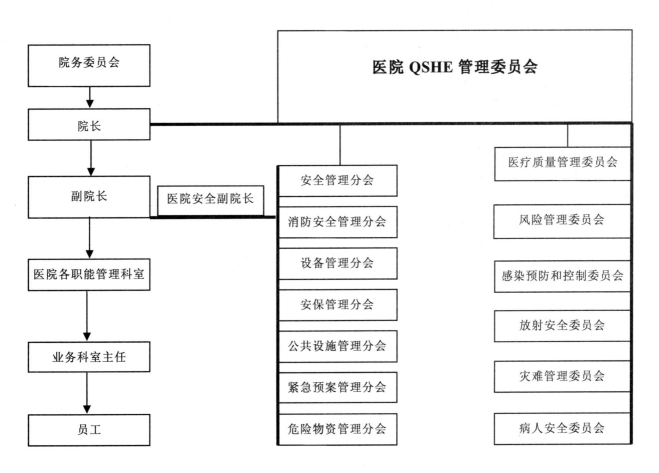

图 2.1　医院 QSHE 管理机构

2.2 医院 QSHE 管理委员会及其分会组成

2.2.1 医院 QSHE 管理委员会人员组成

医院 QSHE 管理委员会由以下人员组成：QSHE 管理委员会主任（院长）、医院安全副院长、医务部主任、护理部主任、门诊部主任、安保部主任、后勤部（或设施管理部、基建部、环境服务部）主任、医疗设备管理及维修部主任、员工健康部主任、感染预防及控制部主任、质量控制部（风险管理部）主任、人力资源部主任、财务部主任、临床科室主任、医技科室主任、病人关系部主任、饮食和营养部主任等。

2.2.2 医院 QSHE 管理常务委员会人员组成

医院 QSHE 管理常务委员会由以下人员组成：QSHE 管理委员会主任（院长）、医院安全副院长、医务部主任、护理部主任、门诊部主任、安保部主任、后勤部（设施管理部、基建部、环境服务部）主任、医疗设备管理及维修部主任、财务部主任、人力资源部主任、感染预防及控制部主任等。

2.2.3 安全分会人员组成

安全分会由以下人员组成：医院安全副院长、QSHE 办公室副主任、安全培训部主管、风险管理部主管、员工健康部主管等。

2.2.4 消防安全管理分会人员组成

消防安全管理分会由以下人员组成：医院安全副院长及基建、后勤（设施管理）、医院安保部、ICU 和护理等人员。

2.2.5 设备管理分会人员组成

设备管理分会由以下人员组成：医院安全副院长、医学工程部主管、麻醉科副主任、肾脏病科副主任、放射医学副主任、呼吸科副主任、护理部副主任、ICU 副主任等。

2.2.6 安保管理分会人员组成

安保管理分会由以下人员组成：医院安全副院长、医院办公室副主任、安保部主管、药剂科主管、质量控制部（风险管理部）主管、急诊科副主任、儿科和新生儿科护士长、心理治疗科护士长等。

2.2.7 设施分会人员组成

设施分会由以下人员组成：医院安全副院长、后勤部主任、基建部主任、信息部主任、电话通讯负责人、相应的护理人员、设备管理及维修部人员等。

2.2.8 紧急预案分会人员组成

紧急预案分会由以下人员组成：医院安全副院长、医院安保部主任、医务部主任、护理部主任、信息部主任、急诊科主任、住院处主任、院办公室副主任、药剂主任、器械部主任、总机负责人、手术室护士长、后勤部主任、宣传部主任等。

2.2.9 危险物资管理分会人员组成

危险物资管理分会由以下人员组成：医院安全副院长、医院 QSHE 办公室副主任，根据需要相关的护理、实验室、呼吸科、ICU 等部门的人员。

2.3 医院 QSHE 管理权责

为确保向病人、员工和探视人员提供一个安全健康的环境，医院院长授权医院安全副院长和医院 QSHE 管理委员会就医院的医疗设备、危险物资、安全保卫、公共设备、消防安全和紧急预案等方面建立并保持安全管理目标和管理程序。各委员会及岗位的 QSHE 管理权责如下：

2.3.1 医院 QSHE 管理委员会权责

2.3.1.1　制定并协调医院 QSHE 管理事宜。

2.3.1.2　对事件报告进行评审及总结，提出改进的措施并确保实施。

2.3.1.3　对消防安全检查总结报告每季度评审一次，总结报告含消防训练总结报告（总结员工的表现），提出改进措施并确保实施。

2.3.1.4　对设备安全检查计划和预防措施总结报告每季度评审一次。这些设备包括电动和非电动病人诊治设备、电动的非病人诊疗设备。提出改进措施并确保实施。

2.3.1.5　评审警报和取消警报的总结报告。

2.3.1.6　每季度评审一次公共设施运行和故障的报告，提出改进措施并确保实施。

2.3.1.7　每季度评审一次危险物资管理总结报告，提出改进措施并确保实施。

2.3.1.8　每季度评审一次安全保卫总结报告，提出改进措施并确保实施。

2.3.1.9　每季度评审一次紧急预案总结报告，提出改进措施并确保实施。

2.3.1.10　定期组织风险评估和危险因素调查会议，对资料进行评审，明确发生问题的趋势，提出改进措施并确保实施。

2.3.1.11　帮助各科室和部门进行安全计划的评审，结合各科室和部门的工作特点，确保安全管理目标、程序得到相适应的培训。

2.3.1.12　对与员工有关的 QSHE 管理程序实施指导、监督和培训。

2.3.2 医院安全副院长权责

2.3.2.1　每季度组织一次消防演练，对员工实际操作情况和消防设施进行评估；提出改进措施并确保实施；每季度向医院 QSHE 管理委员会递交一次报告。

2.3.2.2　按照消防管理手册组织消防训练，对相关区域进行检查，确保符合消防管理手册要求；提出改进措施并确保实施。

2.3.2.3　对危险材料管理程序进行管理；根据需要提供个人和区域暴露监测；确保符合相应的法律法规。

2.3.2.4　每两年组织一次灾难演习，并在演习训练完成后组织评价，提出所需的改进措施；参加灾难委员会会议，与灾难委员会委员一起确保实施改进措施。

2.3.2.5　整理消防演练和安全例会资料，每季度向医院 QSHE 管理委员会汇报一次，与 QSHE 管理委员会共同确保改进措施得到实施。

2.3.2.6　每季度向医院管理委员会报告一次根据 QSHE 管理计划所进行的安全管理活动。

2.3.3 科室职责

2.3.3.1　执行本手册中的要求。

2.3.3.2　制定、保持和实施本科室的安全管理目标及管理程序。

2.3.3.3 确定与医院安全副院长进行联络的人员。

2.3.3.4 按照本手册中的要求确保本科室的员工、学生等得到相应的安全指导和年度培训。

2.3.4 科室主任和监督检查人员的 QSHE 管理职责

2.3.4.1 确保科室符合相应的安全和健康管理目标及程序的要求。

2.3.4.2 根据相应的安全和健康管理目标向员工、学生、探视人员和合同员工提供科室的指导。

2.3.4.3 安排时间，让员工参加指导和年度更新培训。

2.3.4.4 向员工、学生、探视人员及其他工作人员及时发布和告知有关的安全和健康事宜。

2.3.5 员工 QSHE 管理职责

2.3.5.1 按照相应的安全和健康管理目标及程序组织工作。

2.3.5.2 向监督检查人员通报不符合或潜在不符合要求的安全和健康管理目标以及管理程序问题。

2.3.5.3 参加年度培训。

2.3.5.4 积极评估其所在工作场所，并把关切的安全健康问题告知医院安全副院长，电话：XXXX，电子邮件：XXXX。

2.3.5.5 违反安全和健康管理目标及管理程序将根据情节受到处分，包括口头批评、警告、记过和开除等。

2.3.6 任职文件

附件 1：医院 QSHE 管理委员会的任命文件（复印件）。

附件 2：医院安全副院长的任命文件（复印件）。

2.3.7 紧急状况时授权

在对生命、健康和财产造成紧急威胁的情况下，医院内总值班、院长以及事件指挥人员在得到上级指示之前，负责协调组织医院的应急反应，提出处置措施并根据情况进行调整。医务部主任、护理部主任、后勤部（设备设施管理部）主任、医院安保部主任以及其他需要咨询的人员应对相关的情况提供咨询和指导。

注 1：夜班或节假日期间，医院总值班是医院内最高级别行政管理权力人员。医院安排一名副院长在夜班或节假日听班。

注 2：灾难计划包括医院内部灾难（火灾、剧烈的天气异常、炸弹威胁、逃生等）和外部灾难（社区或本地区的局部灾难如地震）紧急状况下所要实施的程序。

第 3 章　医院 QSHE 管理计划

医院 QSHE 管理计划涵盖了 QSHE 管理的目标和程序，由医院 QSHE 办公室制定，医院 QSHE 管理委员会批准，并需医院安全副院长和医院 QSHE 管理委员会主任签字后方可实施。医院 QSHE 管理计划的发行版本、发行日期、修订内容和日期以及文件的编码应得到控制。

3.1　计划的范围

为提供安全、健康的诊疗环境，医院 QSHE 管理计划确定了所需要的管理程序，包括危险控制、工程学控制、个人防护设备管理、教育培训和工作场所的调查等程序。通过控制这些程序，最大限度地减少与工作有关的伤害和疾病，使医疗环境对员工、病人和探视人员产生的危险降到最低程度或予以消除。在每年的诊疗环境评审时，要对本计划评审，以确定其是否符合要求并实施改进措施。

3.2　医院承诺

医院认识到诊疗环境有其固有的各种风险和危险。因此，必须采取措施减少或消除这些风险和危险。这些措施包括：

3.2.1　成立医院 QSHE 管理委员会。委员会由医院管理层、医疗服务部门和医疗服务支持部门组成。

3.2.2　对工作场所、设备进行全面维护和监控。

3.2.3　对涉及病人和公共安全的建筑物、设备、房屋使用人员和内部系统等进行风险评估。

3.2.4　危险监控包括产品召回和警示评价。

3.2.5　报告并调查所有的紧急情况、事故、损伤和传染性疾病。

3.2.6　提供安全培训和指导。

3.2.7　医院内禁止吸烟。

3.3　管理措施

3.3.1　持续评价安全管理程序的有效性，确保实施改进措施。

3.3.2　明确专人监督这些程序的建立和实施，并在出现危及生命、健康或危害设备和建筑物的情况下采取干预措施。

3.3.3　向有关科室、病区和医院的各级管理者通报所发现的问题。

3.3.4 确保参与安全活动的员工具备相关的知识。

3.3.5 根据需要（但至少应每三年一次）发布、演练、执行和评审 QSHE 管理政策和程序。

3.4 管理方法

院长负责医院 QSHE 管理，为病人、员工和探视人员提供安全、健康的诊疗环境。各部门及科室的负责人、监督和管理人员负责确保医院诊疗环境达到医院的管理目标。员工负责以正确的方式工作，确保向病人、探视人员和同事提供安全健康的诊疗环境。院长负责任命医院安全副院长并批准由多学科组成的医院 QSHE 管理委员会及所属各分会。QSHE 管理委员会及其相关的分会策划和实施医院的安全管理程序。

3.5 管理目标

医院 QSHE 管理委员会制定了专门的 QSHE 管理实施标准：

3.5.1 全院医疗质量评估每半年一次，均需满足等级医院要求。纳入国家重点专科管理的专业和科室每三个月评估一次。按等级医院评审标准要求需均达 A。

3.5.2 病人诊疗区域的风险评估和危险调查每半年一次，其他区域至少一年一次。

3.5.3 对病人诊疗区域内工作的员工每季度进行一次安全、健康和诊疗环境的管理政策及程序知识的考核。答题正确率不得低于95%，目标是98%以上。

3.5.4 场地和设备至少要满足国家法律法规及咨询机构规定，缺陷要立即改正。

3.5.5 对员工受到的各种伤害和所患疾病进行评审、监测和评估，判断其发生趋势，并根据需要采取相应的改进措施。

3.5.6 涉及病人的事件要评审、监测和评估，确定其趋势，并根据需要采取相应的改进措施。

3.5.7 各部门及科室人员至少 90%以上要参加安全培训。

3.5.8 各部门及科室的安全政策和程序至少每三年评审一次。

3.6 管理信息的收集和报告

医院 QSHE 管理的情况汇总要每季度向医院 QSHE 管理委员会和院长办公会通报一次，必要时可增加频次，根据需要将有关结果通知相应的部门和科室。每季度的安全总结报告要报送院务委员会。

3.7 管理的培训和指导

医院积极支持对新员工进行安全指导和培训。员工经首次培训后，每年度还要进行一次更新培训。在危险因素调查期间、定期安全讨论会以及年度更新培训中，要对员工所掌握的安全知识情况进行评估，其中各部门职责如下：

3.7.1 QSHE 办公室负责制定全院范围内的安全培训计划。

3.7.2　人力资源部负责协调新员工的培训和指导工作。

3.7.3　各部门及科室负责对本部门及科室进行专门的安全培训。

3.7.4　医院 QSHE 管理委员会及各分会负责安全培训的督导。

3.8　风险评估和危险因素定期调查的职责

每季度进行一次风险评估和危险因素调查。评估和调查的人员由医院 QSHE 管理委员会骨干人员组成。医院安全副院长负责资料整理，医院 QSHE 管理委员会负责评估并确认成绩及不足，为减少或消除危险因素而改进操作常规。工作人员外伤和疾病资料由员工健康部收集和评审。事件资料由风险管理部进行收集和评审。建筑和场地由后勤部维护。详细内容请参阅第二章"医院 QSHE 管理权责"。

3.9　相关及支持性的文件

参见本手册其他章节。

3.10　声明及授权

医院 QSHE 管理委员会有权依据相应的法律、法规、制度和咨询机构提出的标准操作常规和管理经验制定医院 QSHE 管理计划。当某项工作对生命造成紧急威胁时，医院安全副院长和医院 QSHE 管理委员会有权立刻停止这些工作。逾期未整改，医院安全副院长在医院 QSHE 管理委员会的授权下，有权停止医院范围内与法律法规不相符的工作。

第4章　事故事件管理程序

事故、事件报告是风险管理程序的内容之一。本程序规定了医院发生违背常规或特殊病人诊疗常规的事件、行为和做法时的管理程序。

凡是对病人、探视人员、员工、医院财产或声誉具有或潜在具有风险的情况以及实际发生的损害情况都要报告。这些情况包括所有未预料到的医疗干预、重症监护及医疗损伤。

医院遵循积极的损失预防计划，旨在提供优质医疗服务，并对病人、探视人员、员工以及医院的财产和声誉存在风险的做法和状况进行确认、评估和改进。医院风险管理部和医院法律咨询办公室共同协调事件的调查并组织专业评审。

为预期诉讼准备机密事件报告，该报告是医院、医院保险商和代理人交流的工具。机密事件报告也是医院内所发生事件的证明文件。根据风险管理的相关法律，有些发生在医院内的事件是"需要报告的事件"，医务人员要根据职责向指定部门报告。事件报告所提供的信息有助于确认、评估事故、事件发生的趋势和方式以及改进的机会。

风险管理程序要求凡是发生在医院内的事件都要向医院风险管理部报告。偏离诊疗标准、具有伤害性、违背有关部门规定的工作行为或业务以及事件都要直接向医院风险管理部、主管副院长和院长报告。

4.1　程序适用范围

本章所讲事故事件管理程序对医院所有工作人员均适用。

4.2　责任人员

所有知晓医院内发生事件的人员均是事故事件管理程序的责任人员。

4.3　基本概念

4.3.1　事件

本章所讲"事件"是指偶然发生的事件、行为、做法或与医院常规运行不一致的任何情况以及特殊病人的常规诊疗情况。凡是对病人、探视人员、员工、医院财产或声誉具有或潜在具有风险的情况以及实际发生伤害或损害的情况都要报告。这些情况包括意料外的病人医疗干预、重症监护和医疗损伤。

4.3.2 知晓

"知晓"是指直接参与或观察到事件而对事件了解。

4.3.3 需要报告的事件

本章所讲"需要报告的事件"是指低于或可能低于相应的诊疗标准并且可造成病人伤害的行为或做法，或者可能被相应的部门处罚的行为或做法，根据法律法规要向国家有关部门报告。

4.3.4 不良事件、警讯事件

"不良事件、警讯事件"是指明显偏离规定的程序、原则、操作指导书，或违背诊疗常规及政策标准的行为、做法、程序或其他事件。

这些行为、做法、程序或系列事件导致病人非预期的死亡或重要功能永久丧失或相应的风险，而这些与疾病自然病程或潜在条件无关。

其他事件包括：病人自杀、强奸、婴儿拐盗、输血或使用不兼容的血品导致溶血反应、病人或手术部位辨识错误等事件。

4.3.5 需要报告的警讯事件

在政策及程序手册中"根本原因分析、不良警讯事件的报告"中所规定的不良事件、警讯事件要报告到医院 QSHE 管理评审组织或指定的政府部门。

4.3.6 机密事件报告表

本章所讲"机密事件报告表"是指用于报告诊疗过程中的问题以及员工不是当事人的事件的表格。

4.3.7 员工事故、事件报告

本报告是指用于报告医院员工为当事人的事件表格。

4.3.8 医护标准

本标准是指在相似的条件下，通过合理的谨慎的研究，所制定的公认且可以接受的护理、操作常规或治疗等级。医护标准的来源包括，医院和科室的政策及程序、已经发表的专业医护标准、专业实践的法律法规要求以及专业人员共同确定的专业常规等。

4.3.9 医护标准的实施分级

医护标准在具体实施过程中一般分为四级：

一级是指没有偏离医护标准。

二级是指偏离医护标准，但没有发生推断的伤害。

三级是指偏离医护标准，发生了推断的伤害（需要报告的事件）。

四级是指受到有关部门纪律处分的行为或操作（需要报告的事件）。

4.3.10 合理的概率

合理的概率是指在相同的条件下（大多数病例不会发生这样的情况），将产生同样或相似的结果。

4.4 一般事故事件的报告程序

4.4.1 事件发生后要立即报告。如果事件、行为或操作发生在医院，必须在 24 小时内向医院风险管理部报告。与医院无关的行为、操作或事件或者医院外的事件应在 24 小时内报告到医院法律咨询办公室。在风险管理部的指导下，通知监督人员或医师以适当的形式保护病人、员工、探视人员免受伤害。

4.4.2 报告者填写"机密事件报告表（一般事件、药品使用或坠落摔倒）"，真实地填写报告的第一页。报告者要在报告的第一页签名并且立即直接送到风险管理部。为对报告人员给予保密，第二页上不要签名。报告的第二页交科室主任进行初步的调查和专业评审。第二页报告填写完成后要在事件发生后的三个工作日内直接送到风险管理部。机密事件报告表可在各个护士站、科室、医院法律事务咨询办公室、医院风险管理部领取。各科室要确保员工可以领取到表格。报告中只需记录事件的实际信息，不要提出建议、改进措施，在报告的第一页不要提出自己的观点。

4.4.3 机密信息除了记录在机密事件报告中外，还可以直接向医院风险管理部报告。

4.4.4 报告表必须用黑色炭素笔填写，只许使用医院批准的缩略语。

4.4.5 事件报告不得复印。只有医院风险管理部有关人员有权查阅事件报告中的内容（包括报告事件的人员姓名）。

4.4.6 事件报告不作为病案内容，不可参照其书写病历，也不要记录在员工的个人档案中。

4.5 病人、探视人员事件报告程序

4.5.1 填写一般机密事件报告（病人、探视人员事件）。该表将用于记录和报告所有与病人和探视人员有关的事件或情况。

4.5.2 第一位目击事件或看到病人发生的事件的员工要向护士长、责任护士或科室主任报告，并填写机密报告。

4.5.3 报告的右上角填写病人基本信息。根据事件的类型、地点和伤害的性质在相应的方格内打钩。员工不得许诺医院对探视人员的补偿。涉及医疗赔偿的问题，当事人要咨询风险管理部或医务部。

4.5.4 如果事件、行为或操作发生在医院，报告要交到医院风险管理部。

4.6 学生事件报告程序

4.6.1 填写机密事件报告表格。

4.6.2 涉及学生的事件由指导老师或监督人员填写报告并把报告的复印件交到法律咨询办公室。

4.7 个人物品丢失的事件报告程序

4.7.1 填写一般事件报告表。

4.7.2 立即用电话向医院安保部报告个人财产丢失情况。另外，向病人、探视人员、员工通报个人财物损失情况并填写事件报告交到医院风险管理部。

4.7.3 医务部或风险管理部负责决定医院是否进行赔偿，任何员工都无权承诺赔偿。

4.8 暴力事件报告程序

4.8.1 员工、病人、探视人员或学生发生暴力威胁或与暴力有关的事件应直接拨打110向公安机关报告。

4.8.2 填写事件报告表，递交到医院安保部、风险管理部（如果事件发生在医院）或医院法律咨询办公室（如果事件发生在医院外）。

4.8.3 与医院员工工作有关的事故、疾病（有或无损伤）。

4.8.3.1 向上级报告。

4.8.3.2 上级将指导报告者接受相应的治疗。

4.8.3.3 填写员工事故、伤害报告表（样表见附件）。

4.8.3.4 把员工事故、损伤报告递交到员工健康管理部、医院风险管理部。

4.9 事故调查程序

4.9.1 医院风险管理部对每一个机密事件报告都要进行评审、分析和调查。按风险管理程序要求，相关信息要向相应的科室通报，以便进一步调查和专业评审。对于确认的趋势或形式，医院风险管理人员要在专业评审中报告，或向执行改进的委员会、质量委员会、医院各管理部门报告。

4.9.2 明显偏离于程序、政策、操作指导书的事件或情况、违反诊治标准以及与非预期死亡有关的事件或情况、与病人疾病自然病程无关的主要功能永久丧失事件都要进行集中调查、随访并提出相应的改进措施。使用相关的表格及指导书对每个不良事件、警讯事件的记录进行审查和总结。

4.9.3 发生与医院有关的风险管理活动要与风险管理部联系。

4.10 员工事件、职业暴露报告表及填写说明

4.10.1 员工事件、职业暴露报告表

员工事件、职业暴露需报告的内容参见表4.1。

表 4.1 员工事件、职业暴露报告

第一部分（由员工填写）						
姓名		性别		出生日期	身份证号码	
科室		上岗时间			联系电话	
家庭住址			邮政编码		电子邮件	

事件发生的时间：____年____月____日____时____分

事件发生时你在什么地方？

事件发生时你在做什么？

可能目击事件所有人员：

事件经过（特别说明事件是如何发生的、身体受到伤害的部位）：

你所报告的上级领导姓名：

你向上级报告的时间：____年____月____日____时____分

员工签字：　　　签字日期：

第二部分（员工如被利器伤害，填写下列内容）

导致伤害的利器（在相应的利器上打勾）：针　刀片　手术刀　其他（名称）

产品名称：　　　品牌：　　　规格大小：

第三部分（员工上级、首次接受事件报告的人员填写）

客观地描述事件以及所见：

描述给予的急救或初步治疗措施：

其他目击者（在第一部分没有列出的）：

身体受到伤害的部分（必须填写）：

对员工采取的处置措施（在相应的项目上打勾）：

1. 急救、治疗和送回家	4. 咨询临床	7. 其他
2. 急救、治疗和返回工作岗位	5. 没有人、事件报告	
3. 咨询急诊室	6. 员工拒绝、谢绝	

签字：　　　日期：　　　时间：　　　电话号码：

注：本报告表一式三联，白色——风险管理部　　黄色——科主任　　粉色——临床

4.10.2 员工事件、职业暴露报告表填写说明

4.10.2.1 医院要为所有员工提供安全的工作条件、设备和设施以及健康的工作环境。员工有责任密切观察所有的操作、设备和设施并报告任何不安全的状况。

4.10.2.2 "事件"是指与设施的常规操作或病人的诊疗常规不一致的事故、行为或其他情况所导致的病人、探视人员、员工、医院的财产和声誉受到损伤或伤害及潜在风险。如果你涉及一个员工事件、职业暴露（有或无伤害）要立即向上级报告。

4.10.2.3 报告表的第一部分要在事件或职业暴露发生后由员工立即填写。每个项目都要填写，包括详细的家庭住址、邮政编码以及电话号码。详细描述事件及伤害（专门描述）以及事件和伤害发生的时间。报告填写后必须签字并尽快递交到上级。

4.10.2.4 报告表的第二部分需在员工填写完第一部分后再填写。在相应的利器名称上打勾，如果没有列出，在其他项目后详细填写。详细填写设备的类型（如胰岛素注射器、缝合针、剪刀等），确定型号和大小并在空格处添上。

4.10.2.5 第三部分由员工上级、科室管理人员和最先反应的人员填写。当你得知事件发生后要立即进行调查并确定伤害的严重性。评审第一部分和第二部分，以确认填全所有项目。

对事件进行详细的描述，包括你开始所见以及身体受到伤害的部位和程度。对事件现场给予员工的任何急救或初步治疗措施都要记录。记录给予员工的处置或给予员工的指示，如送到急诊室、急救、单纯事故报告、员工谢绝治疗等。

表格填写完成后要签字并递交到有关部门。如果员工把表格送到员工健康部或急诊室，必须递交粉色的一联。

4.10.2.6 员工如需治疗要立即把员工送到员工健康部并携带本表粉色联，白色联装入内部办公信封中递交到医院风险管理部，黄色联作为存根。

如果伤害危及员工生命，送员工到急诊室并立即把本报告表送到急诊室，白色联装入内部办公信封中递交到医院风险管理部，黄色联作为存根。如果员工不需要治疗或员工谢绝治疗，立即把报告送到员工健康部，白色联装入内部办公信封中递交到医院风险管理部，黄色联作为存根。

如果伤害、职业暴露发生在下班后或周末，员工的直接上级在事件发生时应填写第三部分。如果员工需要立即就医，让员工携带本表格的粉色一联直接到急诊科就诊，立即把本报告表送到员工健康部并把白色一联送到医院风险管理部，黄色一联作为存根。如果员工不需要治疗或员工谢绝治疗，立即把报告送到员工健康部，白色联装入内部办公信封中递交到医院风险管理部，黄色和粉色联送到相应的科室主任作为存根。

4.10.2.7 员工治疗后员工要向上级递交由授权治疗医师发放的休息证明，在授权治疗医师给出的工作范围内工作，同时保持预约随访。

员工的上级和科室主任负责收取由授权治疗医师给员工开具的休息证明书，向员工提供授权治疗医师给出的工作范围的工作，完成上级事故调查报告，在 24 小时内交到员工健康部。

4.10.2.8 白色联——风险管理部，黄色联——科室主任作为存根，粉色联——临床

4.11 管理人员的事故事件调查报告表及填写说明

4.11.1 管理人员的事故事件调查报告表

只有真正了解造成事故事件的不安全行为、人员因素及状况，才能纠正事故事件的原因。管理人员的责任是发现事故事件的原因并对其进行纠正。

表 4.2 管理人员的事故事件调查报告

调查人员的科室：	调查人员姓名：	联系电话：

调查时间：_____年_____月_____日_____时_____分

发生事故事件的时间：_____年_____月_____日_____时_____分

事故事件发生的所在科室和确切地点：

事故发生时员工所从事的工作：

损伤的性质、部位和程度：

员工的姓名：　　　　　　　　　　年龄：

事故事件发生经过：

在每一序号后相应的项目上画圈：

1. 事件：针刺、溅洒、其他

2. 类型：中空的装置、注射针头、固体利器、吸入装置

3. 在刺破、溅出、职业暴露之前皮肤是否完整？　是　　否

4. 利器用于：动脉皮下组织静脉肌肉注射

来源：血液、有可见血液的液体、精液、阴道液、关节液、心包液、脑脊液

身体受到伤害或影响的部位：手指、腿、粘膜、手、皮肤、手臂

事故事件发生的原因（分析所有因素以确定原因，无论涉及受伤的人员、机器或其他的身体条件，找出如何发生和为什么发生）（参见背面的指导）：

1. 描述不安全的行为：

2. 描述不安全的状况：

3. 根本原因：

预防措施（对于预防类似事故的再次发生你做了什么或你建议做什么？）

完成改进目标的日期：　　　　　　　你如何测量这个改进措施的有效性？

是否进行了改进？（如果没有，什么原因？）　是　　否

报告人签字：　　　　　评审和批准人：　　　　　报告表填写日期：

4.11.2 管理人员事故事件调查报告表填写说明

4.11.2.1 本报告表只用于协助调查，不要将其递交到保险公司或任何政府机构。

4.11.2.2 调查事故事件及填写表格的步骤：

4.11.2.2.1 与事故事件有关的员工以及目击者进行讨论。针对所发生的事故事件要按下列 5W1H 顺序提问"为什么——什么事情——什么地方——什么时候——什么人——怎样发生的"

（WHY-WHAT- WHERE-WHEN-WHO-HOW）。

4.11.2.2.2 检查设备或物资是否安全。

4.11.2.2.3 研究工作计划和工作方式，以及能否对其进行改进。

4.11.2.2.4 涉及事故的员工是否适合他所从事的工作、是否接受过适当的培训、有无其他问题如药品乱用、饮酒或情绪障碍？

4.11.2.2.5 建议的改进措施要有可操作性，要确保你的建议不会导致员工受到其他伤害。报告表要在事故事件发生后的第二个工作日前完成。

4.11.2.2.6 报告表填写完成后经上级批准递交到风险管理部并作为科室安全文件资料进行保存。

4.11.3 常见事故事件根本原因分析

利用下表查找事故事件的根本原因。

表 4.3 事故事件根本原因分析

不安全行为（人为因素）	不安全的条件	事故事件的根源
使安全装备失灵	防护及保护不充分	人员录用标准不完善
错误使用所提供的防护或其他保护措施	有缺陷的工具或设备	上岗标准不完善
使用有缺陷的设备	机器状态不安全	缺乏正确的程序
检修运行中的设备	拥挤的工作场所	工作说明书不完善
没使用正确的工具或设备	内务整理差	执行工作标准不严格
操作转速不安全机器或设备	不安全的地面、斜面、楼梯、平台	监控不完善
错误使用个人保护装备	储藏物资方式不正确	工作计划的方式不完善
未授权使用	警示系统不完善	预防维护程序不完善
缺乏技术或知识	火灾或爆炸危险	维护标准不当
装载或放置不安全	危险气体：气体、尘埃、烟、蒸汽	不安全的规划和设计
提升、降低或载运不当	危险物资	不安全的设计或建设
占据不安全的位置	通风不当	购买标准不正确
不必要的仓促	放射暴露	环境控制程序不当
酒精或药物的影响	噪音	
生理限制或精神状态	不正确的照明	
未察觉危险		
其他不安全的行为		

4.12 事故调查程序

一个事故或事件可能是管理系统或操作程序错误的迹象或线索。事故调查的目的就是确认引起事故的条件或一组条件，从而采取改进措施进一步预防类似情况的发生。事故的原因未确定，就不能采取有意义的改进措施。通常认为事故调查是通过审问来发现缺点或责备相关人员。事故一旦发生，其就成为历史，从历史中寻求改进的方法及措施，避免类似事故或事件的再次发生，才是事故调查的真正目的。

所有发生的事故（不仅仅是严重的事故）或事件都要报告，事故事件是确保事故调查体系有效的基础。预防事故再次发生的关键之一是尽可能深入地了解已经发生的事故。

由于科室主任或管理者最熟悉科室管理程序、员工和事故事件的情况，因此他们应该实施并完成全部事故事件调查并改进事故原因。事故事件调查完成后，应把报告的复印件递交到员工健康部。

实际工作中，事故事件报告最常见的内容有：事故事件发生时我没有在场、事故事件是由于员工的粗心大意造成的、我已提醒员工要格外小心、空白部分见报告等。很明显，这样的事故事件报告对于预防事故不起任何作用。因此，这样的报告要退回给主任重新填写。

请牢记：全面的事故事件调查报告是预防事故事件将来再次发生和控制金钱损失最有价值的工具。

4.12.1　准备事故事件调查报告

4.12.1.1　谁负责实施事故调查？

监督管理人员负责实施事故事件的调查。

4.12.1.2　在什么时机进行事故事件调查？

在监督管理人员得到通知后应立即进行事故调查。如果事故发生和调查的时间间隔太长，围绕事故的状况和条件可能发生变化，增加确定事故根源的困难。

4.12.1.3　如何进行事故事件调查？

当收集有关事故事件的事实时，调查者应该：

与了解情况的人交谈。

不要打断他的谈话。

重复经过。

用正面的陈述结束。

鼓励员工对特殊事故发生原因和避免方法提出观点。这些观点在确定事故的原因和改进措施时应给予考虑。

4.12.2　准备事故事件报告

在调查事故时，监督管理人员应询问并回答如下问题：什么人、什么事、什么时间、什么地点、为什么以及事故是如何发生的。要回答的关键问题是：

事故是如何发生的？

为什么能发生事故？

要预防事故的再次发生需要做什么？

4.12.3　为什么事故事件会发生

明确事故事件的原因是制定改进措施的基础。要明确原因，仅仅问事故事件为什么会发生是远远不够的。要了解事故事件发生的真正原因还必须追问：事故的根本原因是什么？为什么不安全的状况没有及时汇报？发生事故前为什么对工作人员的不安全行为没有确定？

4.12.4　制定改进措施

针对人员的不安全行为以及不安全的物理条件等因素提出改进措施，避免事故再次发生。

如果完成实施改进措施需要资金或很长时间，应建立并实施临时改进措施并予以实施，直至永久的解决方案得以实施。报告送达相关人员后，必须进行随访，以确保问题得到妥善处理。

4.12.5 总结

切记，事故事件的调查是为了确认事故事件的原因并制定正确的改进措施，防止事故事件的再次发生，而不是为了惩罚相应人员。

有关不安全的物理条件包括湿地板、内务管理差、照明不足等。员工不安全的行为包括员工工作态度不端正、缺少专业技术知识、吊升技术方法不正确、缺少个人保护装备等。总而言之，员工如有不安全的行为，说明员工培训工作存在缺陷。

4.13 医院管理人员事故调查培训管理程序

4.13.1 事故调查目的不是为了工伤赔偿。因此，事故事件的调查报告不同于工伤赔偿报告。管理人员的事故调查报告有两个主要目的：一是警示并通报有关事故情况，二是确定这些事件的原因并提出改进措施，以减少或消除此类不良事件。

4.13.2 员工直接上级在调查事故时，要完成如下工作：

首先，论证对员工职业健康中的工作安全状况及有关问题的管理承诺。

其次，确定事故的根源，论证管理控制对事故根源是否有效，是否有容忍或忽视事故根源情况。

最后，重点关注事故原因并要求员工对事故原因提供线索。

4.13.3 管理人员为什么是最佳的事故调查人选？

首先，熟悉员工的活动和工作要求。

其次，知晓员工的文化和每个工作人员的工作态度。

最后，能提出预防事故的建议。

4.13.4 管理人员如何调查事故？

首先，找出事实，而不是挑毛病。事故调查的目的是发现事实，而不是责备某人。否则，事故调查弊大于利。

其次，要注意访谈技巧。注意访谈时间、地点和人物，即事故发生后应立即开始调查，调查要从事故现场开始，对受到伤害的人员和目击者逐一调查。

再次，让被调查的人员放松心态。向你所调查的每个人保证该调查只是要找出事实，他们的证言不会给任何人带来麻烦或影响其工作，不要用消极的言语，如挑毛病或责怪。

最后，要注意提问的方法。通常以陈述调查的目的开始，如我们想知道事故发生的事实情况，或者以一般性的问题开始，如照明情况、设备情况和场地情况等。询问，如"我们想要的事实"或者问一个普通的问题，如有关的原因（如地面、贮存室、设备、照明等等）。提问时要开放性提问，不要诱导目击者，不要打断谈话，不要表示不同意，一定要询问怎样才能预防事故。

4.13.5 撰写调查报告

调查报告不仅仅是确认不安全行为和不安全因素，这些仅仅是事故的表面现象或主要因素。如不安全因素是地板湿滑，不要简单地列出"地板湿滑"。管理人员或护士长必须确定为什么地板上会湿滑并且为什么没有擦干。

事故的原因通常是其他问题的结果，如不正确的维护、员工未经培训以及缺乏工作程序和管理控制的政策等。

4.13.6 医院机密事件（坠落、跌倒）报告表

本表只用于风险管理，不作为病历内容。

表 4.4　医院机密事件（坠落、跌倒）报告

性别：男　女　　年龄：_____　日期：_____　住院病人：_____　门诊病人：_____

病人床号：_____　　事件的日期：_____　　事件发生时间：_____

主治医师姓名：

医师是否提出忠告？　是　否　　　　有无医嘱？_____

医师签名（可选）_____

事件发生时所作的诊断、技术操作：

_____

_____

跌倒（坠落）时得到了指导吗？　是　否　　感觉器官伤害？　是　否　　感官辅助装置？_____

在跌落时使用装置了吗？　　　是　否　　医护人员看到跌落了吗？　是　否

床调在最低高度了吗？　　　是　否　　地表面干燥吗？　是　否　　跌落评估风险类别？_____

病人跌倒或坠落的地点

1. 管理区域　　2. 住院处　　　3. 停车场　4. 烧伤病区　5. 商务办公室　6. 咖啡厅

7. 视觉检查室　8. 咖啡/礼品店　9. 过道　10. 急诊室　　11. 内镜室　　　12. 实验室

13. 儿科　　14. 门诊大厅　15. 功能检查室　16. 病房卧室　　17. 治疗室　18. 手术室

19. 电梯、滚梯　20. 休闲区　21. 物理治疗室　22. 临床技术中心　23. 食堂　24. 影像科

25. 放射科　26. 麻醉恢复室　27. 走廊　　　28. 其他：_____

事件描述（事实，而非观点）：

_____

_____

病人是否受伤？是　否　　若有伤害，描述伤情：_____

采取的措施（请记录所有相应的措施）：

01 通知医师　　　05 评估病情变化、重新评估　　09 会诊

02 急救　　　　　06 治疗计划改变　　　　　　10 重新制定诊疗计划

03 放射线　　　　07 药物　　　　　　　　　　11 病人教育

04 急诊室　　　　08 康复措施　　　　　　　　12 通知病人家属

13 其他_____

目击者的姓名、住址：

跌落的类别：

01 坠床　　　　02 椅子上、桌子、担架　　　03 从玩具上

04 滑倒　　　　05 在地板上发现　　　　　　06 娱乐活动

07 步行时　　　08 其他_____

坠落时的特许活动

01 不受限制　　02 走动、辅助下走动　　03 床上休息　　04 坐在椅子上　　05 其他

病人跌落前 4 小时是否服药？　是　否

如果是，给予的什么药？

这在坠落前是准许的吗？　　　是　否

坠落后风险评估的类别？

病人跌落时在做什么？

01 吃饭、打扫整理　　02 上厕所　　03 走路　　　04 坐在椅子上　　05 不知道

06 激动状态　　　　07 玩　　　　08 其他

报告的日期：　　　　报告人：

4.13.7 机密事件（药物）报告表

本表只用于风险管理，不作为病历内容。

表 4.5 医院机密事件（药物）报告

性别：男 女 　年龄：_____ 　日期：_____ 　住院病人：_____ 　门诊病人：_____

病人床号：_____ 　事件的日期：_____ 　事件发生时间：_____

主治医师姓名：

医师是否提出忠告？ 是 否 　　　　有无医嘱？_____

医师签名(可选)_____

事件发生时所作的诊断、技术操作：

_____

_____

事件描述（事实，并非观点）：

_____

_____

病人是否受伤？ 是 否 　　若有伤害，描述伤情：_____

采取的措施（请记录所有相应的措施）：

01 通知医师	05 评估病情变化、重新评估	09 会诊
02 急救	06 治疗计划改变	10 重新制定诊疗计划
03 放射线	07 药物	11 病人教育
04 急诊室	08 康复措施	12 通知病人家属

13 其他_____

药物类型

01 止痛、麻醉、镇静	02 抗菌素	03 抗凝制剂	04 抗痉挛	05 抗抑郁
06 抗副交感神经	07 抗高血压	08 血管舒张剂	09 血管抑制剂	10 钾盐
11 脑垂体后叶素	12 口服降低血糖制剂	13 利尿剂	14 可的松	15 胰岛素
16 化疗	17 其他			

报告的日期： 　　报告人：

目击者的姓名_____ 　　　　　住址_____

4.13.8 医院机密事件（一般）报告表

本表只用于风险管理，不作为病历内容。

表 4.6 医院机密事件（一般）报告

性别：男　女　　年龄：_____　　日期：_____　　住院病人：_____　　门诊病人：_____

病人床号：_____　　事件的日期：_____　　事件发生时间：_____

主治医师姓名：

医师是否提出忠告？　是　　否　　　　有无医嘱？_____

医师签名：_____

事件发生时所作的诊断、技术操作：

_____

_____

事件描述（事实，而非观点）：

_____

_____

病人是否受伤？　是　　否　　　若有伤害，描述伤情：_____

采取的措施（请记录所有相应的措施）：

01 通知医师	05 评估病情变化、重新评估	09 会诊
02 急救	06 治疗计划改变	10 重新制定诊疗计划
03 放射线	07 药物	11 病人教育
04 急诊室	08 康复措施	12 通知病人家属

13 其他_____

目击者的姓名和科室或住址：

_____

事件发生地点：

01 行政办公区　　02 住院处　　03 场地　　04 烧伤病区　　05 商务办公室　　06 咖啡厅

07 视觉（CV）实验室　　08 心肺实验室　　09 咖啡、礼品店　　10 透析室　　11 急诊室　　12 内镜室

13 实验室　　14 病案室　　15 新生儿监护室（NICU）　　16 核医学　　17 托儿所　　18 病区

19 产科　　20 肿瘤　　21 手术室　　22 儿科　　23 新生儿科　　24 物理治疗科　　25 药剂科

26 心理咨询科（成人）　　27 临床技术中心　　28 心理治疗科（儿童）　　29 放射线　　30 麻醉恢复室

31 修复室　　32 呼吸治疗室

报告的日期：_____　　　　报告人：_____

4.13.9 监督管理人员初步评审表

对发生的事故，医院监督管理人员要进行初步评审。

表 4.7 医院监督管理人员初步评审

诊治措施
不良反应——无 治疗 同意事项 延迟
饮食 包扎 病人及部位的确认
监护 遗漏 病人拒绝
定位 准备问题汇报结果
转、移动病人 抄写标本的处理 其他
其他问题
非预期的住院损害、丢失的物品 潜逃 让病人和家庭不满意 违法交易 攻击/暴力 非计划内转送到 ICU 其他
高风险
阿帕嘎<4；<7 诊断变化 气管切开 二次手术 纱布、器械数 合并症
非预期切除器官或部分器官 其他
关键因素
01 归错文档、错放表格或图表　　　　　　　　11 作出通知决策
02 缺少文件化记录　　　　　　　　　　　　　12 技术
03 无指导原则和程序　　　　　　　　　　　　13 管理政策和程序不完善
04 未执行指导原则和程序　　　　　　　　　　14 未注意
05 不符合要求　　　　　　　　　　　　　　　15 计划
06 病区医嘱抄写　　　　　　　　　　　　　　16 科室医嘱处理
07 交流　　　　　　　　　　　　　　　　　　17 设备、补给不足
08 反应时间　　　　　　　　　　　　　　　　18 授权
09 环境　　　　　　　　　　　　　　　　　　19 监管人员
10 病人的权利　　　　　　　　　　　　　　　20 感染的预防和控制
采取的改进措施
01 咨询、培训　　　　　　03 发展趋势跟踪　　　　　　05 停止此类服务
02 评审、修订诊治指导原则和程序　04 改进操作　　　06 转诊
意见:
所描述的行为或做法是否偏离诊治的标准？　是　　否
是与不是的原因是什么？
主任签字　　　　　　医师签字（可选）
日期:

第5章 风险管理基础和计划

5.1 风险管理定义

风险管理就是通过团队的共同努力，对实际存在的或潜在的危及病人、探视人员、员工、医院声誉和财产的行为和情况进行确认、评估和改进。

5.2 风险管理工具

5.2.1 员工本人！

5.2.2 事件报告表，包括员工事件报告表（员工作为当事人时所使用）和机密事件报告表（其他的情况所使用）。

5.2.3 专业评审。

5.2.4 实施改进措施。

5.2.5 事故的预防、安全程序。

5.2.6 培训。

5.3 医院员工事故

5.3.1 员工如果在工作中受伤，医院要立即向其提供医疗措施。只要医疗情况允许，要尽快让其返回工作岗位。

5.3.2 员工要立即向上级报告与工作有关的伤害情况。

5.3.3 填写员工事件表，到急诊室或员工健康部就诊前要把填好的员工事件表递交到上级。

5.3.4 医院员工健康部负责工伤咨询，并就员工健康状况与经治医生和员工上级共同讨论决定员工是否返岗工作。

5.4 对风险管理人员要求

报告！发生事故必须报告，这是医院的强制要求，违反规定将受处罚。

5.4.1 查阅工作安全规则并进行练习。

5.4.2 要尽可能全面准确地准备事件报告，并立即送到医院风险管理部。

5.4.3 根据风险管理部的要求参与调查。

5.4.4 没有风险管理部的参与，不要与任何人讨论事件、事件调查或专业评审细节、结论。

5.4.5 参与资料的收集、执行改进工作和改进措施计划。

5.4.6 其他有关风险管理的信息请联系风险管理部主任，电话号码：XXXX，电子邮件：XXXX。

5.5 风险管理计划

风险管理计划就是为实现医院的使命和战略，通过积极的损失预防计划，提供法律诉讼的证据、评估和减少实际或潜在的对病人、员工、财产和其他方面的风险，履行国家、省市专业评审和报告的责任。

医院制定的损失预防程序，旨在提供符合要求的医疗服务，对病人、探视人员、员工和设备、财产和声誉具有危险或潜在危险的操作或状况进行确认、评估和消除。医院风险管理部和医院法律咨询办公室共同进行事件调查和专业评审。

诉讼前要准备机密事件报告。该报告即是医院和保险、代理机构的沟通的工具，也是医院所发生事件的证明文件。根据风险管理的相关法律，这些事件是值得报告的并且机密事件报告在法律上给予豁免和保护。医务人员有责任向风险管理部门报告需要报告的事件。事件报告所提供的事实信息有助于确认风险、评估风险发生的趋势和形式以及寻求改进的机会。

根据风险管理程序，发生在医院的所有事件都要报告到医院风险管理部。医院内偏离诊治的标准并可导致伤害或有关部门处罚的行为或做法，都要直接报告到医院风险管理部（电话：XXXX）和院长。

5.5.1 诉讼前完成的机密事件报告的管理

第一，医院给予免责和保密。

第二，禁止复印。

第三，仅记录事实信息。

第四，不得作为病历记录。

第五，病历记录不得参阅事故报告。

5.5.2 报告事件的责任人员及报告时限

第一，知晓事件或情况的人员。

第二，规定人员。

第三，事件要在发生 24 小时内报告到风险管理部。

5.5.3 填写机密事件报告表的说明

第一，选择正确的表格：一般、药物、跌落。

第二，在右上角贴上病人身份。

第三，在第一页填写与事件、情况有关的实际信息，不要提出建议、改进措施或进行责备。

第四，在第一页上签字后立即把此页递交到风险管理部。

第五，把第二页（不包括报告者的名字）递交到医院的指定质量管理小组。第二页中含有第一页的信息，其背面的内容要进行随访调查、初步专业评审。

第六，专业评审。确认问题，初步确定；行为或做法是否偏离诊治标准；如果发生偏离，事件能否导致伤害；上述问题要回答为什么是和为什么不是；为决策提供临床判断；评审文件、咨询医师并与员工谈话。

第七，事件发生 3 日内第二页要递交到风险管理部。

5.5.4　遵守医院制度

第一，机密事件医院要进行专业评审。

第二，对当事人进行免责和保密。

第三，向有关部门报告相应的工作内容和操作。

5.5.5　实施改进措施

第一，收集资料。

第二，确定改进的内容。

第三，评估改进措施的有效性。

第6章 风险管理程序

6.1 目的

为实现医院的目标，提升医院的价值，对病人、探视人员、员工、设备财产和声誉具有或潜在具有的风险操作或状况进行确定、评估并消除。

6.2 适用范围

医院中所有区域及所有员工。

6.3 风险管理程序政策

通过预防和减少对病人的伤害来改进医疗服务质量。

确认、评估并消除警讯或不良事件的操作或状况以及对病人、探视人员、员工、设备财产和声誉具有或潜在具有的风险。

对警讯和不良事件进行深入调查和分析。

调查、分析设备事件的频度和原因。

采取措施减少值得报告事件和导致设备伤害事件的发生。

实施有效的专业评审，包括相应的改进措施。

6.4 保护医院的财产和声誉

所购买的保险覆盖范围要充分并且要足以对抗损失。

赔偿处理要迅速有效。

潜在的赔偿要早期介入。

实施适当的管理政策及程序，包括机动车安全程序和保险认证政策。

对病人、员工和探视人员提供安全的环境。

遵守国家、地方的有关法律法规以及官方认可的标准。

风险管理法规的授权见医院风险管理程序。事件报告体系是基于医务工作者的职责，即对发生在医院需要报告的事件报告到医院风险管理部、院长等。

6.5 风险管理程序的范围

风险管理程序即医院、医务人员通过专业评审和实施改进活动评估和消除风险的管理程序。

本程序为评审和分析病人、探视人员、员工、设备财产的实际存在或潜在的风险、责任提供了相应资源。评审和分析的范围包括住院病人、门诊病人、急诊科设施、建筑和场地的评估。程序包括如下内容：

临床区域内实际或潜在风险的确认和管理。

非临床区域内实际或潜在风险的确认和管理。

可能赔偿的事件、警讯或不良事件的确认和管理。

起诉的调查和随访。

财产丢失管理。

顾客调查和病人不满的评审和分析。

风险评估调查的评审和分析。

与组织改进和安全程序的运作联系。

风险管理教育。

遵守风险管理法和其他相应的法律法规。

风险管理程序和医院管理政策及程序不仅与改进安全程序有关，同时也实施上述功能。这些政策和程序内容如下：

事故和事件的报告。

警讯事件的调查和报告。

医疗信息的获得和公布。

病人的权利。

伦理事宜。

事件报告和追踪程序。

紧急治疗与转送。

根据国家法律法规和上述风险确认机制获得资料，进行赔偿管理。医院风险管理部与医院法律顾问办公室共同负责对某一风险评估并采取措施预防损失。这些活动包括如下内容：

报告事件、不满意顾客调查和病人意见的调查并总结发展趋势。

通过事件报告和可能的赔偿报告系统评估并记录可补偿事件。

一旦发现医疗质量问题，就启动专业评审。

对新的和原有的服务、操作常规和程序进行评估，避免责任赔偿，包括对所要求的风险管理事宜的合同评审。

对设备政策、程序和操作的风险进行评估，并对评估的结果及调查中的发现和建议进行综合分析。

对医院、科室及安全程序进行持续的改进调研，以确认和监测改进的机会，改善诊疗服务，为病人、探视人员和员工提供安全的环境以及为诉讼作准备。

针对如何确认潜在的风险以及减少、消除这些危险的相应的方法进行培训，其中包括年度评审和风险管理程序的更新。

协助医院职业保险商的赔偿调查人员和法律顾问进行调查、在诉讼前评审事件、提供有关可能或实际的赔偿的资料，协助赔偿调查、补偿谈判和有关的安置。

6.6 资料管理

6.6.1 资料收集

本程序允许医院风险管理人员接收发生在医院内所有事件的报告，以便在预期诉讼中确认和调查事件、行为或操作，确认减少临床、非临床和财产相关资源的危险。

通过事件报告系统、风险迹象筛查、风险评估调查资料、病人满意度调查资料以及病人抱怨、改进措施和安全指标监测以及病人常规监测等收集与风险管理活动相关的资料。

风险指标是根据医院历史统计、国家统计以及职业责任保险商信息或目前的文献建立并按照危险等级、发生数量和问题倾向进行排序，由医院委员会批准。

6.6.2 确认风险和改进的机会

医院风险管理部对以往安全的情况、预期目标、趋势和形式组织对资料的评审。本评审包括医院风险管理部、医务人员、医院法律顾问办公室等人员或同级评审委员会。

6.6.3 实施改进

如果资料评审确认了改进的机会，就要建立一个行动计划减少、消除所确认的问题。行动计划可以由医院风险管理部、科室、法规专业评审委员会或医院管理部门单独或共同制定。

对风险管理指标进一步监测和评估，收集信息以确认采取措施的有效性。每隔一段时间，要对措施计划的有效性进行评估，并采取进一步的措施。措施评估程序要在风险管理报告或会议记录以及科室会议记录中记录。

6.6.4 沟通

在与医院管理部门保持沟通的同时，要对所发现的趋势、结论、建议、采取的措施和措施有效性的测量等至少要每季度向医院管理委员会、医务人员、QSHE 管理委员会、质量管理委员会通报一次。

医院风险管理部要定期向医院有关科室和委员会报告风险管理的趋势，并在确认和评估风险、责任问题时或提出减少或消除这样的问题措施计划时及时指出这种趋势。

专业评审的结论和研究为机密且享有豁免权，不受调查、传讯，不作为司法或行政处罚证据，除非法律另有规定。此外，所有的专业评审委员会的报告和记录或人员名单按照国家法律都是机密的并且依据法律享有豁免权。

建立风险管理日志，记录已确认的风险和医疗质量问题以及沟通和决议。风险管理资料和日志由医院风险管理部保管，至少保留两年。

6.6.5 测量有效性

每年评审一次风险管理程序以确认其有效性。评审包括评审程序的组织、范围、目标和风险指标。根据年度评审发现，按需进行修正以便有效减少或消除风险从而改进病人诊治，提高病人、探视人员和员工的安全并保护财产。

6.7 减少事件发生率的措施

6.7.1 事件报告

评价并保持有效的事件报告系统，包括政策、程序、报告的形式、随访调查、预防措施和监测趋势等。

培训报告和正确使用资料的方法，鼓励医院、医务人员报告事件。

对科主任、护士长等科室领导就随访、评估和报告等内容进行培训。

对赔偿或存在责任的病例进行深入调查。

监测事件发生的频率和严重性，对预防措施进行跟踪。

6.7.2 实施改进

客观、系统地监控和评价医疗质量以及医疗的适当性，追踪改进病人诊治措施并解决已确认的问题。

通过以下方法监控和评价医疗的质量、医疗适宜性以及所有具备医疗执业资格的人员的临床技能。

指定专业评审部门。法律规定，医学会负责调查和确定医务人员所实施的诊疗常规。医院内部的诊疗常规由医务部和专业技术委员会管理。

根据报告内容，医学会负责评审医务人员临床能力、病人诊疗护理或病人管理等问题。根据事故报告、事件筛查、病人关注问题和抱怨或第三方费用支付者、医保局评审等启动医务人员专业评审。初步调查和初级评审委托有关临床科室指定人员进行。初步评审者对事件、事故进行客观的、诚实守信的评审，根据事实合理确定每一临床问题，对所出现的经临床上公认的基本原理所证实的临床问题确定诊治标准。初步评审的审查和结论由医院满意度管理系统的风险管理委员会进行评审。

风险管理委员会负责批准初步评审审查及审查结论并制定相应的改进措施计划；把事件、事故反馈给科室以便做进一步的调查、审查或制定改进措施计划；进行独立的调查、决策和总结；把事件、事故交由外部评审。

依据法律，护理学会负责调查、确定护理服务提供者的护理常规。随访调查和初步专业评审由科室主任负责。初步评审者对事件、事故进行客观、诚实的评审，根据事实合理地确定每一临床问题，对所出现的并根据临床公认的基本原理证实的临床问题确定诊治标准。初步评审的审查和结论由护理学会评审。

上述委员会负责如下工作：

批准初步评审审查和结论并建立相应的改进措施计划；

把事件、事故反馈给科室以便进行进一步的调查、审查或建立改进措施计划；

进行独立的调查、决策和总结，把事件、事故提交外部评审；

在临床科室定期会议上对医务人员持续监测中所发现的问题进行研究；

由不同专业的医院员工组成的质量委员会，负责按照医院安全评审组织的（如 JCI）标准，组织制定改进计划和风险管理计划，批准和建议质量改进活动；

由医疗人员组成的病案委员会，负责监测医务人员是否遵守病案管理的方针和程序；

由不同医疗专业的医院员工组成的手术室委员会，负责监测手术室事宜，如设备、培训、设施、员工和与手术室相关的法律法规；

由医务人员组成的药物学和治疗学委员会，负责制定和监测药物使用原则和操作常规，包括提出专业评估、选择、购买、贮藏、分发、使用安全防范的方针和其他医院内药物使用的事宜；

由不同学科组成的药物学和治疗学委员会的药物安全分会负责监测医院内药物使用和药品事件，确定改进的机会以及相应的改进措施方案；

外科病例评审委员会负责评审和评估在医院内所作的所有手术的适宜性；

血液使用评审委员会负责评审与输血或血液制品有关的程序、使用和输血反应；

伦理委员会负责评审与病人权利有关的程序和评估医疗护理方面的伦理问题；

移植委员会负责确认符合国家器官移植管理规定和操作指导书，监控移植程序的使用；

执业证书委员会负责确定医师、护士是否胜任所要求的工作以及胜任相应的执业资格；

医院安全评审组织（如 JCI）和风险管理委员会目标是落实其警讯事件政策。认证委员会秘密评审有关警讯事件的记录，并与医院风险管理委员会紧密配合，努力提高医疗护理安全管理水平；

医院的风险管理委员会与市卫生局、省卫生厅医政处、国家卫生部医政司密切联系对有关需要报告的事件的记录进行评审，努力提高医疗质量。

6.7.3 对特殊的风险管理项目，提供如下的参考资料并保持相关资源

与病人诊疗护理相关的操作指导书和相应的法律法规；

医院员工应对诉讼所需医院资料的指导书；

与风险管理问题有关的政策和程序；

病人参与诊治决策的制定；

供管理人员学习的医师法和医疗事故处理条例等。

6.7.4 提供教育程序

医院风险管理程序培训；

在职培训题目包括机密性、记录、事故报告程序、针对问题区域的风险预防措施；

向有关人员提供相关文献、文章、最新的需要注意的问题及产品警示。

6.7.5 其他措施

第一，感染控制。感染控制程序提供医院潜在感染的调查、评审和医院感染的分析并且建议有效执行减少感染危险的预防或改进措施。感染控制将准确评估医院潜在的感染环境以便减少病人的院内感染风险。

第二，设施评审。在问题区域认定的标准中附有缺陷的协调和监控记录，不符之处要进行报告并且要作为证据文件由员工主任保存。员工主任要向科室主任通报这些信息，并在续聘时使用。

第三，安全管理。安全程序促进持续的危险调查以便监测和报告安全风险；确认并记录危险物资和废物使用、放射性物质和废物、放射产生设备与地方、国家的法律法规的符合状况。向相应的管理人员和科室人员通报安全缺陷。建议改进措施和记录符合状况，作为安全信息的资料对医院员工实施安全培训。

6.7.6　合同评审

医院和其他医疗机构联合进行病人诊治、购买或租用设备用于病人诊治等事宜要得到医院风险管理部的风险评审。医院法律顾问对医院合同的内容进行法律评审。

6.7.7　赔偿管理

医院风险管理部协调和帮助执行赔偿程序和法律诉讼，包括在医院律师的指导下，调查对医院的潜在和实际赔偿。

6.7.8　保险程序

医院风险管理部根据医院和科室购买的相应责任保险项目要求提出相应建议。

6.8　事件报告和调查原则

请参阅表 6.1、表 6.2、表 6.3。

6.9　风险管理职责

医院董事会负责监督和支持风险管理程序。董事会重点参加风险管理活动和程序有效性的评估。行政支持包括参与各科室之间病人诊治和信息的监测、评估，保持风险管理、设施评审、组织的改进和安全的运作联系，确保支持该程序充足的资源和人员。

医院风险管理人员作为管理和实施医院风险管理程序的关键人员，与医院管理部门共同提供风险咨询。医院风险管理人员负责报告医院外风险管理活动。医院和员工共同负责风险管理活动，保证风险管理程序的成功实施。

医院风险管理人员和医院各管理部门之间持续沟通以测量风险管理程序的有效性，并把医院风险管理活动每季度向董事会报告。通过董事会（院务委员会、医务人员和医院管理部门）每年进行一次程序评审和批准。

每年培训期间，向员工发布相关程序，程序内容可查阅医院的程序手册。所有员工都要有风险管理资料手册并且每年进行一次评审和更新。

风险管理者联系方式：电话：XXXX，电子邮件：XXXX。

医院法律顾问联系方式：电话：XXXX，电子邮件：XXXX。

6.10 专业评审

发生在医院内的潜在需要报告的事件要报告到医院风险管理部主任、医院有关管理部门。医院发生的所有事件要由医院风险管理部评审并进行相应的调查。初步的专业评审要先确定诊治标准。一旦初步评审证明事件、病例、行为或操作是潜在需要报告的事件，该事件就要被提交到相应的专业评审部门。

6.10.1　一旦确定不能公正评审，就要用外部评审咨询来替代。

6.10.2　指定的专业评审部门要本着诚实守信的原则来评审病例事实，详细说明有关问题并评估潜在的可报告性。

6.10.3　专业评审中的所有的讨论要给予保密。

6.10.4　医院风险管理人员或其他指定人员要出席会议以确保委员会的审查、结论和发现记录符合要求的法律法规要求。

6.10.5　每个病例至少评审一个以上的问题，每个问题要制定个体化的诊治标准。

6.10.6　专业评审以及记录的作出诊治决策的最终标准要符合可接受的基本理论。

6.10.7　对相关部门作出的审议、结论、报告和建议，专业评审主席要签字。

6.10.8　由于执业者健康原因，如衰老、运动能力丧失或药物乱用或酗酒，而不能运用合理的技术和安全方式从事其专业，由此引发的事件可能受到有关部门的纪律处分。根据需要，有关的部门要从事调查和评审工作，这些部门包括医务部、护理部、风险管理部、后勤部和设备部以及医院的法律顾问部门。经调查和评审，一旦认为某行为或操作按照规定是可报告的，就需要将报告提交到指定部门。

专业技术委员会负责评审由医务人员引起的需要报告的事件，签发最终决定，并负责向国家有关部门报告。专业技术委员会通过医务部或风险管理部主任向上级报告确认的"需要报告的事件"。

护理专业技术委员会评审委员会评审由护理人员和相关健康人员造成和负责的潜在的"需要报告的事件"并签发有关事件需要报告的最终决定。另外，该评审委员会评审（涉及护理或护理人员的）医院引起或负责的潜在的"需要报告的事件"。在事件中，委员会如确认行为或操作值得报告，医院风险管理者就要向相应部门报告任何确认的"需要报告的事件"。

专业技术委员会负责调查并制定医疗护理标准，以便符合风险管理法律要求，并评价和改进医疗服务质量。

涉及医疗人员或工勤人员的事件由科室主任协助医务部、护理部、风险管理部和法律顾问部门收集有关资料。医疗事件报告要递交给医院风险管理部主任。专业技术委员会负责调查与上述行为有关的潜在值得报告事件，根据收集到的有关资料来确定设备是否可引起或导致严重疾病或对病人造成严重伤害，并确定有关人员的责任。专业评审的所有报告和记录都要保密并享有豁免权。医院风险管理人员对医院发生的事件要作出相应的报告。

专业技术委员会要确定医疗和专业评审法规中所要求的其他内容。报告、说明、备忘录、活动记录、审核发现和其他此类记录以及本委员会和医院用于评价和改进医院的医疗服务质量的所有其他个人和委员会的专业评审记录，不得作为司法、行政管理程序中的证据，除非法律另有规定。根据风险法律要求，本风险管理程序保护任何潜在的值得报告事件的匿名报告者。然而，报告人一旦选择向其科室主任或监督者报告事件、行为或操作，则视报告者放弃对这些人的保密要求。

风险管理评审活动（包括委员会会议和评审）要采取封闭式会议，以确保除律师以外的人员和专业评审程序的机密性。

风险管理专业评审、专业评审记录和进行专业评审的人员名单及其活动具有机密性、豁免权、免责。另外，风险管理活动或潜在赔偿事件的专业评审不代替律师、代理人或保险者代理特权或免除风险管理活动或记录工作产品状态。

6.11 报告

医院风险管理人员负责每季度向院长递交报告，并且向相应的国家机关递交确认的值得报告事件的报告以及向保险公司递交相应的报告。

6.12 风险管理程序的责任部门

医院风险管理与医院各管理部门和科室、医院法律顾问办公室在实施本程序中要相互配合。该程序受相应的软件支持、文书服务支持和物理环境支持。

6.13 风险管理程序的审批

医院风险管理程序要经医院管理委员会每年评审和批准。

6.14 风险检查评估表

本评估表包括三个表，涉及病人诊疗、非病人看护、工作人员病人照看。

6.14.1 安全及风险评估表（病人诊疗）

在相应的项目答案上画圈，如需详细说明，在注释部分注明号码和相应的注释。

表 6.1 医院安全及风险评估（病人诊疗）

检查日期：　　　　被调查区域负责人：　　　　检查地点：　　　　调查人员：

一、消防安全

1. 防火门关闭并正确地闩上　　是　否　未查
2. 关闭的门或防火门通道通畅　　是　否　未查
3. 灭火器通道通畅　　是　否　未查
4. 灭火器检查是最近日期　　是　否　未查
5. 张贴了火灾逃生路线和程序　　是　否　未查
6. 出口指示灯点照亮　　是　否　未查
7. 消防警报按钮窗未堵　　是　否　未查
8. 通过警报发布紧急程序　　是　否　未查
9. 消防警报按钮通道通畅　　是　否　未查
10. 消防喷头未堵——18秒清除　　是　否　未查
11. 出口通道通畅　　是　否　未查
12. 天棚瓦归位　　是　否　未查
13. 楼梯未有堆放物　　是　否　未查
14. 遵守禁止吸烟制度　　是　否　未查
15. 走廊门未被楔住、支撑开　　是　否　未查
意见：＿＿＿＿＿＿＿＿＿＿＿＿＿＿＿＿＿

二、一般项目安全、设施、安保

1. 无滑倒、摔倒和坠落的风险　　是　否　未查
2. 员工佩戴带身份标签　　是　否　未查
3. 特殊安保措施就位　　是　否　未查
4. 药品储藏房间门被锁上　　是　否　未查
5. 水槽底下的物质已经清理　　是　否　未查
6. 可随时得到浴室门钥匙　　是　否　未查
意见：＿＿＿＿＿＿＿＿＿＿＿＿＿＿＿＿＿

三、感染控制

1. 利器容器不超过 3/4　　是　否　未查
2. 环境整洁　　是　否　未查
3. 红色垃圾袋不超过 3/4 并密闭　　是　否　未查
4. 蓝色垃圾袋不超过 3/4 并密闭　　是　否　未查
5. 具有个人保护装备　　是　否　未查
6. 药物冰箱专用　　是　否　未查
7. 饮食冰箱中只有病人食物　　是　否　未查
8. 消毒未过期　　是　否　未查
意见：＿＿＿＿＿＿＿＿＿＿＿＿＿＿＿＿＿

四、危险物质

1. 化学物质正确贮存　　是　否　未查
2. 化学物质正确标识　　是　否　未查
3. 有化学物质目录　　是　否　未查
4. 具备化学物质溅洒控制物质　　是　否　未查
5. 化疗药物操作正确　　是　否　未查
6. 化疗药物处置正确　　是　否　未查
7. 处理化疗药物用正确的个人保护装备　是　否　未查
8. 具有化疗废物容器　　是　否　未查
9. 按要求张贴放射线警示　　是　否　未查
10. 具有下列化学物质安全信息卡　　是　否　未查
意见：＿＿＿＿＿＿＿＿＿＿＿＿＿＿＿＿＿

五、设施

1. 红色插座只用于基本设备　　是　否　未查
2. 电插座就位　　是　否　未查
3. 电插座通道通畅　　是　否　未查
4. 电线板未被使用　　是　否　未查
5. 插座未被使用　　是　否　未查
6. 在潮湿的地方使用漏电保护插座　　是　否　未查
7. 应急灯处于工作状态　　是　否　未查
8. 医用气体阀门明确标示　　是　否　未查
意见：＿＿＿＿＿＿＿＿＿＿＿＿＿＿＿＿＿

六、设备

1. 及时精确维护　　是　否　未查
2. 及时进行电子安全检查　　是　否　未查
3. 抢救车和紧急生命支持设备每班都要检查　是　否　未查
意见：＿＿＿＿＿＿＿＿＿＿＿＿＿＿＿＿＿

注释：把改进措施报告送到 QSHE 办公室，地点：＿＿＿＿＿＿＿＿，电子邮件：＿＿＿＿＿＿＿＿＿。

6.14.2 安全及风险评估表（非病人看护）

在相应的答案上画圈，如需详细说明，在注释部分注明号码和相应的注释。

表 6.2 医院安全及风险评估（非病人看护）

检查日期：　　　　所调查区域负责人：　　　　检查地点：　　　　调查人员：

一、消防安全

1. 防火门关闭并正确地闩上　　是　否　未查
2. 关闭的门或防火门通道通畅　　是　否　未查
3. 灭火器通道通畅　　是　否　未查
4. 灭火器检查是最近日期　　是　否　未查
5. 张贴了火灾逃生路线和程序　　是　否　未查
6. 出口指示灯点照亮　　是　否　未查
7. 消防警报按钮窗未堵　　是　否　未查
8. 通过警报发布紧急程序　　是　否　未查
9. 消防警报按钮通道通畅　　是　否　未查
10. 消防喷头未堵——18 秒清除　　是　否　未查
11. 出口通道通畅　　是　否　未查
12. 天棚瓦归位　　是　否　未查
13. 楼梯未有堆放物　　是　否　未查
14. 遵守禁止吸烟制度　　是　否　未查
15. 走廊门未被楔住、支撑开　　是　否　未查

意见：＿＿＿＿＿＿＿＿＿＿＿＿＿＿＿＿＿

二、一般项目安全、设施、安保

1. 无滑倒、摔倒和坠落的风险　　是　否　未查
2. 员工佩戴带身份标签　　是　否　未查
3. 特殊安保措施就位　　是　否　未查

意见：＿＿＿＿＿＿＿＿＿＿＿＿＿＿＿＿＿

三、感染控制

1. 利器容器不超过 3/4　　是　否　未查
2. 环境整洁　　是　否　未查
3. 具有个人保护装备　　是　否　未查

意见：＿＿＿＿＿＿＿＿＿＿＿＿＿＿＿＿＿

四、危险物质

1. 化学物质正确贮存　　是　否　未查
2. 化学物质正确标识　　是　否　未查
3. 有化学物质目录　　是　否　未查
4. 具备化学物质溅洒控制物质　　是　否　未查
5. 具有下列化学物质安全信息卡　　是　否　未查

意见：＿＿＿＿＿＿＿＿＿＿＿＿＿＿＿＿＿

五、设施

1. 红色插座只用于基本设备　　是　否　未查
2. 电插座就位　　是　否　未查
3. 电插座通道通畅　　是　否　未查
4. 电线板未被使用　　是　否　未查
5. 插座未被使用　　是　否　未查
6. 在潮湿的地方使用漏电保护插座　　是　否　未查
7. 应急灯处于工作状态　　是　否　未查

意见：＿＿＿＿＿＿＿＿＿＿＿＿＿＿＿＿＿

六、设备

1. 及时精确维护　　是　否　未查
2. 及时进行电子安全检查　　是　否　未查

意见：＿＿＿＿＿＿＿＿＿＿＿＿＿＿＿＿＿

注释：把改进措施报告送到 QSHE 办公室，地点：＿＿＿＿＿＿＿＿，电子邮件：＿＿＿＿＿＿＿＿。

6.14.3 安全及风险评估表（工作人员病人照看）

每个项目访问 2～3 名员工，评估他们对安全、风险问题的理解。Y＝是，n＝否，NA＝不适用，

NC=未检查，给每一被访者指定一个号码。号码与被访者的科室相对应，如本页底所示。

表 6.3 医院安全及风险评估（工作人员病人照看）

检查日期：　　　　被调查区域负责人：　　　　检查地点：　　　　调查人员：

一、消防安全	五、感染预防和控制科室编号
1. 消除那些直接危险科室编号	1. 医院的感染控制政策是标准预防措施
2. 启动警报	2. 标准预防措施针对来自他人具有潜在的感染性的体液（不包括汗液和眼泪）
3. 拨打 119	3. 感染预防和控制手册所在位置
4. 关闭门窗	4. 在接触病人前后建议 10—15 秒钟的搓揉洗手
5. 灭火	5. 洗手是最重要的预防感染扩散措施之一
6. 逃生	6. 个人防护装备领取位置
7. 警报的位置	7. 谁应清理溅洒的血液
8. 灭火器的位置	8. 什么东西应该浸泡贮存
9. 灭火器的类型	9. 清洁的亚麻织品必须被包裹起来
10. 逃生路线	10. 医用冰箱不得它用
11. 谁启动逃生	11. 食物冰箱只用于储藏病人食物
12. 呼吸机给病人供氧后关闭氧气阀门	12. 如发生血源性暴露该怎样做
13. 氧气阀门的位置	六、设施科室编号
14. 氧气阀供应的房间	1. 有无科室特殊设施中断应急计划
15. 谁负责关闭氧气阀	2. 如果跑水怎样处理
16. 临时生命安全措施（ILSM）	3. 如果停电怎样给病人吸痰
17. 警报响时大厅内有轮子的物品必须移出	4. 医疗气体漏气怎么办
二、危险物质科室编号	5. 红色电源插座做什么用
1. 什么是物质安全信息卡（MSDSs）	七、安全管理科室编号
2. MSDSs 放置位置	1. 谁是医院 QSHE 管理委员会主任
3. MSDSs 的内容和紧急情况下如何获得安全和健康的信息	2. 谁是医院安全副院长
4. 第二级的容器必须标明名称和危险	3. 设施问题拨打 XXXX
5. 化学溅洒拨打 119	4. 多长时间安全培训一次
6. 如果受到化学物质的污染，用冷水冲洗眼睛或皮肤 15 分钟	5. 所在区域的安全风险
7. 放疗病人的限制标志要张贴到门上	6. 怎样告诉病人、探视人员限制吸烟规定
8. ALARA 的含义	八、应急管理科室编号
9. 时间、距离和防护是放射暴露 ALARA 的因素	1. 什么是事件指挥系统
10. 放射紧急情况拨打 XXXX	2. 灰色预警程序
三、设备科室编号	3. 所在科室特殊灾难计划所处位置
1. 医疗设备安全管理规定	4. 应急电话和号码所在位置
2. 医疗设备发生病人事件时应如何做	5. 灾难期间向 EOC 或指挥所请求帮助和病人转移信息
3. 下次设备精确维护和电力安全检查的时间	6. 警报水平 I II III 代表什么
4. 设备上的生物医学标签的含义	7. 应急装备在哪里
5. 设备需要生物工程检测的频度	九、安保科室编号
6. 借出、演示和租用设备如何检查	1. 如果收到炸弹威胁拨打 110
7. 除颤器如何检查	2. 如需要警察将协调搜查和疏散
四、其他环境问题科室编号	3. 发生人质事件时怎样做
1. 有关病人隐私的政策	4. 在区域内减少安保危险的方法
2. 改进医院环境缺陷的措施	5. 医院预防绑架的计划
	6. 发现有人携带武器的拨打 110
	7. 橙预警代表什么？怎样去做？
	8. 如何识别工作场所的暴力

注释：把改进措施报告送到 QSHE 办公室，地点：＿＿＿＿＿＿＿＿＿＿＿，电子邮件：＿＿＿＿＿＿＿＿＿＿＿。

6.15 与病人年龄相关风险控制

医院各科室应该确认其所服务的病人的年龄，针对不同的年龄病人可能遇到的风险制定和实施科室特殊的安全计划和政策，如 ICU 等病区对老年压疮的控制、儿科防止孩子丢失、老年病区及急诊等科室防止坠床、产科高龄产妇的护理。

6.16 病人诊治区域内移动电话使用控制

由于无线电有可能干扰临床电子设备的运行。在临床设备附近使用移动电话可危及病人诊治。

病人诊疗区域内禁止使用手机，进入病人诊疗区域必须关掉手机。

在病人治疗的区域附近贴上进入必须关掉手机的警示。

医院的员工发现有人在病人诊治区域内使用手机，必须提醒其关掉手机。

6.17 禁烟管理程序

6.17.1 管理目标

按照相应的文件和本政策的规定，医院有义务为病人、探视人员、员工和学生建立并保持一个健康、安全、清洁的环境。因此，医院建筑物内禁止吸烟，但病人和探视人员可以在下列地点吸烟：

医院建筑物内危险得到控制的区域。

医院建筑物入口以外的区域。

医院建筑物中专门设计的吸烟区域。

员工只许在设计的吸烟区域内吸烟，如打开安全门到大楼外边去吸烟将受到纪律处分。

所有住院病人都要在家属、医院员工或自愿者的陪同下去吸烟区域内吸烟，除非医师或护士决定病人不需要陪护。

6.17.2 医院建筑物及吸烟区域的界定

医院的建筑物：包括医院所有建筑物及附属社区门诊部的建筑物。

对建筑物的危险得到控制的区域包括：水泥过道、远离空气进口的露台、远离空气进口的石头铺的地面区域。

部分对建筑物的危险得到控制的区域以外的区域是：木质地板或覆盖物的区域、风景区、空气进入附近的水泥过道、露台和石头地面。

指定的或有时间限制的吸烟区域。

医院规定的吸烟区：XXXX。

限制时间的吸烟区域：XXXX。

6.17.3 处罚

医院员工违反医院禁烟政策将受到纪律处分，包括解除劳动合同处分。

学生违反上述规定将交给科教部处理。探视人员、自愿者违反此规定将被责令遵守。否则，安保人员有权让其离开建筑物。病人不遵守此规定将由其主治医师和员工协同处理。

6.18 医院探视管理

6.18.1 探视管理目标

医院认识到家庭和其他外部的关心支持对于病人恢复具有重要意义。为保护病人隐私，尽可能减少对病人的诊治的影响和维护安全的环境，医院制定了探视管理程序。

6.18.2 探视管理程序

6.18.2.1 一般管理

探视管理制度在医院内张贴公布。

探视时间是 11：30 到 20：30。

探视人员在探视期间要佩戴签发的探视证。探视证可以在医疗服务咨询台、急诊科、门诊部、住院部和各个护士站索取。

探视人员一次不得超过两人，除非另有规定。

6 岁以下儿童的探视执行特殊的家庭探视程序。6－12 岁儿童必须有成人一直监护。

探视人员到病人诊疗区域探视时，护士长、责任护士要根据病人情况严格限制探视人员数量和探视的时间。

探视处于隔离预防措施的病人，需咨询护士并接受指导。护士要告知并指导探视人员探视所需要的正确技术、方法，包括洗手。不遵守探视指导，可谢绝探视。

6.18.2.2 病人权利

如需保护病人隐私，可要求探视人员离开病房。

病人住院期间，护士向病人介绍有关免打扰、谢绝探视管理等规定，病人可选择此项服务限制探视。

即使病人未选择免打扰、谢绝探视服务，医院也要根据病人愿望采取措施限制探视，包括在病房入口张贴告示，要求探视人员离开。

单人病房可以有一个家庭成员，如果有利于病人，经医务人员同意陪伴人员可以在病房过夜。如果需要，可提供一个床椅。

儿童病房的多人房间可以有父母陪伴。

双人病房不允许探视人员过夜。

在病房过夜的所有探视人员必须遵守医院的规章并接受医护人员指导。

为了病人安全和健康，探视人员带给病人的食物、饮料或贵重的个人物品、病人及探视人员使用的电子设备都要经过护士检查。

病房的暖气通风处不得坐卧或放置物品。

6.18.2.3 安全和安保

禁止在候诊室睡觉。鼓励病人家属在夜间回家休息。为方便联系，探视人员离开医院前，要把电话号码留给值班护士。

除饮料和快餐，候诊室禁止进食其他食物。

为安全起见，12 岁以下儿童必须有成人监护陪伴。

护理行政值班人员和安保在值班时对行为或着装不合时宜的探视人员要让其离开病区。

探视人员在医院的行为要考虑并尊重其他病人、医院员工和医院的权利。医院建筑物内部禁止吸烟、喧哗或破坏性的行为。

6.18.2.4 感染预防和控制

探视人员如患传染性疾病或工作人员有理由认为探视人员可能有潜在的传染性疾病，可禁止其探视。

可能要求探视人员洗手以及根据护理人员的要求穿隔离服等。只有接受护理人员咨询和指导后才可探视采取传染预防措施的病房。护理人员告知并指导探视人员所需要的技术和措施，探视人员不遵守这些技术和措施，谢绝探视。

探视人员不要使用病人餐具、饮水杯、厕所或淋浴设施。

探视人员不要在病床上坐卧或放置个人物品。

6.18.2.5 告知

病人住院时，以口头和书面形式告知病人、病人家属、员工和其他人员有关医院探视制度。探视时间和其他特别说明要醒目张贴。

晚上探视时间结束时，用广播提醒探视人员，灯光变暗让病人舒适休息，探视人员要遵守探视时间。护理人员要适当地协助探视人员在医院留宿。

6.18.2.6 特殊程序

特殊病人诊治区域（如母婴病房，烧伤科，心理科或 ICU 等）要根据本管理规定制定自己专门的探视程序，以满足病人需求。

6.19 员工更衣柜管理

6.19.1 管理目标

为确保向病人、探视人员和员工提供安全健康的环境，更衣柜视为工作场所，可随时检查。因此，员工不要把其作为个人隐私场所。员工使用更衣柜必须遵守下列规定。

只存放与工作有关的个人物品（如衣物、公文包、个人健康用品等，但不得存放易燃物品（见下）。

不要存放食物。

不要存放易燃物品（如发胶、气雾剂罐等）。

不要存放医院物资和医药。

不用时，要锁好。

只许使用医院提供的密码锁。

更衣柜中存放的物品丢失医院概不负责。因此，钱及贵重物品要随身携带。

6.19.2 管理程序

医院所有的更衣柜均为密码锁。员工分配到更衣柜后，要向上级领取密码锁。

员工离职或转科，其上级必须对该员工的更衣柜进行检查确保更衣柜全部清理。

疑有炸弹威胁的紧急情况下，医院有权打开员工更衣柜并对柜内物品进行检查。

6.20　驾驶安全管理

6.20.1　管理目的

确保掌握驾驶技术并能安全驾驶的人员驾驶机动车。所有员工负有损失预防责任，并按照安全和有效的方式工作。

6.20.2　驾驶员资质

员工岗位描述如无驾驶职责，不得驾驶医院的机动车或驾驶私车从事医院工作。驾驶员驾驶医院的机动车或从事需要驾驶机动车的岗位须满足下列最基本标准：

年龄满 21 岁。

必须具有有效的驾驶员执照。

聘任前要证明能安全并胜任驾驶（在过去的三年中无严重违章、无疏忽驾驶、未有执照被吊扣或吊销以及驾驶机动车犯罪或发生事故）。

驾驶员必须守法并按照法规要求对个人机动车投保。

6.20.3　驾驶员管理制度

当驾驶医院的机动车或私车执行医院任务时，必须系好安全带，并确保其他人员系好安全带。

驾驶员要遵守交通法规，礼貌驾驶和实施防范性的驾驶技术。

医院车辆的驾驶员必须是由相应的管理人员和上级进行授权；乘客只需要由相应的主任或管理人员授权。医院车辆不准办私事。

禁止员工使用私车运送病人。

发生下列事件驾驶员要立即向他们的直接上级、人力资源部报告：工作期间的交通违章并被罚款，交通违规造成犯罪，驾驶执照被吊扣、取缔或限制，机动车保险的失效、变化或中止，工作期间或发生在医院机动车上的事故等。

值班时，任何员工不准在车上或身上佩戴武器。

驾驶员饮酒后或服用可能影响驾驶能力的药物包括合法药物后，不准驾驶医院的机动车或私车办理医院业务。

医院车辆不准安装雷达探测器。

6.20.4　机动车记录评审

医院规定医院机动车的驾驶人或驾驶私车办医院业务的所有人员在聘任前要通过驾驶执照、机动车年检，并按规定复检。

个人机动车年检记录和驾驶执照年检记录作为个人档案保留 12 个月。

在员工操守评价中要考虑上述记录。

机动车记录评审结果或事故处罚要存档，不遵守此程序要给予纪律处分。

申请人有下列违规要停止驾驶工作并可立即解雇：驾驶执照暂时吊扣或取缔期间仍驾驶车辆、事故现场逃逸、粗心驾驶、醉酒驾驶。

6.20.5　驾驶事故报告

立即停车——如果可能，拖离行驶道路。

警示其他机动车驾驶员；设置应急灯，警示装置等。

如果危及生命和健康，检查伤情并提供救助。

报警。

记录目击者的姓名和地址。

与其他当事人交换驾驶员和机动车资料。

不要争论或陈述谁的对错。

除非上级、警察、风险管理部和保险公司代表，不要与任何人讨论事故。

向上级、人力资源部、风险管理部（或者后勤管理部）立即报告事故。

6.20.6　机动车维护和检修

机动车的维护和检修是保障医院机动车功能正常和安全的基础。

要按照制造商的说明手册执行维护计划。

另外，机动车要定期检查，包括刹车、灯光、鸣笛、风挡刷等。应该填写附带的检查表格并与其他维护记录一并归档保存。

6.20.7　执照吊销管理规定

当员工驾车从事医院的业务或医院机动车驾驶员受酒精、药物或其他物质影响而被控告或传讯时，如因这些物质影响或拒绝执法人员物质测试或其他原因暂时吊销驾驶者执照，必须遵守下列措施、程序：

此期间禁止驾驶医院拥有或租用的机动车或私车从事医院业务，直到事件最终解决并解除执照吊扣。

此期间，员工移送人力资源部，执行员工援助计划。

所在科室要尽可能临时安置该员工到非驾驶岗位。如要恢复驾驶工作，要对员工援助计划结果进行评估。

最终的安排：

恢复所有驾驶工作，对员工援助计划结果进行评估。

如果没有临时的非驾驶岗位并且员工援助项目评估显示有酒精、药品乱用、健康或药物问题，要安排员工短期病休。短期病休可由医生决定，员工要遵从治疗建议。

符合下列条件，员工可恢复驾驶岗位。恢复职务必须要持续地参加援助计划、改进驾驶员培训计划或实施下列管理计划：

达到建议治疗的结果。

根据国家法律恢复所有的驾驶权利并解除执照吊扣，得到员工健康部主任的批准。

如员工出现醉酒或毒品中毒后驾驶并根据员工健康部主任的判断，该员工连续或多次违反本规定，将永久禁止其开车从事医院业务，如无替代岗位，可做辞退处理。

违反本程序将受纪律处分，包括解雇。

6.20.8　安全驾驶协议范例

XXX 受聘于或正在寻求受聘于 XXXX 医院，并在聘任期间需驾驶或准备驾驶医院车辆或个人车辆。签名人保证已满 21 岁并且具有有效的驾驶执照，执照未被吊扣或取缔。签名人保证其将学习医院的安全驾驶程序和协议。

1. 同意在聘任前进行一次机动车驾驶记录检查，以后每年检查一次。

2. 遵章驾驶，严格执行医院安全驾驶程序中规定的标准。

3. 迅速报告工作时间或医院车辆的交通传票、事故、犯罪或执照状态变化。

4. 无论有无受伤都要迅速向直接上级和风险管理部报告所有事故（包括个人伤害）。

5. 按照法规最基本的要求，对用于工作的私车保持有效的责任和财产保险并且在聘任前提供保险证明，以后每年一次。

我保证所有提供给医院的信息真实、准确，同意医院对驾驶经历进行调查。

签字：_____

签字时间：_____   出生日期：_____年_____月_____日

驾驶证号码：_____   有效期状态：_____年_____月_____日

人力资源部主任：_____   检查日期：_____   车队队长：_____

检查日期：_____年_____月_____日

第7章　员工健康管理

7.1　员工健康服务信息

地点：职业健康和环境医学部（员工健康服务部），在门诊楼 XXXX 房间。

工作时间：8：30—16：30，周六、周日休息。夜班、周末和节假日如有急诊，员工可到急诊科就诊。

电话号码：XXXX

医生：XXXX

办公室：XXXX

护士：XXXX

值班电话：XXXX

7.2　员工健康医疗档案管理

7.2.1　健康信息的保密和保存

除非法律规定，没有员工的书面同意不准向工作场所内外人员泄漏员工的职业健康医疗病案信息。向员工上级递交的信息只限于员工工作任务的限制、必须遵守的特殊预防措施以及帮助遵守限制或预防措施所需要了解的基础医疗的信息。员工查阅本人病案需要预约，原始医疗病案不准带出门诊部。

根据《中华人民共和国职业病防治法》、《医疗机构病历管理规定》、《职业健康监护管理办法》的规定，员工的职业医疗病案在员工健康服务部保存，期限是聘任期期限加 XX 年。如有职业暴露报告，病案要保持工作年限加 XX 年。

7.2.2　员工健康部病案复印管理规定

向员工免费提供一份个人免疫接种复印件，如另需则每份 XXXX 元。

免费向经治医生提供有关资料，资料须由经治医生亲自索取。

病案复印每页 XXXX 元。

员工法律代理人复印病案，按上述收费标准提供。

员工索要病案要在病案信息发放同意表上签字。病案管理人要确认员工身份，确保病案机密性。

7.3 员工体检管理

7.3.1 新员工健康体检

新员工在上岗之前要到员工健康部体检，人力资源部负责制定相应体检计划。

医院规定，健康体检包括病史采集、收集职业经历和免疫接种表以及进行相应的化验和检查。

7.3.2 疫苗接种

为了保护员工和病人，下列疾病员工必须有最新免疫接种证明：

破伤风、麻疹、腮腺炎、乙型肝炎、甲型肝炎、流感疫苗接种（非必须）。

要求员工免疫接种的项目由医院免费提供。为接种疫苗，员工要签署知情同意书。员工拒绝接受医院要求的免疫项目要签署谢绝表，并且如果员工在医院工作期间感染相应疾病医院不负责任，签署谢绝表后，如果员工在工作期间改变主意而要求接种，仍可免费接种。

7.3.3 结核筛查

新员工要做结核菌素试验，如在过去的两个月内作过 PPD 试验或有阳性实验的证明则无需该试验。结核筛查说明详见结核管理规定。

7.3.4 复诊预约

根据就诊时制定的复查计划，免疫接种、实验室抗体检查和血源性病原体的复查要在提前一周书面通知。员工要按时就诊或与员工健康服务部电话预约。

7.3.5 违反本规定的处理

违反上述规定将受纪律处分，包括终止劳动合同。

7.3.6 特殊岗位工作人员健康体检管理

员工健康部负责对特殊岗位工作人员体检。特殊岗位工作人员包括：环氧乙烷使用者、激光操作者、防毒面罩的使用者。其他筛查项目根据需要确定。针对这些人员的检查、随访、诊治请参阅员工健康部的管理制度和程序手册。

7.3.7 员工身体情况评估

员工健康部负责评估员工身体状况能否安全胜任其工作，员工所在部门可能要求员工健康部评估员工健康状况。如员工或其所在科室不能确定某种状况是否与工作有关，员工健康部负责对其评估并提出相应的建议。

按照医院规定，免费进行工作能力评估。

患下列传染病的员工在重返工作岗位前要进行工作能力评估。

表 7.1　员工需进行工作能力评估的传染病种类

结膜炎	百日咳
腹泻——沙门氏菌	风疹
白喉	疥疮
甲型肝炎	链球菌 A 感染
麻疹	结核
脑膜炎	水痘
腮腺炎	带状疱疹

7.3.8 员工所需要的药品

员工健康部不直接提供药品服务，所有药品均在门诊药剂科领取。

7.3.9 健康培训、监测服务

员工健康部负责保存与健康问题有关的最新的手册和信息，欢迎员工领取。根据需要，员工健康部免费为员工测血压和体温。

7.4 员工职业伤害及疾病管理

医院实施有效的安全程序，并对与职业相关的疾病及伤害提供全面、及时和高性价比的医疗。医院员工健康部是职业相关疾病及伤害的指定医疗部门。

有关职业相关疾病及伤害的福利、津贴等问题可直接咨询医院工伤顾问，电话:XXXX。

7.4.1 报告及就诊管理

员工必须在事件发生 10 天内向医院口头或书面报告伤害或疾病。员工要向上级报告所发生的任何伤害或事故，填写员工事件报告表并递交到上级。

医院在事件发生后按照国家规定的时间把员工事故报告表归档。

员工要在发生事件 XXXX 天内就诊。

员工健康部负责诊治，门诊时间是周一到周五的 8：00—16：30。门诊地点在门诊楼 XXXX 房间。

夜班、周末或节假日如发生伤害，员工到急诊就诊。在急诊诊治的员工由员工健康部工伤顾问随访。

7.4.2 血液病原体暴露

员工因针刺、划伤或溅洒到粘膜（眼睛、鼻子或嘴）而暴露于血液或血性体液，或不完整的皮肤可能感染乙肝、丙肝或艾滋病。员工要填写员工事故报告并报告所有诸如此类的事件以便对员工和传染源作相应的随访。所有的随访检查由员工健康部负责。

员工暴露于 HIV 阳性或 HIV 高度危险的人员时要接受预防治疗。发生此类暴露，白班时间员工要立即向员工健康部报告，其他工作时间向急诊科报告，按照化学预防治疗指导书确定暴露是否应进行化学预防。化学预防应该在高度危险暴露后 1—2 小时内进行。

资料显示，职业暴露于阳性 HIV 感染源的人员中有 99.7%不会感染 HIV，仅有 0.3%的人员可能会感染 HIV。如果在暴露后 2 小时内给予药物治疗可以减少 80%的感染。

7.4.3 传染病暴露

根据规定，工作期间暴露于传染病如结核、水痘、细菌性脑膜炎和头虱不予补偿，除非进展成活动性疾病。员工需填写员工事故报告，把报告交给上级并报告到员工健康部以便进行相应的随访。有关暴露，员工应保持误工损失记录和医疗费用收据。如发展成活动性疾病，误工损失和医疗费用就可以报销。参阅结核、水痘、细菌性脑膜炎和头虱的危险评估。

7.4.4 咨询

员工可以拨打电话 XXXX 咨询医院工伤顾问。医院工伤顾问可帮助医院员工与保险机构的沟通。

7.5 员工传染病管理

7.5.1 传染病治疗

当病人告知其患传染病或医生怀疑其患传染病（如乙型肝炎、HIV 感染）时，医护人员要提供高质量的医疗服务。医院应提供相应的个人防护装备（如手套、隔离服、口罩、护目镜）、标准预防措施中描述的预防措施程序以及基于标准预防措施的转送。

医院根据国家、省市有关的法律法规或操作指导书向员工提供传染病诊治培训。感染预防和控制部门提供培训并对科室主任或负责人提出的要求做出计划和安排。

员工应向其所负责的传染病病人提供高质量的医疗服务。

7.5.2 患有传染病的员工管理

为控制传染病的传播，员工如有表 7.2 中所列的症状或表 7.3 中所列的疾病以及处于免疫缺陷状态必须向员工健康部报告，在其继续工作之前要进行劳动能力鉴定。

患传染病休息的员工在返回工作岗位前必须到员工健康部作劳动能力鉴定。针对下列情况，员工健康部根据身体健康状况进行评估：

员工对工作所在科室疾病的易感性。

员工目前的健康状态对其他员工和病人传染的可能性。

为了员工安全工作，遵守工作任务限制或程序以及所需的特殊预防措施能力。

按照相应的指南，如员工不能胜任以往的工作岗位需要重新安排其他岗位，由员工健康部和人力资源部负责安排。

如果员工不能立即返回工作（如正在等待员工健康部批准其工作，正等待转到不同的岗位或确定有非常高的感染的可能性），则按如下要求处理：

允许（但不要求）员工增加假期和病休。

如员工的假期和病休结束，要得到安置。病假不能超过一年。根据病假条，员工向人力资源部支付全额的集体保险费率，可继续享受医疗保险。在病假期间，员工医疗费用可全额报销。员工上级应把员工移交给人力资源部，人力资源部负责咨询有关健康保险的有效时间。

传染病是动态的过程，因此，有必要对工作中患有传染病的员工定期进行重新评估。员工健康部医师可设定两次评估最大的时间间隔。员工负责告知员工健康部医师其身体状况变化，如传染给他人或受他人感染可能性。

7.5.3 同事患传染病

当同事患传染病时，只要员工健康部允许其工作，其他员工也要正常工作。

7.5.4 处罚

违反上述规定可受到包括解除劳动合同的纪律处分。

7.5.5 附录

如有表中所列症状和体征须向员工健康部报告，返岗前需进行劳动能力鉴定。

表 7.2 员工传染病管理（1）

| 一、躯干、四肢、头颅、颜面等皮肤有开放性的（不是切开）皮肤病变或引流。 |
| 二、红眼病。 |
| 三、腹泻超过 24 小时或具有下列症状之一：
　　1. 发热
　　2. 大便带血
　　3. 严重的腹部痉挛 |

如有表中所列疾病必须向员工健康部报告，返岗前需进行劳动能力鉴定。

表 7.3　员工传染病管理（2）

	备注
水痘	
结膜炎或角膜结膜炎（红眼病）	
隐性孢子虫病	
由下列原因引起的腹泻：细菌性痢疾、沙门氏菌、梭状芽孢杆菌、曲杆菌、大肠埃希氏杆菌	
肝炎（各种病毒型）	
上肢、脸或颈部单纯疱疹	
带状疱疹	
流感	
各型脑膜炎	
腮腺炎	
肺囊虫性肺炎	
各型肺炎	
风疹	
葡萄球菌性疾病（肺炎或手皮肤感染，手臂、颜面或颈部）	
链球菌 A 疾病	
继发性梅毒	
结核	
罕见的传染性疾病	
炭疽	
阿米巴	
霍乱	
柯莎奇 B 和 A(手足口病)	
隐球菌病	
副伤寒	
脊髓灰质炎	
结膜炎或肺炎	

7.6 传染病暴露报告指南

表 7.4 医院传染病暴露报告指南

病人	员工
1. 按照相应的传染病隔离要求安置病人。医生要下达隔离医嘱。 2. 护理部要把病人进行传染隔离安置的情况通知感染预防和控制部。 3. 感染预防和控制部调查对其他病人或员工的潜在暴露。如果存在暴露，感染预防和控制部要通知相关科室和员工健康部。 4. 科室要通知暴露的员工向员工健康部报告随访。 5. 感染预防和控制部通知科室主任和医务部有关病人潜在和确定的暴露或员工暴露。 6. 科室主任负责通知经治医生有关病人潜在的暴露。 感染预防和控制部、员工健康部每个月把所有的暴露和随访向感染预防和控制委员会报告。	1. 员工、学生要亲自或通过电话向上级和感染预防和控制部报告传染性疾病以及具有传染病的员工或学生存在对其他人员的潜在暴露。 2. 感染预防和控制部调查有关潜在暴露。如发生暴露，感染预防和控制部通知有关科室和员工健康部。 3. 暴露的员工、学生由员工、学生健康部进行劳动能力评定。员工、学生可直接拨打电话向电话向员工健康部咨询。 4. 感染预防和控制部通知科室主任、医务部和护理部有关潜在、确定员工、学生的暴露。 5. 科室主任通知经治医师员工潜在的暴露。 6. 感染预防和控制部、员工健康部每月对所有暴露、随访和继发暴露向感染预防和控制委员会报告一次。

7.7 员工传染病暴露的管理程序

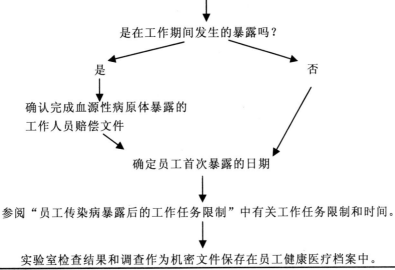

图 7.1 员工传染病暴露的管理程序

7.8 员工传染病暴露的工作任务限制

表 7.5 医院员工传染病暴露的工作任务限制

疾病	工作任务限制	限制时间
结膜炎	限制接触病人及其环境	渗出停止。如渗出含脓，经 24 小时抗生素治疗后可以复发。
巨细胞病毒（CMV）	没有限制	
腹泻疾病		
其他症状的急性期	限制接触病人和其环境，禁止从事餐饮工作。	症状好转。
康复期	限制接触高危病人。	症状好转。
沙门氏杆菌	限制接触高危病人。	症状好转。
白喉	不准上岗工作。	直到抗菌素治疗结束且间隔大于 24 小时的两次培养结果阴性。
肠病毒感染	限制对婴儿、新生儿和免疫缺陷病人的治疗和接触他们的环境。	直到症状好转。
甲型肝炎	限制接触病人和病人环境以及食品制作。	发生黄疸后的第七天。
乙型肝炎		
急性或慢性乙型肝炎病人表面抗原阳性，但不从事具有暴露倾向的操作。	没有限制，但要遵守预防措施。	
传染性乙型肝炎		
急性或慢性乙型肝炎病人 e 抗原阳性，并从事暴露倾向的操作。	在征求专家评审组意见之前，不要从事具有暴露倾向的侵入性操作。根据工作人员的技术和技巧，专家评审组建议员工可以做什么样的操作。	e 抗原转阴。
丙型肝炎	无限制，遵守标准预防措施。	
单纯疱疹		
生殖系统	没有限制。	
手（甲沟炎）	限制接触病人和其环境。	病变痊愈。
口腔面部	评估是否需要限制诊治高危病人。	
人免疫缺陷性病毒感染	在征求专家评审组意见之前不要从事暴露倾向的操作。根据专项操作以及工作人员的技巧和技术，专家组应该评审和建议工作人员可做什么样的操作。	参阅血液和体液暴露计划。
暴露	没有限制。	
麻疹（风疹）		
活动期	停止工作。	疹子出现后七天。
暴露后	停止工作。	第一次暴露后第 5 天到最后一次暴露后第 21 天或疹子出现后的 4 天。

疾病	工作任务限制	限制时间
脑膜炎 　活动期 　暴露后	停止工作。 不限制工作。	有效治疗24小时后。 如有病征，参阅附录中细菌性脑膜炎预防措施风险评估。
腮腺炎 　活动期 　可疑人员暴露	停止工作。 停止工作。	腮腺炎发病后九天。 第一次暴露后12天到最后一次暴露后26天或腮腺炎发作后9天。
头虱	限制接触病人。	参阅附录：头虱的风险评估。 应用一个剂量的NIX后，员工重返岗位须得到员工健康部批准。
百日咳 　活动期 　暴露后无症状人员 　暴露后有症状人员	停止工作。 不限制工作，采用预防措施。 停止工作。	从发作后的卡他期到第三周或抗菌素有效治疗后的第五天。 有效抗菌素治疗后的第5天。
风疹 　活动期 　暴露后的可疑人员	停止工作。 停止工作。	疹子出现后五天。 第一次暴露后七天到最后一次暴露后的21天。
疥疮 　活动，引流病变 　携带期	限制接触病人和其环境，禁止从事餐饮工作。 无限制，除非职业与传染病的流行学有联系。	直到病变愈合。
链球菌A感染	限制诊治病人和接触病人环境或食品制作。	适当治疗24小时以后。
结核 　活动性疾病 　PPD阳性者	停止工作。 无限制。	经员工健康部确诊无传染性。
水痘 　活动期	停止工作。	病变干燥和结痂。
带状疱疹 　健康人感染 　全身性的或免疫缺陷性病人 局部的 　暴露后——可疑	覆盖病变、限制诊治高危病人。 限制接触病人。 限制接触病人。	病变干燥和结痂。 病变干燥和结痂。 参阅附录：水痘的危险评估。 从第一次暴露的第8天到最后一次暴露后的第21天，如果出现疱疹要到所有变干燥和结痂。
呼吸道病毒感染，急性发热。	停止诊治高危病人或接触其环境。	直到急性症状消除。

7.9 员工结核病管理

7.9.1 管理目标

7.9.1.1 员工健康部对医院员工和医院的自愿者每年进行一次结核筛查，根据筛查结果做必要的治疗。

7.9.1.2 按照"职业健康法规"要求提出结核控制计划。

7.9.1.3 对皮肤试验阳性的或可能具有活动性结核的员工进行早期检测和管理。

7.9.1.4 对结核筛查和结核病知识进行培训。

7.9.2 管理程序

7.9.2.1 下列情况，员工要做结核筛查：

聘任前检查。（注意：如果员工有近两个月内结核菌素试验检查报告，可替代皮肤试验）

聘任期间检查。

每年例行筛查。

感染预防和控制部确认暴露于结核的证明。

有活动性结核的症状和体征（咳嗽、咯血、体重减轻）。

7.9.2.2 结核筛查方法

筛查采用 Mantoux 方法皮下注射纯化的结核蛋白衍生物（PPD）。即在前臂背部皮下注射 0.1ML 的 5TU PPD 结核菌素。

既往结核菌素阳性的人员要填写结核症状问卷。

Tine 试验不作为筛查试验。

7.9.2.3 下列情况延缓结核皮肤试验

使用激素或免疫抑制治疗需要在治疗 4—6 周后才能测试。

给予免疫球蛋白治疗后要延期三个月测试或在给予免疫球蛋白前测试。

结核皮肤试验应和腮-麻-风三联疫苗(MMR)同一天进行或在给予 MMR 疫苗 4—6 周后进行。

7.9.2.4 皮肤试验的禁忌症

对 PPD 成分过敏，有过阳性的皮肤试验史或曾经做过抗结核治疗。

怀孕、哺乳、给予卡介苗（BCG）前无 PPD 皮肤试验的禁忌症。（观察试验结果时要考虑 BCG 免疫。CDC 建议按无 BCG 免疫一样对待结果）。

在注射结核菌素 48—72 小时后由员工健康部判读。下列指标为阳性试验结果：

没有结核危险因素的人员>15mm。

医院员工和结核流行地区出生的人员、医疗条件差低收入人群，诊治机构长期居留人员、4 岁以下儿童。

高危险类别>5mm。如与结核病人紧密接触、胸片显示有结核愈合的纤维病变、怀疑 HIV 感染。

特别注意：注射后 5—7 天仍可对阳性结果进行判读。

7.9.2.5 员工在聘任期间根据皮肤试验结果：

进行胸部 X 线检查。

进行症状问卷。

提交到普通门诊医师进一步的评估和管理。

7.9.2.6 每年员工健康部对员工例行检查并准备让员工到普通门诊就诊时要根据员工皮肤试验结果完成胸部 X 线检查、完成结核症状问卷、提交到普通门诊医师做进一步的评估和管理。

7.9.2.7 感染预防和控制部确定的已暴露于结核的员工要：

暴露期间完成基础皮肤试验（如果员工有文件证明在以往 60 天内采用 Mantoux 方法的阴性皮肤试验，基础试验要延期）。

暴露后 8 周完成皮肤试验随访。

结核皮肤试验 8 周皮肤试验阳性员工要进行胸部 X 线检查，填写结核症状问卷并提交到员工健康部做进一步评估和管理。

7.10 员工血液和体液暴露控制计划

本暴露控制计划按照职业健康管理中血源性病原体管理标准编写。员工健康部在规定的时间和地点免费为员工进行医疗评估、预防、治疗和随访。

7.10.1 暴露的预防

除非员工以前接受过 HBV 系列疫苗、抗体试验显示产生抗体或某些医疗原因禁忌免疫接种，具有职业暴露危险的员工在 10 个工作日内即可接受 HBV 疫苗（和其他预防措施）接种。

员工如果拒绝接受 HBV 免疫，应该签署拒绝表。将来如果其仍有职业暴露危险，可随时要求和接受 HBV 免疫。

7.10.2 暴露评估和随访

发生职业血液暴露，员工应立即去除身体暴露部位的污染，向上级报告事件并填写相应的事故报告表格。如果事故发生在夜班或节假日，员工只需要向急诊科报告血源性病原体风险评估表中的项目（附录）。员工健康部负责所有的血源性病原体暴露随访。随访包括乙型肝炎、丙型肝炎和 HIV 检查以及确定乙型肝炎、丙型肝炎、HIV 传染源病人的危险状态。

暴露于 HIV 阳性病人或高度危险的 HIV 病人的员工可接受化学预防治疗。员工在白班工作时间必须立即向员工健康部报告，其他时间向急诊科报告，以确定暴露是否属于指南建议的预防治疗。化学预防治疗应该在暴露于高度危险病人 1—2 小时内给予。

7.11 附录：员工健康管理的风险评估

7.11.1 血液暴露风险评估

图 7.2 显示了医院员工血液暴露风险评估状况。

证实发生急性血液或体液暴露（污染物品刺伤，粘膜、结膜暴露或暴露于不完整皮肤，如开放性伤口）。
是否发生上述暴露？ 　　　　　　　　是　　　　否 ——————▶ 停止 　　　　　　　　　▼
情况是否需要立即处理？为此，回答下列 4 个问题 1. 伤口是否需要缝合或清创？　是　否 2. 是否溅洒到眼睛、粘膜或不完整的皮肤（开放性伤口）？　　是　否 3. 传染源是高度危险的乙型肝炎病人或表面抗原阳性病人吗？　是　否 4. 传染源是否为高度危险的 HIV、HIV 感染或 AIDS 病人？　　是　否
如果前四个问题是"是"，员工在工作时间要立即向员工健康部报告，其他时间向急诊科报告。血液病原体暴露的诊治费用给予报销。 如果暴露不符合上述急诊标准，员工要在工作时间内向员工健康部尽快报告并进行诊治。
工作安排：员工可以重返岗位。工作限制由员工健康部或急诊医生决定。
其他问题请打电话给员工健康部，电话：XXXX。

图 7.2 医院血液暴露风险评估

7.11.2 结核暴露的风险评估

传播模式：暴露于肺结核的病人在咳嗽、打喷嚏或唱歌时产生的空气微滴。
病人是否被诊断为肺或喉分支杆菌结核？ 　　　　　　　是　　　　否 ——————▶ 停止 　　　　　　　▼
员工要在第二个工作日向员工健康部报告，电话 XXXX，门诊时间是 08：00—16：00。结核暴露诊治费用不予以报销。
工作安排：员工可恢复工作。
其他问题打电话给员工健康部值班人员，电话：XXXX。

图 7.3 医院结核暴露的风险评估

7.11.3 水痘暴露的风险评估

本管理规定适用于在工作岗位和社区暴露于水痘的员工。
传播方式：通过直接接触病人呼吸道分泌物的空气微滴或病人水泡内的液体而人人传播。

接触的病人或社区有水痘病例（单纯疱疹、带状疱疹）？
 	
        是   否 ⟶ 停止
 	
        ↓

员工是否在距感染的病人 2 米范围内停留 5 分钟以上或直接接触了水泡液体。
 	
        是   否 ⟶ 停止
 	
        ↓

员工是否曾患水痘病或水痘抗体阳性
 	
        是   否 ⟶ 停止
 	
        ↓

员工暴露后 10 天内到员工健康部进行评估？（水痘破溃前两天具有传染性） 是否在第二个工作日内员工要向员工健康部报告？ 无水痘病史或水痘抗体滴度不详的员工从第 10 天到第 20 天具有传染性，因此，这类员工在此期间停止工作，直到员工健康部对其进行评估。在第 10 到第 21 天期间员工要严格呆在家里，避免去公共场所，如果要去公共场所要戴口罩，直到抗体检查为阳性。
工作安排： 阴性抗体：暴露后第 10—21 天员工要休息。在此期间，要告知员工严格呆在家里，避免去公共场所，如需到公共场所要戴口罩。 阳性抗体：员工可返回工作。 按照上级的权限，员工休病假、假期或无薪休假。水痘暴露的诊治不予以报销。 其他问题打电话给员工健康部，电话：**XXXX**。

图 7.4　医院水痘暴露的风险评估

7.11.4 脑膜炎球菌性脑膜炎的风险评估

传播形式：通过直接接触呼吸道分泌物而人人传播。除非初次暴露，医务人员无需采取预防措施。

在过去的 24 小时内是否发生潜在的暴露？

是　　　　否　　━━━━▶　　停止

↓

员工是否对病人进行下列操作：

插管？　　　　是　否

口对口复苏？　是　否

呼吸道吸引？　是　否

如果所有的回答都是"否"，员工不需治疗。

如果回答有一项为"是"，员工就要采用药物预防治疗。

评估建议：

环丙沙星 750mg 口服一剂。

怀孕的员工：头孢曲松钠 250mg 肌注或静脉注射。

无需检查或实验室检查。

在白班，员工要向员工健康部报告，其他时间到急诊科进行治疗。

评估和管理脑膜炎球菌性脑膜炎暴露不予以报销。

工作安排：员工可以返回工作岗位。

其他问题报告员工健康部，电话：XXXX。

环丙沙星记录脑膜炎球菌性脑膜炎说明：

本药用于暴露于脑膜炎球菌性脑膜炎的预防治疗，要在暴露 24 小时之内服用。

用法：口服环丙沙星 750mg 一次。

禁忌症：孕妇、哺乳期妇女或对环丙沙星过敏。怀孕妇女应接受头孢曲松钠肌肉注射或静脉点滴。

可能的副作用：一剂药物尚无副反应报道。

家庭成员间无此病就不存在传染的危险。

工作安排：员工可以返回工作。

其他问题报告员工健康部，电话：XXXX。

图 7.5　医院脑膜炎球菌性脑膜炎的风险评估

第8章　应急管理

8.1　应急管理计划

8.1.1　计划的范围

应急管理计划是医院制定管理程序并实施这些程序以应对内部和外部灾难、紧急情况。在每年的诊治环境达标评审中对本计划进行评审并实施改进。

8.1.2　医院承诺

医院认识到外部和内部的灾难和紧急情况可以影响到整个医院的运行，必须建立和实施应对程序。实施危险薄弱环节分析（HVA）以确定和对潜在可能导致外部或内部灾难或紧急状况的事故事件进行排序。外部、内部灾难以及紧急状况应制定相应计划。应急管理计划以事件指挥系统为基础并提出了减灾、准备、反应和恢复的措施。

8.1.2.1　各种灾难的针对性应对措施在危险薄弱环节分析（HVA）中确定。

8.1.2.2　在社区范围内紧急预案中也有医院的职责。

8.1.2.3　根据需要通知医院外部应急管理机构。

8.1.2.4　当采取紧急措施时通知相关人员。

8.1.2.5　在应急反应期间对人员进行管理。

8.1.2.6　应急反应期间的资源管理。

8.1.2.7　医院如不能应对突然增多的病人要建立替代的诊治地点。

8.1.2.8　病人管理的专门计划、修订、服务中断、病人信息控制和病人转送。

8.1.2.9　指导及培训。

8.1.3　应急管理的目标

通过实施本计划，医院要取得下列目标：

8.1.3.1　提供替代的基本设施资源。

8.1.3.2　在通讯信息系统故障的情况下提供替代的通讯系统。

8.1.3.3　对核、生物和化学物质污染的人员提供隔离、消除污染的设施。

8.1.3.4　确定人员的替代责任和权利。

8.1.4　应急管理方法概述

多部门和学科组成的灾难委员会负责保持和实施医院的应急管理计划，该计划以发生事件时的指挥系统为基础，着重强调计划目的性，针对某种紧急状况，如何处置、处置的时限和计划的实施。该计划包括如下内容：

　　8.1.4.1　指挥和控制。

　　8.1.4.2　组织和权责。

　　8.1.4.3　管理和后勤。

　　8.1.4.4　培训和训练。

　　8.1.4.5　计划的制定和保持，包括如下附件（略）。

　　附件 A　管理和控制。

　　附件 B　警示和通讯。

　　附件 D　法律要求。

　　附件 E　消防反应。

　　附件 G　关键系统、设施和设备的管理。

　　附件 H　灾难医疗救助。

　　附件 I　人员、资源管理、物质保障和交通管理。

　　附件 J　逃生。

　　附件 L　公共信息。

　　附件 R　就地诊治和避难。

　　附件 W　市、省、国家的支持。

　　附件 X　培训和教育。

　　附件 Y　危险物质事件反应。

　　附件 Z　意外事件计划。

8.1.5　应急管理计划有效性的评估标准

通过下列标准评估本计划的有效性：

　　8.1.5.1　每两年组织一次灾难训练。

　　8.1.5.2　灾难演练后以及实际灾难发生并紧急应对后要分析、评价所确认的应对措施。

　　8.1.5.3　要对演练期间、灾难发生期间、紧急应对期间所采取缺陷改进措施进行有效性评价。

8.1.6　应急管理信息收集和报告

　　应急管理委员会主任由医院安保部主任担任，医疗灾难计划委员会主任由急诊科主任担任，二者共同负责评审和评估医院灾难训练、实际紧急状况和灾难过程中所获得的信息，并确保所确认的缺陷已经改进。医院安全副院长（分管副院长）作为医院 QSHE 管理委员会和应急管理委员会的联络人员负责向医院 QSHE 管理委员会、相应的科室和医院管理委员会报告应急预案信息。这些信息包括：

　　8.1.6.1　在灾难训练中所确认的优缺点。

　　8.1.6.2　所确定的改进措施的总结和状况。

　　8.1.6.3　紧急应对期间所采取的改进措施的总结报告。

8.1.7　应急管理指导和培训计划

　　每个科室负责确保其人员得到充分的训练并能胜任执行灾难任务。QSHE 办公室、医院的

QSHE 管理委员会和紧急管理委员会负责给科室领导和职工制定培训计划、程序、任务和职责。

8.1.8 应急管理组织机构及权责

见表 8.1。

8.1.9 相关和支持性文件

可以在医院的网站上浏览医院紧急管理计划，相关的部分可以由科室打印。个人和科室如果需要全部紧急管理计划可以提供光盘。

8.1.10 医院声明和批准

医院紧急管理计划的目标是挽救生命、限制灾难扩大、限制损害和尽快恢复正常工作。管理目标是通过组织所有可以得到的资源并以最有效和效率最高的方式应对灾难。医院各科室和员工应该通力合作并扩大其服务，预防、降低和弥补由于灾难给医院带来的损害和伤害。

在发生灾难的情况下，所有的资源和人员作为管理体系的整体要共同协作。该整体概念在紧急管理计划中详细描述。灾难紧急事件的运行指挥和控制将通过事件指挥系统完成（ICS）。

8.1.11 应急管理组织机构、职责和权限

医院基于事故指挥系统制定的应急管理计划提出了应对内部和外部灾难策略。应急管理计划组织机构见表 8.1。应急事件管理计划由表 8.1 中所列的各个附件组成。应急管理计划启动的权责和附件实施权责见表 8.2。表 8.3 中列出了针对表 8.1 每个附件的详细应对措施。表 8.4 列出了实施医疗灾难计划（附件 H）中确定的专门人员。图 8.1 概述应对化学和生物恐怖袭击的反应。

应急计划将以光盘形式提供给那些有启动和实施应急计划责任的单位和个人。

表 8.1 应急管理组织机构及权责

权责：计划部分	应急管理组织
基本计划	灾难委员会和 QSHE 管理委员会
附件 A：管理和控制	灾难委员会和 QSHE 管理委员会
附件 B：警报和通讯	医院安保部和总机
附件 D：法律规定	医院安保部
附件 E：火灾应对措施	QSHE 办公室
附件 G：关键系统	设施管理和信息技术部
附件 H：医疗灾难	灾难委员会和急诊科
附件 I：人员	医院人力资源部
附件 J：逃生	QSHE 办公室
附件 L：公共信息发布	公共关系
附件 R：救治和避难	护理服务和社会服务部
附件 W：外部支持	医院安保部
附件 X：培训和教育	QSHE 办公室
附件 Y：危险物质	QSHE 办公室和急诊科
附件 Z：科室应急计划	各部门及科室

表 8.2 应急管理计划启动的责任人员及相应的权责

	责任人员	预备责任人员
部分或全面实施灾难计划权力	院长	副院长
启动一个或更多个附件应对内部和/或外部紧急事件	安全副院长	QSHE 办公室主任
启动 ECO(紧急处置中心)	安全副院长	QSHE 办公室主任
启动附件 H：医疗灾难计划	医疗副院长	科室主任
启动一个或多个附件应对现场事件	安保部主任	

表 8.3 紧急管理计划附件明细表

附件明细
基本计划（1）实施计划的权力和启动计划的职责，（2）科室职责
附件 A1.事件指挥体系：全面反应水平
附件 A2.事件指挥人员
附件 B1.灰色预警程序（异常的天气） 附件 B2.紧急备用电话号码和地点 附件 B3.紧急处置中心（EOC）的无线电性能 附件 B4.医院内获取无线电对讲机和其地点 附件 B5.紧急处置中心（EOC）和护理指挥岗位电话 附件 B6.广播呼叫服务的地点 附件 B7.通讯系统和电话簿的规定
附件 D1.通道控制 地图（下班后进入医院的位置）

表 8.4 紧急预案启动期间的职责

标题	灾难任务	地点
医务部主任	医疗事故总指挥	紧急处置中心
医务部主任，急诊科	医疗灾难时间指挥组长	急诊科
护士长，急诊科	急诊科协调员	急诊科
急诊科专职护士	治疗区域的协调员	急诊科或癌症中心
创伤科主任	立即或推迟治疗协调员	急诊科
其他外科主任	病人诊治协调员	手术室
太平间管理员	太平间协调员	太平间
护士长，物质管理部	物质协调员	物质管理部

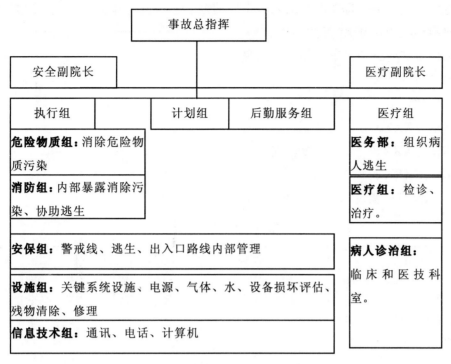

图 8.1 灾难计划中的事故指挥系统（全面反应级别）

8.2 医院灾难计划：化学事故应急措施

8.2.1 计划目的

本计划的目的是概述医院所在城市区域内发生化学泄漏事件时医院所采取的应急措施。事故包括工业事故、交通事故和恐怖事件等。

8.2.2 计划管理目标

在城市发生化学泄漏事件紧急情况下，医院要利用一切可以获得的资源减少事件带来的负面影响。医院要保持全天 24 小时的大量除污能力。要求参与应急的科室做到：第一，要保持与本程序相关的最新的科室专用计划；第二，确保具有并准备好科室所使用的所有必需的设备；第三，确保参与的人员得到培训并能做到最大限度地减少应对所产生的危险；第四，参加必要的训练。发生事故后，如果病人暴露于化学物质且没有得到除污，入院前必须清除这些污染。

8.2.3 紧急通讯启动方案

接到可能的或证实的化学事件或使用化学制剂进行恐怖袭击的情况的所有医院人员要立即通知医院医务部（电话：XXXX）。医务部人员要确保通知急诊科主治医师。急诊科主治医生要确定是否需要启动紧急处置中心（EOC）。如果需要启动紧急处置中心，急诊科主治医师必须立即通知医务部和总机。总机则通过通讯软件系统启动相应的电话号码。

一旦通讯软件系统采用短信或呼叫的方式联系电话号码表中的人员，这些人员必须按如下方式应答：

紧急情况下，总机人员要通过短信群发呼叫有关人员（如果短信没有应答，总机人员将给家里打电话）。

人员必须立即回短信。必要时，需输入正确的姓名和岗位，并要输入估计到达医院的时间。

如需其他信息，请拨打 XXXX 求助。

所有其他信息将在医院灾难计划附录 B 阐明。

医院总值班（XXXX）。

医务部（XXXX）。

医院安保部（XXXX）。

QSHE 办公室 XXXX，下班后拨打安保电话传呼值班院长。

CDC 电话（XXXX）。

8.2.4 应急响应科室、相应的资源和责任

表 8.5　应急响应科室、相应的资源和责任目录

科室	人员	办公地点	设备	培训	职责
QSHE 办公室	主任和副主任 培训经理 放射技术员、医生 危险废物技术员	QSHE 办公室 护理 EOC 会议室	备除污染设备 监测设备 无线对讲机	40 小时危险废物作业和应急反应培训 室内灾难预案、急诊危险物质应对。	提供全面应急反应，为除污染预备队员，根据需要参加 EOC，参与协调反应程序的制定和修改，需要时提供培训、指导。
医务部	主任、主管	医务部办公室	无线对讲机	灾难预案	确定灾难等级、联系总机启动电话号码表。
急诊科	急诊技术员、医生 护理人员。	分诊区域 除污染区域 诊疗区域	除污染设备、医疗设备 对讲机、紧急管理系统计算机	室内灾难预案，急诊危险物质应对，根据地点进行 4、8、16 或 40 小时培训。	消除污染、病人诊治 确保员工得到培训、确保个人防护设备准备充足。
药剂科	毒物控制人员、药剂师	药品供应点	药品车	灾难预案	药品车维护、运送药品到急诊科、确保员工得到培训
安保部	交通控制人员 急诊安保人员 临时派遣人员	急诊入口	设备 对讲机	灾难预案 急诊危险物资	建立 EOC，机动车交通控制，防止污染的病人进入急诊科，向急诊科和 EOC 传送信息。
护理部	护工、急诊护理人员、EOC 急诊管理人员、急诊物质供应人员	护理 EOC	医疗设备	灾难预案	建立护理 EOC、需要时向急诊科提供支持、NAC 协调急诊科反应活动、NAC 与 EOC 的信息交流
公共关系部	公共关系部主任	简报出版区域	信息设备	灾难预案	协调出版消息发布、参与 EOC
总机	接线员及主管	总机区域	接线员软件	灾难预案	启动紧急电话号码
医院管理部	值班管理人员	无	无	灾难预案	参与 EOC、批准必要的资源
科主任	员工主任	无	无	灾难预案	协调医疗反应
员工健康部	医生、护士	治疗区域	医疗设备	灾难预案	协调员工治疗

8.2.5 程序

8.2.5.1 诊断

急诊科医务人员必须警惕下列事项：

第一，同一时间内的集体发病，健康的人群中某种疾病突然增加。

第二，下列非特异性症状的突然增加：健康的人突然出现无法解释的虚弱，高分泌症状（如流口水、眼泪和腹泻），吸入症状（眼、鼻子、喉咙、胸部疼痛、气短），皮肤烧灼样症状（红斑、水泡、瘙痒、脱皮）。

第三，特殊时间和地理上的疾病聚集（例如，病人参加同一个公共事件，居住在同一地点等）

第四，其他信息参阅表 8.6（化学物质快速参考目录）。

8.2.5.2 暴露影响因素

暴露可能来自蒸汽或液体的水滴，不可能是食物或水的污染。化学作用依赖于：

第一，影响暴露的是化学物质的挥发性和数量。

第二，水溶性（高水溶性通过粘膜沉积而不是深部肺沉积中毒）。

第三，增加脂溶性和较小分子量可增加皮肤的吸收。

8.2.5.3 设定最小规模的清除污染区域

如发生危险物质事故，必须尽快设立小规模的除污染区域。除污染区域设在急诊科外面，并且所需的设备都贮藏在本区域中的贮藏室内。除污染区域的建立中最重要的是急诊科通风系统要密闭以防止受到污染的设施造成二次污染。

除污染区域应该按如下方式建立：

第一，区域内禁止存放不必要的物品。

第二，采用黄色钢化玻璃、密闭接缝并用胶带密封去除污染区域。

第三，设立除污染淋浴设备和桌子（包括污水池、桶和自来水）。

第四，刷子、清洁液、桶都要放在适当的位置。

第五，预留装备包括毛巾、病人隔离服、吸收物质等。

第六，取出基本的医疗设备。

第七，向桌子和淋浴供水。

第八，设立呼吸保护病区。

第九，向呼吸机管道供气。

第十，放置警戒绳与警示信号。

8.2.5.4 正确穿戴个人防护设备

首先，穿上保护身体的服装。

其次，穿上靴子然后用带子捆扎在外面。

第三，戴上里面的手套然后捆扎起来。

第四，戴上外层手套然后捆扎起来。

第五，穿戴空气线路呼吸面罩戴上耳塞。

第六，先带呼吸面罩然后在里面捆扎头罩布带。

8.2.5.5 按如下方式清除如下污染

步骤 1，根据生存的可能性进行分诊。

步骤 2，除去衣服。

步骤3，从脸部开始向远端清除。

步骤4，用温水清洗。

步骤5，应用去污染溶液（肥皂和水）。

步骤6，使用软刷子、抹布。

步骤7，最后清洗。

步骤8，穿上病号服。

步骤9，治疗病人。

8.2.5.6 个人防护设备脱掉步骤

须先清除个人防护设备的污染，然后在清洁的地方按下列顺序脱掉：

第一，先脱掉靴子。

第二，脱掉服装和外层手套。

第三，脱掉呼吸面罩。

第四，脱掉内层手套。

8.2.5.7 群体除污步骤

出现20人以上的污染，健康部作为去除污染的中心。把需要立即治疗的病人转移到急诊科，急诊科用其小规模除污染室去除污染。转送的病人如不需要紧急治疗可直接将其转送到健康部。

受害者将通过快速入口进入医院楼并且送到相应的更衣室，去掉衣服并淋浴。除污染后，将其安置在大厅里等待医生检查。

8.2.6 化学物质快速参考目录

表8.6 化学制剂快速参考目录

制剂	症状发作时间	症状	体征	临床诊断试验	除污染	暴露途径和治疗	鉴别诊断
神经制剂	烟雾：几秒钟 液体：几分钟到几小时	中度暴露：全身肌肉痉挛，流鼻涕、呼吸困难、眼痛、视力模糊、出汗。高度暴露：上述症状伴突然丧失意识、软弱麻痹、癫痫发作。	针尖样瞳孔、唾液高分泌、腹泻、癫痫发作。	红细胞或血清胆碱酯酶（全血）。根据体征和症状治疗，实验室检查只用于以后的确诊。尿液检查可确诊并对剂量进行估计。	迅速脱去衣服，用肥皂、香波冲洗。	吸入和皮肤吸收：阿托品（2mg）静脉注射或肌肉注射（起效6到15mg）2-PAMCI600mg注射或1.0g溶液20—30分钟。其他剂量阿托品和2-PAMCI要根据病情程度给予，如阿托品大于4mg用安定和氯苯安定预防癫痫发作，通气支持。	有机磷杀虫剂及氨基甲酸酯引起的症状。
氯化物	几秒到几分钟	中度暴露：晕厥、恶心、头痛、眼部刺激症状。高度暴露：意识丧失。	中度暴露：非特异性的发现。高度暴露：痉挛、呼吸停止。	氯化物（血液）或硫氰酸盐（血液或尿）水平。根据体征和症状治疗，实验室诊断只用于进一步确诊。	脱去衣物	吸入或皮肤吸收：氧气（面罩）亚硝酸异戊酯硝酸盐（300mgj IV）硫化盐（12.5GIV）。	一氧化碳（气体或在密闭空间内柴油引擎废气）H2S（下水道、废物、工业源）产生相似的中枢神经系统疾病。

制剂	症状发作时间	症状	体征	临床诊断试验	除污染	暴露途径和治疗	鉴别诊断
致水泡制剂	2—48 小时	烧灼、瘙痒或皮肤粘膜刺激性红斑（突出症状眼睛流泪、烧灼发红）气短、恶心和呕吐。	皮肤红斑、水泡、上呼吸道糜烂、肺水肿、弥漫性代谢衰竭。	通常身体有大蒜、辣根和芥末气味。皮肤有来自周围环境的油滴。无特殊的诊断试验。	脱去衣物，大量的水	吸入和皮肤吸收。烧伤类型的治疗，支持治疗，路易士毒气和路易士毒气与芥子气混合物：英国抗路易士毒气（BAL 或二巯基丙醇）。	弥漫性皮肤暴露伴随刺激，如腐蚀性、氢氧化物盐、氨等氢氧化钠来自运输事故。
肺制剂（光气、碳酰氯）	1—24 小时（很少到 72 小时）	气短、胸部紧缩感、喘息、粘膜皮肤刺激红斑。	肺水肿伴某些粘膜刺激（水越多，粘膜刺激越重）。	无诊断试验，但对源物质的估计可帮助确认暴露特征（货物运输事故产生对人的暴露在车上有标示）。	一般不需要处置。	吸入。支持治疗。根据制剂特殊治疗。	吸入暴露是最常见工业制剂暴露（如 HCl，NH3），不同制剂，特别是水溶性制剂产生粘膜刺激、气道及深部肺刺激效果。
蓖麻毒素	18—24 小时	恶心、腹泻、呕吐、发热、腹痛、胸闷、咳嗽、虚弱、恶心、发热。	肺或消化道急性损伤、循环衰竭、休克。	ELISA(商业试剂)检测呼吸道分泌物、血清和组织。	脱去衣物，用水冲洗	吸入和消化吸收。支持治疗。消化吸收：活性炭。	土拉菌病、鼠疫和 Q 热可以引起相似症状，如葡萄球菌肠毒素 B 和磷酰化合物。
T-2 真菌毒素	24 小时	皮肤粘膜刺激性水泡、视力模糊、眼刺激、呕吐和腹泻、运动失调、咳嗽和呼吸困难。	粘膜红斑和出血、红皮肤、水泡、眼泪、唾液、肺水肿、痉挛和昏迷。	ELISA（商业试剂）。气体色层析、物质光谱。	脱去衣物，用水冲洗	吸入和消化吸收。支持治疗。消化吸收：活性炭。	高剂量的类固醇通过很小的粘膜刺激引起相似的肺症状。

8.3　医院灾难计划：生物危险应急措施

8.3.1　计划目的

本计划的目的是概述本城市发生生物化学泄漏事件时通用应对方案，包括故意或非故意造成的空气、水或食物污染等。这样的污染可能来自工业事故、运输事故或恐怖袭击等。

8.3.2　计划的管理目标

本城市发生生物泄漏紧急事件时，医院要利用所有资源尽可能帮助降低事件的危害。医院保持全天 24 小时不同规模的除污能力。要求应对科室：确保具有并准备好科室使用的所有必需的设备。确保参与的人员得到培训并达到应对的最小危险水平；参加必要的训练。

8.3.3 应对科室、人员及相应的资源和职责

表 8.7 生物危险事件中的医院资源和职责

科室	人力资源	工作地点	设备、供应	职责
感染控制科	感染控制医生、护士、主任	感染控制办公室		疾病控制、紧急电话通知、反应协调
传染病科	主任、医生、护士	6楼会议室		诊断、治疗、疾病控制、反应协调
实验室	微生物学主任、技术员	微生物实验室、标本接受区域、标本传送区域	实验室设备	协调实验室检查和标本处理、配备实验室人员、太平间和尸体需求、反应协调
QSHE办公室	主任、副主任、培训管理人员、工业健康专家	QSHE办公室会议室	去除污染设备、检测设备的放射性、动力空气纯化面罩	应急反应支持、除污染预备人员、PAPR培训、指导训练
药剂科	药剂师	组织和分发药品区域	抗微生物制剂	提供治疗和预防药品、配备药剂人员、协助获取药品和疫苗、反应协调
急诊科	医生、护士长、护士、急诊技术员	分诊区域、除污染区域、急诊治疗区域	个人防护装备、呼吸面罩、对讲机、紧急管理系统计算机	诊断、联系总机启动紧急电话号码表、协调并提供初步治疗、除污染
住院部	住院处人员	管理办公室		配合急诊科和感染控制科，确保病人正确安置
职业健康和环境医学科	职业健康护士和医师	职业健康检查室		支持、通知和治疗暴露人员
基建部	主任、建筑师、通风供暖和空调（HVAC）员工	空气操作室	气流监测和可能的控制	评估和限制与环境相关的暴露危险，包括空气、水供应
安保部	交通控制官、急诊安保员、派遣人员	入口控制、派遣处	对讲机、派遣、资源、HEAR放射线、EMS计算机、抑制	建立EOC、机动车交通控制、病人进入急诊科、控制拥挤、锁定、检验检疫隔离
护理	护工、急诊科护理人员、护理管理人员、急诊辅助人员、危重护理单元、单元应有负压病房	护理中心办公室、员工办公室	隔离室、通风设备、紧急治疗床、儿科床、个人防护设备	建立护理EOC、为急诊科护理区域配备人员、护工协调急诊科应对活动、护工与紧急操作中心的通讯
公共关系部	公共关系部主任	新闻发布会区域	信息设备	协调消息发布、参加EOC

科室	人力资源	工作地点	设备、供应	职责
总机	操作员、通讯系统总监	总机区域	交换机软件	启动紧急电话号码簿
物资管理	主任、经理	设备清洗和贮藏区域	动力空气纯化口罩、个人防护装备	提供医疗物资供应、PAPRs、个人防护设备
呼吸治疗	主任、呼吸治疗师		通风设备	配备呼吸治疗危重区域的员工、提供呼吸机
环境服务部	主任、急诊科辅助人员	废物储藏区域、去除污染区域	健康包、消毒产品	消毒和打扫病人治疗区域、污染废物的处理
病理科	病理医师	太平间	冰箱、尸体存放空间	进行活检、提供储藏尸体区域
病人关系部	顾问	家庭成员区域		支持和保持病人及家属和员工平静
医院管理部	听班管理人员	无	无	参加 EOC、批准必要的资源
员工主任	员工主任	无	无	协调医疗反应

医院应急管理计划	附件 Y　　附录 Y-1 NBC 反应计划

8.3.4　生物危险紧急电话号码簿及应对科室和人员的职责

表 8.8　启动生物危险紧急电话号码及相关人员职责

内部联系			
科室、人员	号码	下班后	职责
感染控制部医疗主任	XXXX	XXXX	诊断、治疗和疾病控制；协助反应协调
感染控制协调员	XXXX	XXXX	疾病控制、电话号码通知、协调反应
实验室	XXXX	XXXX	通知微生物实验室、实验检查和标本处理、保持反应所需实验室员工、太平间和尸体处理、协助协调反应
药剂科	XXXX	XXXX	提供预防和治疗药物、保持反应所需药剂人员、帮助获得抗菌制剂和疫苗、协助反应协调
员工健康部	XXXX	XXXX	支持、通知和治疗暴露的员工。
外部联系			
科室、人员	号码	下班后	职责
员工健康部	XXXX	XXXX	暴发调查、实验室支持、预防药物和疫苗
CDC	XXXX	XXXX	暴发调查和联系通知、采取标本及系列保护措施、咨询服务

8.3.5 部分生物危险制剂临床资料（举例）

表 8.9　生物危险制剂临床资料（注意观察下列症状）

疾病	体征和症状	培养时间	人到人传播	隔离预防方式	诊断	成人非孕妇暴露后预防	非孕妇成人治疗
炭疽杆菌 A. 吸入	流感样症状(发热、乏力、肌肉酸痛、呼吸困难、干咳、头痛、胸痛。可能1－2天改善然后呼吸衰竭和休克。可发展成脑膜炎。	1－6天（直到6周）	无	标准预防	按 CDC 建议对可能吸入炭疽杆菌人员进行临床评估。	参见 CDC 建议。	参见 CDC 建议。
B. 皮肤	剧烈的瘙痒继而无痛性丘疹样病变，然后血管病变，在水肿周围发展成焦痂。	1－12天	直接接触皮肤病变可导致皮肤感染	接触预防	按 CDC 建议对可能皮肤接触炭疽杆菌人员进行临床评估。	咨询感染疾病科。	咨询感染性疾病科。
C. 胃肠	腹痛、恶心和呕吐、严重腹泻、胃肠出血和发热。	1－7天	无	标准预防	培养血和大便。		
肉毒素 吸入	不发热、喉咙有过多粘液、吞咽困难、口喉干燥、眩晕、然后眼睛运动困难、轻度瞳孔扩大和眼球震颤。	12－80小时	无	标准预防	CDC 试验室检查：给予抗菌素之采血、大便、胃液和可疑食物。鉴别诊断包括脊髓灰质炎、肌无力、瞬间麻痹、脑血管意外（CVA）、脑膜炎球菌性脑膜炎。	Pentavaient 毒素（类型 A、B、C、D、E）作为调查品用0.5ml 的标准质控品可从国家有关部门获得。咨询传染病科。	从 CDC 获得肉毒抗毒素。支持治疗和呼吸机治疗。避免使用氯洁霉素和氨基糖武类。咨询传染病科。
食物	间歇性下垂、言语不清、步态不稳、四肢对称性无力、软弱性麻痹、通常神经状态正常。	12－72小时（2－8天）					
肺鼠疫	高热、咳嗽、咯血、胸痛、恶心呕吐、头痛。进展性疾病：皮肤紫癜病变、大量水样痰或脓痰，1－6天内的呼吸衰竭。	2－3天（2－6天）	通过飞沫人人传播	飞沫预防直到48小时有效的抗菌素治疗。	对淋巴结、吸出物、脑脊液 Gram 染色、Wayson 染色或 Wright 染色可以做出初步诊断，Gram 染色呈阴性双极染色。	强力霉素100mg 口服 12 小时一次或先锋霉素 500mg 每12 小时口服。	链霉素 1g 12 小时一次或庆大霉素 2mg/kg，然后 1 到 1.7/kg 每8 小时静脉注射替代。强力霉素200mg 口服，然后100mg 每 12 小时口服或先锋霉素 400mg 静脉注射每 12 小时一次。咨询感染疾病科。

8.3.6 生物危险事件报告程序及应对措施

表 8.10 生物危险事件报告程序及应对措施

生物危险事件报告程序	去除所有污染物质.
1. 首先拨打紧急电话，号码 XXXX。 2. 如怀疑有犯罪活动，拨打安保 XXXX 和公安局 110。 3. 查阅电话号码簿。 4. 访问下列网址可获得更多的生物危险信息： 网址：YYYY。	1. 把可疑受害者的衣服放在密闭的塑料袋中保存作为法律证据。 2. 帮助受害者用肥皂和水冲洗。 3. 对上述环境消毒，使用漂白剂（标准 6.0%—6.15%次氯酸钠）0.6%浓度（1 比 9 水）。对于肉毒素、鼠疫和天花可用批准的杀菌清洁剂。 4. 医疗服务者在清除炭疽杆菌、鼠疫时应该戴个人防护设备（隔离服、手套和口罩）。 暴发的检测 流行病学 1. 迅速发生的疾病事件。 2. 病人数异常增加，特别是发热、呼吸系统或胃肠系统症状。 3. 非特征性的时间内或以异常方式快速出现的地方病。 4. 室内人员之间发病率较低。 5. 来自同一地方的聚集性发病。 6. 大量迅速致命性病例。 7. 病人具有相对特殊以及潜在生物危险疾病的表现。

8.3.7 生物危险事件中病人入院决策表

表 8.11 病人入院决策（炭疽杆菌）

炭疽杆菌 （疑诊或确诊）	急诊科确诊病人	病人由 EMS 确诊或社区医生确认	医院接受从外部转送的病人
接受病人入院	是	是	是
启动生物危险电话号码	是	是	是
启动室内灾难计划	是	是	是

表 8.12 病人入院决策（肉毒中毒）

肉毒中毒 （疑诊或确诊）	急诊科确认病人	病人由 EMS 确认或社区医生确认	医院接受从外部转送的病人
接受病人入院	是，获得适当的紧急治疗和呼吸机支持能力	是，获得适当的紧急治疗和呼吸机支持能力	是，获得适当的紧急治疗和呼吸机支持能力
启动生物危险电话号码	是	是	是
启动室内灾难计划	是	是	是

启动生物危险、室内灾难计划紧急电话号码，请拨打医院总机：XXXX。

8.3.8 肉毒中毒调查表——病人及家属版

8.3.8.1 原因

肉毒中毒是由产毒细菌引起的疾病。

8.3.8.2 肉毒中毒传播方式

肉毒杆菌通常由污染食物传播；肉毒中毒可通过空气经呼吸道传播；在生物恐怖袭击中肉毒杆菌可通过污染食物或空气传播；肉毒中毒不经人人传播。

8.3.8.3 肉毒中毒感染的症状

来自污染的食物引起的肉毒中毒引起呕吐和腹泻或便秘。其他食物源症状或空气源症状包括如下症状和体征：眼睑下垂，咬合无力，吞咽困难或讲话困难，视觉模糊或重影，双臂麻痹继而呼吸肌肉和腿部肌肉麻痹，呼吸困难。

（注意：如果发现上述症状和体征请立即到最近的医院急诊科进行评估和治疗。）

8.3.8.4 潜伏期

通过食物的肉毒中毒潜伏期是 12—36 小时。

通过空气传播的肉毒中毒潜伏期是 24—72 小时。

8.3.8.5 隔离预防

不需要特殊的隔离预防。

8.3.8.6 清洁和消毒

由于肉毒中毒不通过皮肤接触细菌或感染的微滴传染，所以不需病人消毒或环境消毒。

8.3.8.7 预防性的药物

暴露于肉毒中毒的人群如没有肉毒感染的症状，可给予预防性的疫苗。

8.3.9 炭疽热事实调查表——病人及家属版

8.3.9.1 原因

炭疽热是由细菌芽孢引起的疾病。

8.3.9.2 炭疽热传播方式

（1）皮肤接触芽孢或直接暴露于疮面的引流物。

（2）进食该细菌的芽孢。

（3）呼入该细菌的芽孢。

（4）在生物恐怖袭击中炭疽热细菌芽孢通过气雾剂和空气传播。

炭疽热不通过人的咳嗽或喷嚏传染给另一个人。

8.3.9.3 吸入炭疽热感染的症状

（1）空气传播的炭疽热产生流感样症状。

（2）病人的状况可能转好，但 2—4 天以后初始症状暴发，呼吸困难并逐渐加重。

（3）早期治疗，否则死亡率很高。

如果发现这些症状和体征立即向最近的医院急诊科报告，进行评价和治疗。

8.3.9.4 潜伏期

对于通过空气传播的炭疽热，潜伏期是 2—60 天；通过皮肤接触或进食细菌芽孢传播的潜伏期是 1—7 天；接触创面引流可以发生皮肤感染。

8.3.9.5 隔离预防

需要用手套预防皮肤接触创面传染。

8.3.9.6　清洁和消毒

芽孢存在的地方重新出现芽孢气雾传播的风险非常低。在大量暴露于炭疽热芽孢的情况下，应按下列方式清洗皮肤、潜在污染的衣物或环境表面：

第一，所有暴露于炭疽热的人员要用肥皂并进行淋浴彻底清洗。

第二，当处理潜在传染的物品和衣物时要戴手套、穿隔离服和戴面罩。

第三，移动污染的衣物须储藏在有标识的塑料袋内。不要晃动或摇动衣物。

第四，用医院批准的 EPA 注册的消毒剂或 0.5%漂白粉和水溶液清洗环境表面。

8.3.9.7　预防性药物

暴露于炭疽热的人群如没有炭疽热感染症状，可给予预防性的药物。

医生可咨询当地卫生局和疾病控制中心，获得最新建议。

8.4　整体应急预案

8.4.1　整体应急预案的管理目标

整体应急计划的目的是医院确保医疗业务的连续性。在发生灾难或服务中断时，本计划将通过有效、全面的风险减低和医疗业务恢复程序确保所有基本服务的持续性。要求员工、医院科室以及合同方维护和支持医院业务连续性政策。发生严重灾难事件时，我们的目标是能够让医院在无法正常处理资料的情况下至少运转 48 小时。

8.4.2　整体应急计划演练内容

8.4.2.1　信息技术系统（ITS）年度远程应用程序恢复演练

信息技术部要在替代地址恢复应用文件和通讯能力。医院相应的科室要对恢复的文件确认，提供人员输入资料支持限定的程序并确认演练报告。

在替代地址如没有时间为所有应用科室完成其业务测试的情况下，ITS 测试部分要通过室内远程地点模拟完成。

8.4.2.2　通知演练

通知演练的目的是确保能及时联系上医院科室计划文件中规定的团队成员、销售商和其他联系人，确认恢复时间和测试计划文件的准确性。所有应用科室至少要每年进行一次通知测试。演练不得事先通知。ITS 演练的目的是确定有多少人能及时联系上、首次联络回话所需要的时间、计划中目前联系状况。通知员工 ITS 是"测试"通知程序。无法立即联系上的人员要留言，"指示"他们尽快与呼叫人员联系。

8.4.3　信息技术系统的质量保证制度

信息安全管理人员、医院信息技术部、信息系统管理委员会负责制定、监测整体应急计划。医院各科室负责当前业务的恢复计划。假设拒绝登陆工作程序、工作站、资料和声音信息和服务器系统的情况下，该计划允许他们向病人提供基础操作和服务。

医院科室负责当前业务的恢复计划，假如不能按程序工作，不能进入计算机工作站、资料和声音通讯、主机和服务器系统的情况下，该计划可保证科室向顾客持续地提供基本的医疗服务。

医院科室所要求的服务和支持由相应的提供者负责。然而，假如所需的 ITS 支持在一段时间内不能获得，各科室的计划必须包括脱网管理程序、内部和销售商服务。

定期（至少一年一次）和不定期的应急计划演练要向院长及有关部门报告。

行政管理部既要对整体应急计划定期审核，也要定期进行外部审核。

医院各级员工必须全力支持整体应急计划政策，该表现作为员工评估内容之一。

不遵守医院整体应急计划管理规定要受相应的纪律处分，包括终止劳动合同。

第9章　设备安全使用管理

9.1　设备管理计划

9.1.1　计划的范围

设备管理计划确定了医院安全有效地使用医疗设备的程序和标准。设备管理委员会负责制定标准并实施培训以保持设备性能，提高医疗质量，促进病人、员工安全。在每年一次的诊疗环境达标性评审期间，审查设备管理计划并实施改进措施。

9.1.2　必要的承诺

错误操作病人诊疗设备可造成病人和员工潜在的伤害甚至死亡。错误操作设备也可能造成病人延误诊治。将按照潜在的伤害或延误来对设备进行分类，程序中有相应的标准以减少每类设备的风险。风险区域将通过医院常规质量改进程序进行确认。病人诊疗使用的设备要按照这些标准来管理。

9.1.3　计划的目标

9.1.3.1　确认和评价管理程序中所包括的医疗设备，在使用前要评估其功能、风险和维护要求，查看设备故障记录。

9.1.3.2　保持当前医院所有的诊疗设备目录。

9.1.3.3　定期检查、测试和维护以便评估并降低风险。

9.1.3.4　建立和更新病人诊治设备购买、检查和维护的标准和程序。

9.1.3.5　根据设备危险警告和警报进行监测并采取措施。

9.1.3.6　实施确保符合国家医疗设备管理法规的程序。

9.1.3.7　报告并调查设备问题、故障、滥用和操作人员错误。

9.1.3.8　制定针对设备性能、使用和限制的教育和训练程序，基本操作和安全程序，应急反应、操作错误和故障的报告程序。

9.1.3.9　使用设备前评估操作人员的能力并每年评估一次。

9.1.3.10　监测实施情况以便确认趋势并根据需要进行改进。

9.1.3.11　确保医院所有员工掌握和遵守本计划的标准和程序知识。

9.1.3.12　制定针对所有设备的持续更新和评估预防维护计划。按照预防性及预见性原则，评估人员可改变核查时间并记录改变情况。

9.1.4　设备管理方法概要

医院安全评审组织要求医院必须为病人和其他在医院接受服务或提供服务的人员提供一个实用、安全的环境。本计划旨在确认诊疗设备的安全使用和操作需求，并制定满足和超越这些需求的标准和程序。本计划的内容如下：

第一，对设备操作人员进行适当的培训和能力确认。

第二，所有员工都要接受设备管理和操作的指导和培训。

第三，发生错误操作设备时，确认操作人员错误，然后进行培训和能力确认。

第四，确认医院设备的年度电力安全检查。

第五，在指定时间内确认预防性维护和记录。

第六，确认设备缺陷及改进措施报告。

第七，确认"安全医疗设备法"培训。

第八，确认提供外部服务和保险的供应商能力。

第九，选择、购买设备的文件确认。

第十，在设备发生故障的情况下确认科室专门程序。

9.1.5 设备管理计划有效性的评估标准

用下列标准评价本计划的有效性：

第一，操作人员错误的记录及随后的改进结果的培训文件。

第二，95%以上的科室员工参加设备操作培训和能力确认的记录。

第三，计划、电力安全检查和设备保养记录，在指定时间内完成95%以上。

第四，各科室提供的针对设备管理有效性的详细措施的月报告，报告率要超过90%。

第五，采用绩效指标确认需要改进的区域。

9.1.6 信息的收集和报告

设备管理委员会的培训团队通过各种报告和科室年度调查收集资料，用于监测本计划涵盖的标准和程序的合理性。此信息质量改进报告每季度向 QSHE 管理委员会提供一次。

9.1.7 指导和培训程序

科室负责向员工提供适当的指导和培训，以便让每名员工掌握病人设备管理的标准和程序。

9.1.8 职责

由医院各个科室代表组成的设备管理委员会的成员负责培训员工。培训团队的职责是：

第一，设备操作——制定标准以确保医院设备的安全和正常功能并保存按照风险分类的所有设备清单。

第二，培训——制定标准以确保医院所有人员得到使用和操作病人诊疗设备的培训。

第三，能力——建立确保医院员工持续保持设备操作能力的制度，并采取有效的文件化方法来评价设备缺陷和操作错误的发生情况。

第四，各科室要确保员工得到医疗设备操作培训并且胜任医疗设备操作的能力，员工知晓事故和医疗设备管理法规所要求的事项。

9.1.9 相关的支持性文件

本计划所描述的活动的标准参见医院安全和健康标准及程序手册。

9.1.10 权威声明和批准

医院设备管理计划的目标是提供安全医疗设备，保护病人、探视人员和员工免受伤害并适当减少财产损失。医院安全副院长和医院 QSHE 管理委员会有权立即停止潜在的即将危害生命的活动。医院安全副院长在 QSHE 管理委员会批准的情况下，有权停止违反法律的活动。

9.2 设备风险管理程序

9.2.1 设备管理程序的目的

本手册提供设备管理的专门管理标准和程序以及一般指导。这些管理标准和程序的目的是向病人提供安全有效的诊疗环境。

9.2.2 适用范围

本程序范围内的所有设备须经批准后方可用于病人诊疗并且自动受本标准管理，除非医院QSHE管理委员会另有通知。

9.2.3 指导书

本标准所管理的科室要遵守下列指南：

所有电动的病人诊治设备购买前要经医院设备部评审，以确定设备是否符合国家有关要求，并对制造商可靠性进行论证。

医院设备部要根据本管理标准对各科室所有设备保存清单。

医院设备管理委员会主任要保持一个所有科室设备记录。医院QSHE管理委员会将对这些记录进行评估。

各科室要保持本管理标准和程序手册中描述的设备培训手册，包括科室所有设备运行信息。另外，（参考本手册设备教育和培训部分）要保持所有员工培训证明和操作设备能力的记录。

本管理标准中的所有设备手册，各科室要放在使用者方便获取的地方。

9.2.4 设备档案和Ⅰ、Ⅱ、Ⅲ类风险设备的确认

9.2.4.1 设备风险分类的目的

医院认识到医院有责任确保病人诊治过程中使用的设备安全和功能正常。因此，医院设备管理委员会制定了相应的标准。本管理标准所述的指导适用于医院各个科室，包括附属门诊、分院和医院内直接诊治病人的医生。

9.2.4.2 医院Ⅰ、Ⅱ、Ⅲ类风险设备的定义

Ⅰ类风险设备。非病人诊治设备，不用于病人诊治区域并且对病人无潜在损害，如办公室打印机。

Ⅱ类风险设备。一般性的病人诊治设备，不含Ⅲ类风险。

Ⅲ类风险设备。是指那些发生损坏、存在电力危害、错误使用或滥用、出现错误诊断信息时可直接影响病人安全或康复时间的设备。这类设备由医院设备管理委员会管理。

9.2.4.3 设备性能测试及测试记录

所有设备必须由具备资质的人员进行电力和性能测试。评估记录或其复印件要由医院设备部集中保存。

所有新设备须经评估列入相应的风险类别。参阅"风险分类"流程图以确定风险类别（见9.22）中的图9.3。

新设备审核必须遵循"入库审查"流程图（9.22中的图9.4）。

归类到Ⅱ、Ⅲ类风险的设备必须每年进行一次电力安全检查。

Ⅱ、Ⅲ类风险设备要由使用科室编制"医院设备管理控制号码"并且作为医院设备管理清单

的文件。该号码要满足标准设备清单的需要。

医院设备部要保持科室递交的本标准范围内的所有设备清单。清单包括下列信息：

（1）医院设备管理识别号码。

（2）设备名称。

（3）系列号。

（4）制造商。

（5）拥有的科室。

（6）设备地点。

（7）购买价格。

（8）服务日期。

（9）医院清单号码。

（10）设备风险类别。

设备每年评审一次，从一个类别中删除的设备要添加到另一类别中。参阅风险分类程序的"风险重新分类"流程图（9.22中的图9.5）。

9.2.5 设备导致的事故的紧急处置程序

当发生由设备原因导致的严重疾病、损伤或死亡时，该设备及其附件要立即封停。按钮、控制台或任何其他的控制指示不得调整。

然后立即向直接上级报告，并且填写事故报告。上级要通知医院设备部（电话：XXXX），立即调查。

9.2.6 设备培训及能力确认

医院安全评审组要求制定程序以确保所有员工就设备操作、相关的风险和设备发生故障时所遵循的正确程序进行培训。程序中要有确保员工持续保持设备操作能力的机制。

培训期间，医院对所有员工和医院合同单位的员工就其可能操作的设备进行培训。操作复杂设备的员工的能力要进行定期评估，如需要可再培训。再培训的频次根据员工使用设备的频率以及错误操作设备的历史情况来确定。

9.2.6.1 名词定义

指定胜任人员：按照医院设备分类培训程序，确认本科室或其他科室人员具备胜任能力的人员和设备制造商代表。这些人员要满足类别1设备使用要求且连续6个月没有使用疏忽或失误操作。

操作人员错误：指操作人员造成设备损害或不正常运行并导致人员伤害、受到潜在风险或导致病人延误诊治。

设备使用类别：设备按照科室员工使用的频率分类，即使用频率越低，操作设备技术水平越下降。科室负责确定使用类别。针对设备类别，科室把员工分成几组，一组人员操作一组设备，这对科室员工极其重要。（注意：此处设备分类与上文所提设备风险分类不同）

1类：每天或每周都使用的设备。

2类：每两个月至少使用一次的设备。

3类：超过两个月才使用一次的设备。

（注：设备分类在一个科室是类别3，在其他科室可能是类别1或类别2。）

9.2.6.2　1 类设备操作能力确认

（1）初期培训程序。新员工须熟练操作所在岗位设备。指定胜任人员利用设备手册、在职培训、成长绩效评估和工作培训等手段，提高新员工正确安全操作设备所需要的技能。培训结束前，员工上级或其他指定胜任人员要确认员工设备使用能力，考核合格颁发"培训合格证书"。

（2）确认能力状况。要保证病人诊治质量，员工需能胜任设备操作工作。科室管理人员通过下列方式确定员工是否存在能力不足和失误操作：

第一，事故报告。

第二，定期设备人员会议。

第三，专业评审所需资料。

第四，检查。

科室管理人员每月向设备管理委员会提供总结报告。报告要根据"每月设备能力评估"表制定。

9.2.6.3　能力下降的改进措施

如确认员工对某种设备操作能力下降时，要立即采取措施使其具备合格的操作能力，在此之前，员工不得再操作设备。采取的措施通常是对员工进行再培训，再培训的范围由科室确定，但培训的内容必须在员工"培训合格证书"表中记录。

9.2.6.4　2 类设备操作能力确认

员工首先要满足 1 类设备使用要求，并参考 2 类设备的年度培训。根据使用者培训手册，培训分为在职培训和自学两种方式，采用笔试、胜任人员检查来确认能力。"培训合格证书"作为 2 类设备操作能力的确认记录。

9.2.6.5　3 类设备操作能力确认

如员工使用某一设备的频率每年不足六次，该员工就不能持续掌握该设备的全面知识和操作技术，会给病人带来潜在风险。因此，3 类设备使用要有专门的一组人员并记录在册，排班时各个班次应都有能够操作的人员。

一个科室也可以和另外一个科室合作建立操作人员表，即某设备在一个科室可能划分为 3 类，而在另一科室可能因使用频率而划分为 1 类或 2 类，因此，使用率低的科室可请求使用率高的科室人员帮助操作设备。如没有满足 1 类或 2 类设备使用标准的操作人员，要确定一组操作人员并保证每个班次都有该组人员，这些人员每季度要参加在职培训。这些操作人员名单及其胜任能力由设备管理委员会进行确认并保持。胜任 3 类设备操作的人员名单请查阅科室设备培训手册。

9.2.6.6　培训、能力记录

各科室要保持员工使用设备的相应培训和能力确认记录（员工记录或分别的培训记录），以便于查阅。

医院要对设备培训、能力确认进行监测。

设备管理委员会要负责确保所有科室有效地遵守上述管理程序。检查科室递交的"月设备能力评估"表中的质量改进活动。设备管理委员会要组织年度科室设备管理评审，确保达标。

9.2.6.7　沟通

各科室要指定专人负责设备培训和能力确认工作。该人员负责联络设备管理委员会。设备管理委员会组织季度会议，各科室代表提供支持以满足管理程序的要求，召开反馈讨论会以便持续改进管理程序。

9.2.7 设备事故报告

设备事故是指设备发生故障或操作人员操作错误造成死亡、伤害、潜在的危险或病人诊治的延误。根据经验，操作人员错误造成的设备事故大大多于特殊设备故障。因此，要关注操作人员错误和设备故障。

发生操作人员错误或设备故障要用"事故报告表"进行报告以便提供事故的机密信息。这些报告的目的是保护医院和员工并且提供事故原因信息，以便采取正确的改进措施。另外，这些报告要用于评估是否需要更多设备以及判断是否需要购买新设备。

填写事故报告步骤：

9.2.7.1 目击事故的员工要向护士长、责任护士或主任报告实际发生的情况。

9.2.7.2 员工按下列指南填写事故报告：

（1）在右上角填写病人姓名，如有条件使用地址帖。

（2）按要求在表格的上方填写适当的信息。

（3）在相应的方格内打勾：时间的类型、地点和伤害的性质。

（注：本表格中只允许记录实际的信息，不要提出改进措施或评论。）

事故报告填写完毕后，立即做以下工作：

（1）报告签字。

（2）把报告的所有复印件立即交给上级。

（3）上级审核报告并签字后，递交到风险管理部主任。

（4）上级要采用"随访表"在指定的时间内进行随访。

医疗设备发生故障导致病人死亡、严重疾病或严重伤害时，根据相关管理规定该设备必须立即封停。

9.3 报告表格的类别

医院设备管理表主要包括以下几类：

9.3.1 设备培训信息表。

9.3.2 个人培训和能力确认记录（1类设备）。

9.3.3 个人培训和能力确认记录（2类设备）。

9.3.4 月设备能力评估表。

9.3.5 疑似设备滥用表。

9.3.6 疑似操作人员错误表。

9.4 设备培训信息表

9.4.1 设备培训信息表内容

设备名称：

制造者：

型号：

拥有者（科室）：

PMI（可选）：

用途：

设备操作手册的查阅地点：

9.4.2 设备培训信息表填写说明

9.4.2.1 目的

对科室需要的设备培训类型和资源进行确认。

9.4.2.2 表格的使用

本表格用于保持科室人员使用设备的记录，可以复印。与设备标识、说明书和培训资料一同存放。

9.4.2.3 职责

科室指定人员负责维护设备培训程序和填写本表格。表格要放置在固定地方供所有员工、检查者或其他医院员工索取。

9.4.2.4 详细说明。填写所有的空格，PMI 号码可选择填写，因为设备可从一个科室移动到另一个科室。

9.4.3 设备培训信息表填写示范

设备培训信息表

设备名称：监护仪。

制造者：XXXX。

型号：XXXX。

拥有者（科室）：手术室。

PMI（可选）：XXXX。

使用描述：病人生命监测。

设备操作手册的地点：

参考资料及地点：

9.5 设备安全管理参考资料及查阅地点

表 9.1 设备安全管理参考资料及查阅地点

	参考资料	地点	页码
操作说明书			
安全程序			
感染控制程序			
紧急程序			
停止程序			

表 9.2   设备安全管理参考资料举例

	参考资料	地点	页码
操作说明书	操作手册		
安全程序	服务手册		
感染控制程序	操作手册		
紧急程序	操作手册		
停止程序	医院设备管理制度		

9.6   1 类设备个人培训和能力确认记录填写说明

9.6.1   目的
本填写说明的目的是指导管理人员和培训教师准确记录员工设备培训记录。

9.6.2   表格的性质
类别 1 设备培训和能力确认记录可以进行复印。每个员工至少有一张表格。表格应保存在笔记本中以便确认员工得到培训。

9.6.3   表格的使用
本表格用于记录类别 1 设备的培训和能力记录。

9.6.4   责任
主任、项目管理人员或培训老师要为每个操作设备的员工建立、填写和更新培训和能力确认记录。

9.6.5   填写详细说明
9.6.5.1   填写员工姓名、聘任日期和单位或科室名称。如果科室或单位分成亚科室，在亚科室栏内填写名称。

9.6.5.2   填写设备信息。填写员工使用的类别 1 设备名称和制造商，空格内填写设备型号。

9.6.5.3   填写能力确认表。填表员工有关设备培训的日期；通过相应设备操作能力测试后，考核人员要在签名处签名；每件设备具备操作能力的人员可以不同。

具备能力人员要填写确认的能力类型。

表 9.3   1 类设备操作人员培训和能力确认

开始培训日期	考核人员签名	确认的类型（例如，重复示范内容、考试）
6/30/13	王国利	重复示范内容

9.6.5.4   再培训（重新培训）和能力确认。如有操作人员操作错误的记录或上级评审、同行评审、事故报告显示能力下降时，员工要重新接受该设备操作培训，并填写再培训的日期。

9.6.5.5   填写再培训的原因（包括操作人员错误报告、上级评审、同级评审和事故报告）。

9.6.5.6　当取得该设备操作能力时，考核人员要签名。

9.6.5.7　有资质的人员要填写确认类型用于能力确认。

9.6.5.8　在"页码"后面填写类别 1 设备页码和总的页码数。

表 9.4　1 类设备操作人员再培训和能力确认

日期	再培训的原因	指定的胜任人员签名	确认类型
1/31/03	操作人员错误	XXXX	重复示范内容

9.7　2 类设备个人培训和能力确认记录填写说明

9.7.1　目的

指导主任、项目管理者和培训老师准确记录员工设备培训记录。

9.7.2　表格的性质

II 类设备培训和能力确认记录，可以根据需要使用表格。每个员工要至少有一页的表格。表格要保存在员工设备培训确认记录本中。

9.7.3　表格的使用

本表格用于记录类别 2 设备的培训和能力。

9.7.4　责任

主任、项目管理者或培训老师要为每个操作设备的员工设立、完成培训和能力确认记录。

9.7.5　详细的说明

填写员工姓名、聘任的日期和单位的名称。如果科室或单位分成亚科室，在下一级科室的画线处填写亚科室的名称。如设备信息，写出员工所使用的 2 类设备的名称和制造者，根据需要可用附页。提供的空格内填写已知名称的设备的型号。

表 9.5　2 类设备个人培训中的设备信息

名称和制造者	型号
XXXX	XXXX

9.7.6　确认

针对每个设备要填写员工开始接受培训的日期。

当通过某设备的操作能力测试时，考核人员在签名处签名。每件设备的具备操作能力的人员可以不同。

考核人员要填写确认的类型用于确定能力。

表 9.6　2 类设备操作人员培训和能力确认

开始培训日期	考核人员签名	确认类型：考试
年　月　日	XXXX	100%

9.7.7　再培训和能力考核

对每件设备员工至少一年再培训一次。

填写再培训的日期。

考核人员要在对该设备取得能力后签名。

考核人员要填写确认能力的类型。

表 9.7　2 类设备操作人员再培训和能力确认

日期	再培训的原因	考核人员签名	确认的类型
7/31/98	操作人员错误	李冰	考试

在"页码"后填写类别 2 设备每页的页码和总页码数。

9.8　设备培训和能力考核记录（1 类设备）

表 9.8　1 类设备培训和能力考核

员工姓名：　　　聘任日期：　　　单位/科室：　　　亚科室：

设备信息		能力确认			再培训（当需要时）和能力确认			
名称和制造商	型号	开始培训日期	考核人员签字	确认的类型（如重复示范内容、考试）	日期	再培训的原因	考核人员签字	确认的类型

9.9 设备培训和能力考核记录（2类设备）

表 9.9　2类设备培训和能力考核

员工姓名：　　　　聘任日期：　　　　单位/科室：　　　　亚科室：

设备信息		能力确认			再培训（当需要时）和能力确认			
名称和制造商	型号	开始培训日期	考核人员签字	确认的类型（如重复示范内容、PBDS、考试）	日期	再培训的原因	考核人员签字	确认的类型

9.10 设备使用能力评估（月）

表 9.10　设备使用能力评估表（月）

科室：　　　　设备管理代表：　　　　年　　　　月：

确认操作人员错误：使用者造成的设备缺陷或不正确的操作所导致的伤害、潜在风险或病人诊治延误。			
设备类型（参阅类别选择表）和控制号	问题描述	采取的改进措施（参阅类别选择表）	完成改进日期（按所要求的记录）
确认设备有关问题：在员工会议或其他类型的团队交流期间			
设备类型： 交流信息的形式： 日期		设备问题：	
在职表现：设备操作的培训和持续能力			
确认的设备操作顾虑：员工对其他人员能力的顾虑递交到上级			
设备类型（参阅类别选择表）	问题/顾虑	采取的改进措施（参阅类别选择表）	

9.11 设备使用能力评估表（月）填写说明

本说明指导考核人员和培训教师准确填写设备使用能力每月评估表。根据医院设备管理标准和程序手册，"设备使用能力表（每月）"是确认科室持续保持设备操作能力的记录。科室可根据需要使用相应页数的表格并填写相应的信息。负责设备培训的科室人员负责填写表格，并在次月10日前向医院设备管理委员会培训分委员会递交本表格。

确认的操作人员错误是指使用者造成的设备故障或不正确运行所导致的伤害、潜在的风险或病人诊治的延误。

填写设备控制号码：确认相关设备的类型，使用科室正确的设备类型分类表。

问题描述：描述错误的性质以及对病人诊治的影响。

采取的改进措施：描述所采取的改进措施以确保操作人员错误不再发生。使用本章改进措施表。如果由于"确认的操作人员错误"并最终需要一组在职人员培训，那么需要在"在职表现"表中记录。

完成的改进日期：记录采取改进措施的日期。（注：对在职培训或能力确认，必须在员工的"培训和能力确认记录"表中记录。）

确认的设备问题：是指在员工会议或通过其他交流方式（会议、电子邮件等）征求的设备问题。输入来自所在科室设备类别表中的设备类型、输入信息类型即会议还是电子邮件、交流的时间，简要输入员工遇到的设备问题。

确认员工设备操作的培训和持续操作能力的在职表现，每月记录所有使用的设备。输入你所在科室设备类别表中的设备类别、输入设备牌子和型号、指出在职培训是为"单人还是一组人员"、使用"在职培训原因"表输入在职培训的原因。

确认的设备操作顾虑：员工向上级表达其对其他人员设备操作能力的顾虑。输入你所在科室设备类型目录、简要陈述员工的问题、顾虑、使用"采取改进措施"类别表确定问题。

无论有无月改进活动都要递交本报告。

9.12 设备使用能力评估示范

表 9.11 设备使用能力评估样表（月）

科室：　　　　设备管理代表：　　　　年　　　月：

确认的操作人员错误：使用者造成的设备缺陷或不正确的操作导致的伤害、潜在风险或病人诊治延误。			
设备类型（参阅类别选择表）和控制号 病人牵引器 PMI3244	问题描述： 病人牵引期间绳索断裂	采取的改进措施（参阅类别选择表） 员工重新在职培训	完成改进日期（按要求的记录） 2008 年 6 月 18 日
设备有关问题确认：在员工会议和/或其他类型的团队交流			
设备类型：输液泵 交流形式：月工作会议 日期：2008 年 6 月 18 日		设备问题： 偶尔错误显示读数。可导致药物滴速错误或输液过量。	
服务表现：设备操作中的培训和持续能力			
设备类型、品牌和型号： 体内主动脉球囊反搏泵	日期： 2008 年 6 月 18 日	个人或团体 团体	原因（参阅类别选择表） 新设备
确认的设备操作顾虑：员工递交到上级的对其他人员能力的顾虑			
设备类型：（参阅类别选择表） 输液泵	问题/顾虑 RN 调设医疗程序不准确	采取的改进措施（参阅类别选择表） 员工在职重复示范内容	

9.13 设备能力评估表（月）类别选择

表 9.12 设备类型类别

球囊泵	输液泵
电动床	体重计
心脏输出计算机	呼吸机
多普勒（脉冲检测）	电子低温计
心电图系统	吸引器
血糖仪	真空泵
婴儿抚育台	氧流量计
婴儿暖箱	
外科灯	
护士呼叫器	

表 9.13 提高设备能力的措施

采取的改进措施	在职培训的原因
员工在职训练	新设备
重复示范内容	新的操作指导
录像复习	新的技术
操作指导、技术修订	操作人员错误
员工辅导	周期性评审
指示员工在再培训前停止使用该设备	2 类设备年度评审
因为持续的不胜任设备操作而终止其操作	3 类设备季度评审
	设备
	操作程序改变
	员工要求
	初始指导

9.14 疑似设备滥用

在科室设备不是"正常磨损"的情况下，科室请求设备部修理设备时，如果设备部怀疑设备滥用，就使用本表通知请求科室怀疑设备被滥用，以便确定有关设备使用的随访程序，为病人创造安全、有效的诊治环境并确定修理的责任。

主任、项目负责人员或培训教师负责通过在职培训或其他交流方式（会议或电子邮件）确定随访程序。

医院设备部修理设备时如果怀疑设备被滥用，填写本表并以电子邮件报送。设备部负责审查表格、启动随访程序并记录"月设备使用能力每月评估表"。

表 9.14 疑似设备滥用（机密）

本记录根据医院设备风险管理程序制定

XXXX 年 XX 月 XX 日设备部检查了下列设备：

原因：_____
_____

经过功能和测试程序后，上述问题没有发现。怀疑设备滥用。
检查发现问题：

如果对设备部的检查有疑问或顾虑，请与 XXXX 工程师联系，电话号码：XXXX。
护士长：你的月设备能力评估表中需有本报告的复印件。
谢谢！

送达：
风险管理部
设备管理委员会
工程师

9.15 疑似操作人员错误

科室请求医院设备部修理设备，一旦操作检查确定所有的参数在医院或制造商制定的指导书设定的范围内，并且发现设备安全和功能正常时，设备部填写本表格。通知科室怀疑操作人员错误。

主任、项目负责人或培训老师负责通过在职培训或交流（会议或电子邮件）确定随访程序。

设备部检查请修设备时，如怀疑操作人员错误，就填写本表并以电子邮件报送；审查表格、启动随访程序并记录在"设备使用能力每月评估"表。

表 9.15 疑似操作人员错误（机密）

本记录根据医院设备风险管理程序制定

XXXX 年 XX 月 XX 日设备部检查了下列设备：

原因：

经过功能和测试程序后，没有发现上述问题。怀疑操作人员错误。
检查发现问题：
如果对设备部的发现有疑问或顾虑，请与工程师联系，电话号码：XXXX。
护士长：月设备能力评估表中需有本报告的复印件。
谢谢！
送达：风险管理部
设备管理委员会
工程师

9.16　设备使用能力（月）评估表的报告流程

　　如前所述，每个科室要向设备管理委员会培训分会递交设备使用能力每月评估表。本表是检测每个科室程序符合性的基本方法。下面是信息报告的流程图。

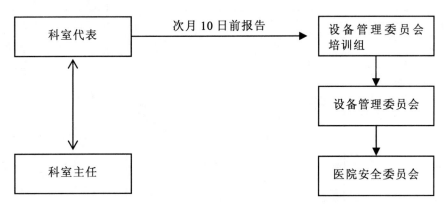

图 9.1　设备使用能力（月）评估报告流程

9.17　设备培训文件管理

　　下表是医院设备管理委员会建议的填写设备培训（教育、能力记录）的方法。各科室可制定自己的方法或使用已有的方法，但这些方法应迅速、方便、实用、清楚、简洁，以便于医院安全评审组使用。

表 9.15　设备培训文件管理

医院设备培训标准	设备培训手册
科室分类设备表	设备培训手册
类别 3 设备胜任人员表	设备培训手册
设备培训信息表	设备培训手册
每月设备能力评估表（一页）	设备培训手册
医疗设备法规、停止程序	设备培训手册
培训和能力确认记录（类别 1 设备）	设备培训记录
培训和能力确认记录（类别 2 设备）	设备培训记录
培训和能力确认记录（类别 3 设备）	设备培训记录

9.18　各类设备表范例

9.18.1　1 类设备表（略）。

9.18.2　2 类设备表（略）。

9.18.3　3 类设备表（略）。

9.18.4　3 类设备胜任使用者表（略）。

9.19 特殊设备分类决策流程

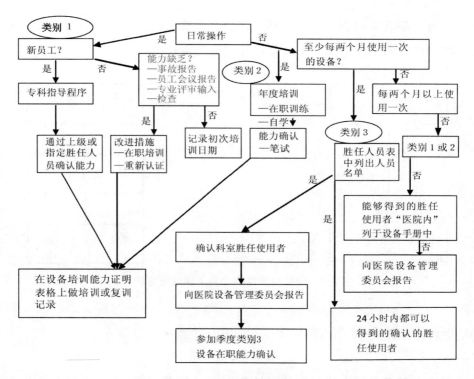

图 9.2 特殊设备分类流程

9.20 医疗器械及设备安全管理制度

9.20.1 概述

为促进医院病人、探视人员和员工安全，医院制定了设备安全管理制度，全院所有人员必须遵守。

如发现与医疗产品相关的危险或潜在的危险，要采取适当的改进措施保护医院病人、探视人员和员工的安全。

设备安全管理制度要求医疗设备操作人员要向生产制造商或国家药监局报告医疗设备造成或引起病人死亡、严重伤害或疾病的事故。所谓严重的疾病或伤害是指危及生命或导致机体功能、结构永久性损坏或需要立即医疗或外科介入排除机体功能、结构永久性损害。

医疗设备包括呼吸机、监护仪、透析仪和其他电子设备、植入设备、体温计、病人约束器械、注射器、导管、体外诊断试剂盒和试剂、一次性用品、组件、零件、附件和相关的软件等。

根据医疗设备管理法规，医院制定了报告上述事故的方法并在风险管理计划和医务人员管理规章中描述。医疗设备导致的病人伤害或严重疾病，必须在 10 个工作日内报告设备制造商或向国家药监局报告。

9.20.2 程序

设备发生故障或操作人员错误操作导致不良结果，必须实施下列程序：

9.20.2.1　为保证事故的正确随访和调查，知晓的医务人员必须填写事故报告并在 24 小时内交给风险管理部主任，电话 XXXX。医务人员也要通知设备部，电话 XXXX，并提供下列信息：

（1）病人姓名。

（2）病房和床位号码。

（3）被通知医师姓名。

（4）产品名称。

（5）产品生产地点。

（6）设备 ID 码。

（7）产品系列号。

（8）型号名称。

（9）制造商（如果知道）。

（10）事件的简短描述。

9.20.2.2　立即保留所有的包装材料和可处理的物品。记录控制装置和所观察到的物理损坏。设备要停止使用并贴上标签、装袋和隔离，包括确认的号码和日期。记录设备运转情况并有相关的系列证明资料记录。

9.20.2.3　设备部调查确定是设备故障还是操作人员错误。设备修理前要进行故障调查。

9.20.2.4　递交给国家药监局或制造商的书面材料要经风险管理部主任审核后方可递交。风险管理部主任要确定该书面材料是否正确以及是否符合医疗设备法规。

9.20.2.5　与制造商或销售商交流的信息要认真全面地记录。制造商口头答应的事要有书面承诺。所有书面信息的复印件要递交给设备风险管理部主任。

9.20.2.6　植入设备。怀疑功能丧失并从病人体内取出的植入设备要送到病理科进行归类，并安全储存。

9.20.2.7　用手术期科主任要和设备部、实验室以及病理科沟通正确储存和标记怀疑失效的设备，并通知厂商代表对上述问题进行评审和评估。这些产品或设备既不要丢弃也不要交给其制造商或制造商的代表。

9.21　医疗器械及设备吊扣管理

医疗设备故障导致病人死亡、严重疾病或严重伤害必须立即吊扣设备。医疗器械及设备吊扣程序如下：

9.21.1　必须立即扣留导致病人死亡、严重伤害的故障医疗设备。

9.21.2　护理人员要立即向设备部（电话号码 XXXX）电话报告设备扣留。要立即将事故报告并递交到风险管理部，人员：XXX，电话 XXXX。如果事故发生在下班后或节假日，事故报告必须在第二个工作日的早晨报告到风险管理部。

9.21.3　不要清洗或处理发生事故的设备。清洗或处理可严重影响事故调查。

9.21.4　不要改变设备设置以便进行分析。

9.21.5　一次性医疗设备或用品也要保存和确认以便日后分析，如可能，包括批号和包装。

9.21.6　要立即开始调查。

9.22　设备风险分类流程

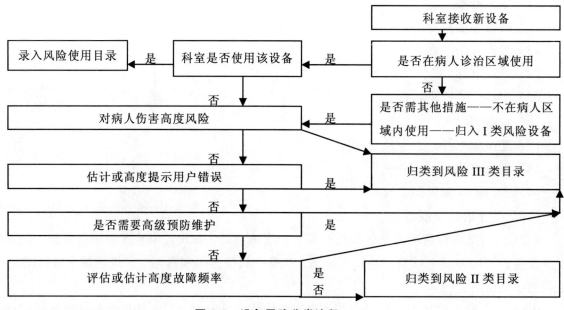

图9.3　设备风险分类流程

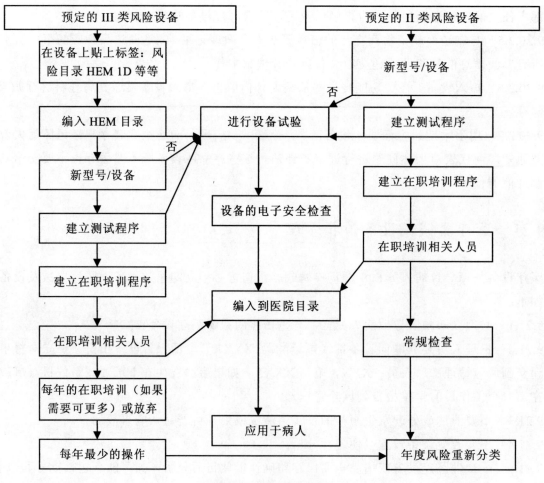

图9.4　设备验收流程

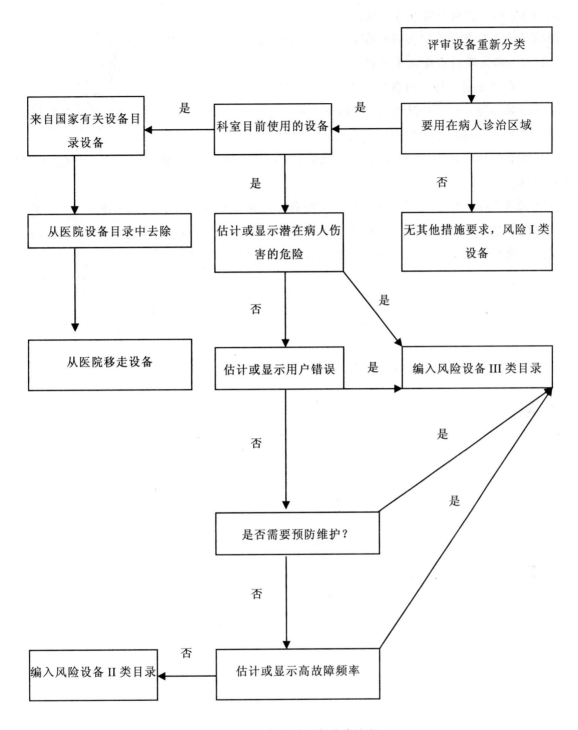

图 9.5　设备风险重新分类流程

9.23　病人自备医疗设备和电子器具使用管理

为保持电子安全环境，严禁在病人诊治区域使用自备的医疗设备和非医疗电子器具。如自备设备有利于病人而必须应用，须满足下列标准。

9.23.1 病人使用自备医疗设备

必须满足下列条件方可允许使用：医生有医嘱或经医院设备部检查和确认。

9.23.2 病人使用自备电子器具

护士负责批准病人使用自备的非医疗电子器具。

病人如装有侵入性监护线路（如 Swan-Ganz 导管），禁止使用此类器具。病人治疗区域包括抢救室、手术室和麻醉恢复室内禁止使用。

设备须有正规厂商标识。标识要贴在设备上而不是用绳挂在上面。如该设备需电力，要符合国家安全规范。

线缆状态良好：绝缘良好，无裸线；无裂缝、割断或很深的痕沟；绝缘体不脆、无磨损；不得有修理的残余部分如胶带；芯不要有修剪或压碎的地方；插座状态良好，刀片不松动保持直立；必须干净无烧焦痕迹，无弯曲无融化；机架必须完整无缺、安全和干净。

第10章 消防安全管理

10.1 消防安全管理计划

10.1.1 计划的范围

消防安全管理计划确定了消防安全管理程序，通过这些程序以及相应的法律法规，医院为病人、探视人员、员工和财产提供一个消防安全的环境。年度诊疗环境达标评审活动中对该计划进行评审并实施改进措施。

10.1.2 医院消防管理承诺

为保护病人、探视人员、员工和财产免遭火灾危害，医院必须制定和实施下列规定：

第一，建立完善的火灾探测、警报和灭火系统。

第二，为减少烟雾和火势的蔓延，建筑结构和火灾保护系统要符合国家消防规范。

第三，建立及时有效的火灾报告程序。

第四，建立火灾发生时的逃生预案。

第五，对全院员工进行消防指导和培训。

10.1.3 管理目标

为保护病人、探视人员、员工和财产免受火灾危害，这些规定要满足下列目标：

第一，通过检查、测试和维护确保正确操作火灾检测、警报和灭火系统。

第二，按照类别、放置位置、检查、维护及使用等标准提供便携式灭火器。

第三，确保窗帘、家具、废物筐、床上用品和其他设备等符合消防安全标准。

第四，对缺陷、故障和用户错误进行调查并提出改进措施。

第五，向新员工提供消防安全指导及培训，每年进行一次更新培训。

第六，针对全院范围、特殊区域、火灾逃生路线、发生火灾时的人员职责、远离火灾区域、逃生期间的逃生地点和逃生设备的使用等，制定应急预案。

第七，收集员工的消防安全知识和技能信息、紧急情况下员工和设备的响应能力、医院规章的达标情况，以便确认和改进缺陷。

第八，确保人员熟悉"原地保护概念"以及建筑结构在消防中的保护作用。

10.1.4 消防管理方法概述

医院消防管理方法主要包括：后勤部（设施管理部）对检测系统、警报及灭火系统进行检查、测试和维护，保证这些系统正常工作；确定责任科室并要求其采取措施改进消防检查状况记录中所记载的或在定期安全评估和危险调查会上所确定的缺陷；组织员工进行各种消防培训，包括对新员工的指导培训和年度更新培训；医院在建设或装修期间如影响消防保护系统，要实施临时消防安全预案。

10.1.5 消防安全实施标准

医院 QSHE 管理委员会建立了消防安全管理实施标准：

10.1.5.1　消防训练：各部门及科室针对其所在的建筑物每季度至少演练一次。在实施临时消防安全措施的情况下所涉及区域内的部门及科室应每季度训练 2 次并根据员工排班情况确定是否需要增加训练，以便让那些只在周末工作的员工和 8 小时班的倒班人员接受消防训练。

10.1.5.2　对工作人员的消防安全知识进行随访，回答问题正确率达到 90%者为及格，要求及格人数占总人数 95%以上。

10.1.5.3　警报启动时，白班警报器报警率至少要达 95%（由于预防维护警报偶尔不响），夜班报警率要达 100%。夜班消防检查不启动警报。

10.1.5.4　消防门要全部关闭并闩上，在常规维护、消防训练或安全例会期间提及的缺陷，要优先改进。

10.1.5.5　按照医院的规定，消防墙要完整封闭，医院后勤部（基建部）要定期检查消防墙的完整性。

10.1.5.6　消防灭火系统至少每季度测试一次。

10.1.5.7　在消防防护系统损坏严重的情况下，要实施临时消防安全措施。

10.1.5.8　火灾检测、警报或灭火系统在 24 小时内如停止运转超过 4 小时，要实施消防监控。

10.1.6 信息收集和报告

在消防训练、危险调查、安全例会、设施检查和预防维护期间，对工作人员消防知识掌握情况进行调查。医院安全副院长对调查资料进行评估，根据回答问题情况确定改进方向，并形成总结报告，每季度向医院 QSHE 管理委员会、风险管理部和相应的科室报告一次。

10.1.7 指导和培训

各科室负责确保其科室人员参加相应的培训，如新员工培训、年度更新培训、消防安全管理制度培训，确保科室人员胜任执行火灾紧急情况下的职责。QSHE 办公室和医院 QSHE 管理委员会要提供各种训练机会。各种培训模式要安排在不同时间培训以满足年度更新培训要求。

10.1.8 职责

每个员工要学习消防安全知识并遵守相应的医院规定。科室负责确保科室人员进行相应的培训，科室活动要符合医院的规定。赋予了消防安全责任的医院 QSHE 管理委员会、其他委员会和医院安全副院长要通过培训项目、消防训练能力评估检查和预防维护措施使科室和员工达到医院消防管理要求。

10.1.9 相关及支持性文件

相关及支持性文件见"安全和健康政策和程序手册"。

10.1.10 声明和批准

医院消防安全管理计划的目标是提供安全的治疗环境，保护病人、探视人员和员工免受火灾伤害，减少财产损失。各科室和所有员工要遵守消防规定，不得损害消防系统，遇消防紧急情况要迅速有效应对，参加培训并向医院后勤部（设施管理部）或 QSHE 办公室报告有关消防缺陷。医院安全副院长和医院 QSHE 管理委员会有权要求立即停止威胁生命的活动。经医院 QSHE 管理委员会批准，医院安全副院长有权终止任何科室违反法律法规的活动。

10.2 临时消防安全措施

医院建立的所有消防安全管理规定须符合国家消防有关法规。这些规定旨在通过防火建筑、员工教育和培训来建立和保持消防安全的诊疗环境。建设和装修活动可破坏正常消防安全措施，如烟雾检测器和警报系统可能丧失功能或逃生路线被封堵。医院在装修或建设期间或存在明显不符合消防安全管理措施的情况，这时需要实施临时消防安全措施（ILSM）。在相邻的所有的建筑区域和明显不符合消防管理措施的建筑物内要实施 ILSM。ILSM 适用于所有受装修、建设或消防缺陷影响的建筑和人员。ILSM 的实施要贯穿于整个项目。从立项到项目完成的整个过程都要执行 ILSM。检查、测试、培训、监测和评估的专门职责见表 10.1。依照 ILSM 采取的所有措施要由科室或 QSHE 管理委员会根据其职责记录。如果医院实施 ILSM，医院安全副院长要每季度向医院 QSHE 管理委员会递交报告。

表 10.1　医院临时消防措施

要求	施工方职责	医院各部门职责
1A.员工每季度需接受消防培训至少两次。	1B.无。	1C.火灾演练每年一次（QSHE 办公室）。
2A.急诊科及相应的服务通路未被占用或阻塞。	2B.确保不占用及阻塞急诊通路。	2C.为急诊提供未占用和堵塞的通道。后勤部负责设计和施工。
3A.消防警报检测、灭火系统完好。	3B.施工期间如消防警报检测和灭火系统损坏，须提供临时同等效力的系统。	3C.施工期间如要损坏现有的系统，要提供临时但同等效力的火灾警报和灭火系统。后勤部（设施管理部或基建部）要确保每月检查和测试临时系统并做好记录。如消防保护系统在 24 小时内有 4 小时停止运转要进行消防监控。
4A.临时建筑隔离墙须防烟雾，并由阻燃材料或限制燃烧材料搭建。	4B.须用阻燃材料或限制燃烧材料建立防烟雾的隔离墙。	4C.要求并确认隔离墙的建设采用阻燃或限制燃烧材料并且防烟雾。由后勤部（设施管理部或基建部）负责。
5A.须提供消防设备，使用人员须培训。	5B.提供消防设备，确保施工人员接受相应培训。	5C.在比邻施工地点进行安全培训。.QSHE 办公室负责。
6A.出口及通道未被占用和阻塞。	6B.施工期间确保不占用和阻塞出口和通道。	6C.施工期间走替代或临时出口的人员要经过培训。后勤部（设施管理部或基建部、QSHE 办公室和相应的科室）负责。
7A.防火结构或分隔性能损坏时的实施培训程序。	7B.确保告知施工人员防火结构或隔离性能的损坏信息。	7C.当防火结构或隔离安全特征受到损坏时，有关人员要接受培训。QSHE 办公室负责。
8A.安全教育程序要确保知晓区域监控中心系统缺陷、施工危险和 ILSM。	8B.确保人员接受有关 ILSM 的信息。	8C.告知所有人员区域监控中心系统缺陷、施工危险和 ILSM。（QSHE 办公室）负责。
9A.建筑物、场地、需特殊注意的开凿设备、建筑区域、建筑储藏室和场地办公室的危险调查。	9B.按照 9A 进行危险调查。记录要经设施管理部或基建部项目经理或 QSHE 办公室人员评审。	9C.按 9A 火灾训练期间要求进行危险调查。QSHE 办公室、医院 QSHE 管理委员会负责。

要求	施工方职责	医院各部门职责
10A.保持易燃、阻燃消防负荷达到日常管理所需的最低水平。	10B.按照10A要求进行储藏、家政和垃圾清运。	10C.按照10A对储藏、家政和垃圾清运制定设计建设规范。后勤部（设施管理部或基建部）负责。
11A.制定专门储藏、家政和垃圾清运程序。如可能要超过目前医院安全评审标准。	11B.在设计、施工说明中要有储藏、家政和垃圾清运说明。	11C.按照11A对储藏、家政和垃圾清运制定设计、施工规范。后勤部（设施管理部或基建部）负责。
12A.当消防安全受到影响时要通知当地的主管部门。	12B.如有影响消防安全的活动要提前通知后勤部（HDCM/FM）项目经理。	12C.当施工活动影响消防安全时后勤部（设施管理部或基建部）要通知当地主管部门。
13A.禁止在建筑物内和比邻的区域内吸烟。	13B.所有的施工方和合同分包方员工禁止在施工区域和比邻区域吸烟。	13C.医院所有员工禁止在施工区域或比邻施工区域吸烟。

如果后勤部（设施管理部）负责建设项目，其就是合同方。后勤部设施管理部负有检查和测试消防安全和灭火系统的责任，医院授权其负责施工地点消防安全管理工作。

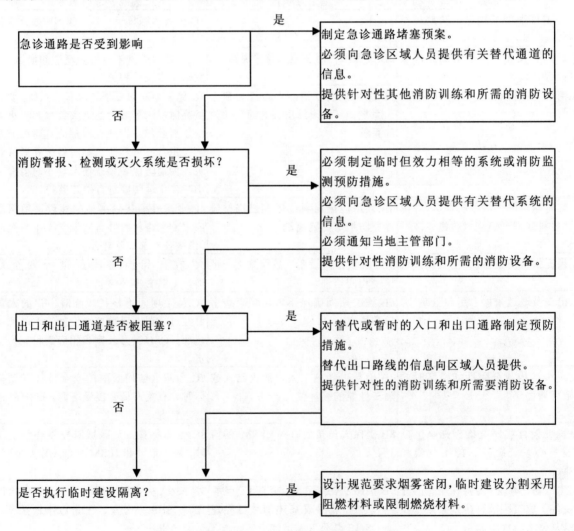

图 10.1　医院设计、施工临时消防措施、决策流程

10.2.1 医院设计、施工流程及临时消防措施

所有建设、装修项目的消防规范必须符合医院 ILSM 和标准，包括：

（1）按照要求进行储存、家政和垃圾清运。

（2）按每日工作量要求保持最少的可燃和易燃储藏。

（3）合同方进行危险调查。

（4）禁止吸烟。

（5）其他培训要求。

10.2.2 医院临时消防安全措施日常检查

消防安全达标依靠对临时消防安全措施的日常检查，为此设计了日常检查表（表10.2）。

表 10.2 临时消防安全措施日常检查

检查的情况/日期	周日	周一	周二	周三	周四	周五	周六
1. 出口路线未堵							
2. 前一天的垃圾和废物已被清运							
3. 建立并可见到禁止进入施工地点的标志							
4. 未阻塞施工地点的出口							
5. 施工地点和周围没有吸烟的证据（存在烟头或实际看到某人在抽烟）							
6. 可燃和易燃消防负荷保持在日常管理所需的最低水平							
7. 有双套消防设备							
8. 消防设备未上锁							
9. 消防设备通道未堵塞							
检查者的初始日期							

施工项目：　　　　项目地点：

医院临时消防安全措施日常检查表说明如下：

（1）每天按照表中的1—9项对区域进行检查。

（2）记录检查的日期。

（3）采用下列代码注明是否达标：

Y=达标。

N=不达标。

NA=未查。

（4）必须填写检查表下面所要求的信息以确定专门的施工项目。

（5）本表格的报送：原件保存在责任科室（责任科室的施工记录——设计和施工管理控制），复印件送 QSHE 办公室。

10.3 消防训练评估

为保证医院消防安全，必须进行消防训练，并对结果作出评估，参见表 10.3。

表 10.3 医院火警训练评估表（改进措施完成时要书面通知 QSHE 办公室）

一般资料：火警拨打电话：	火警组响应（名称/时间）
日期： 地点：	设施管理部：
观察者：	
火警时电话： 全部清除拨电话：	
火警时呼： 广播传呼号：	
传呼信息正确否： 是 否 未启动	
如不正确，不正确的信息是什么：	是否知道在火警时的职责
传呼机及时启动： 是 否	
科室响应：访问 2—3 个科室人员	建议： 修理缺陷：
科室	复习火警报告程序、职责：
1.消除那些随时发生的危险	家政服务：
2.启动警报	
3.拨打 119	
4.关闭门窗	
5.灭火器	
6.逃生(如果需要)	是否知道在火警时的职责
7.知道警报地点	后勤部（环境服务部）建议：
8.知道拨打 119	复习火警报告程序、职责
9.知道灭火器的位置	
10.知道灭火器的类型	呼吸治疗
11.知道逃生程序	
12.知道谁启动逃生	是否知道在火警时的职责（见背面）
13.知道逃生的职责	
14.对呼吸机给氧病人知道关氧气阀	呼吸治疗科建议：
15.知道氧气阀的位置	复习火警报告程序、职责
16.知道氧气阀控制的房间	
17.知道临时消防安全措施	规定：
18.知道搬走走廊内的物品	是否知道在火警时的职责（见背面）
护理单元建议：	
复习火警报告程序和职责：	安保部建议：
去除妨碍观察和进入的障碍物：	复习火警报告程序、职责
消防警报灭火器逃生途径：	

设施评估：	护理总监建议：
警报按钮窗是否堵塞： 是 否	复习火警程序、职责
消防警报按钮能否容易打开： 是 否	
灭火器能否看到： 是 否	评论：
灭火器能否容易得到： 是 否	
是否每月检查灭火器。如果没有检查，列出地点：	
防火门功能是否正常。如果不正常，列出灭火器位置：	其他参加的单位：
走廊门是否关闭，未被楔住： 是 否	
出口灯是否亮。如果不亮，列出位置：	
是否维持 18 秒清除： 是 否	
出口路线是否未被堵塞： 是 否	

C:护士长，单位 于文：FM 马红：总机，

张凤：医院行政办公室 马斌：安保 赵凯：设施管理部 文风：护理管理

表 10.4 医院火警训练评估表（比邻或其他地方）

（当完成改进措施后要以书面通知 QSHE 办公室）

一般资料：	设施评估：
日期： 训练地点：	火警按钮窗是否未被堵塞： 是 否
比邻或其他单元的位置：	警报是否容易接近： 是 否
察看人员：	灭火器是否放在明显位置： 是 否
1.知道灭火器的类型	灭火器是否容易得到： 是 否
2.知道逃生程序	灭火器检查日期是否是最后一次的。如果不是，说明位置：
3.知道谁启动逃生	消防门功能是否正常。如果不正常，列出位置：
4.知道逃生的职责	走廊门关闭是否未被楔住： 是 否
5.对呼吸机给氧病人知道关氧气阀	广播呼叫信息是否能听到： 是 否
6.知道氧气阀的位置	出口灯是否亮。如果不亮，列出位置：
7.知道氧气阀服务的房间	是否保持 18 秒清除： 是 否
8.知道临时消防安全措施	出口路线是否未堵塞： 是 否
9.知道搬出走廊外的物品	
护理单元建议：	改进措施：
复习火警报告程序和职责：	护理单元：
去除堵塞观察和通路的障碍物：	1.复习火警报告程序。
消防警报灭火器逃生途径：	2.移走堵塞灭火器通道的障碍物。
设施评估：	3.移走堵塞警报通道的障碍物。
是否看到警报按钮未被堵塞： 是 否	4.移走走廊内特殊的物品。

是否容易接近消防警报按钮： 是 否	设施管理部：
是否观察灭火器未被阻塞： 是 否	改进缺陷：
是否容易得到灭火器： 是 否	其他：
是否每月最新检查灭火器。如果不是列出地点：	其他科室：
烟/火门功能是否正常。如果不正常，列出位置：	改进缺陷。
走廊门是否关闭没有阻塞（未被楔住）： 是 否	
出口灯是否亮。如果不亮，列出位置：	建议、观察：
是否维持18秒清除： 是 否	
出口路线是否未被堵塞： 是 否	

检查人员：XXX，部门：XXX

10.4 火警管理

当有火灾报警或自动火警系统启动时则称为火警。警鸣及频闪灯持续不断直至清除全部声音。如有可能，火警要经广播呼叫。发布信息要包含火警、建筑的名称、房间或区域位置。

10.4.1 员工职责及行动步骤

10.4.1.1 火灾应急

如果怀疑或发现火灾。记住必须采取下列步骤：

第一，移走直接危险物。关闭火灾部位的房门。

第二，启动消防警报。

第三，拨打火警电话119并报告下列信息：

（1）你的姓名。

（2）建筑名称。

（3）楼层。

（4）房间号（如果知道）。

（5）你的电话号码。

第四，关闭周围区域所有门窗。吸氧病人，改用便携式氧气袋后关闭氧气阀。值班人员在授权关闭氧气阀前负责确认吸氧病人已经改用便携式袋吸氧。

第五，如有可能进行灭火。

第六，如有烟雾或火势快速蔓延等直接损害时要逃生。

第七，请注意，得到指令方可逃生。注意接下来的指示，保持镇静。

10.4.1.2 火警

如果你听到或发现火灾警报就要采取下列行动：

第一，听广播报告（如果可能）火灾的位置。

第二，通知你的科室消防安全负责人准备行动。

第三，保持镇静和警觉。

第四，等待来自火警相应团队的进一步指示。

第五，准备接受病人或人员从火灾地点逃生（如果可能）。

10.4.1.3 火警团队的责任

第一，如有需要，要帮助病人逃生，安置并提供轮床和轮椅。

第二，提供其他的灭火器或其他的物资帮助熄灭小的火势。

第三，进行交通控制。

第四，指导应对火灾的科室人员到达火灾发生地。

10.4.1.4 火灾警告

在比邻火灾紧急区域需要采取行动时，放置火灾警告。一旦发生火灾，采取下列措施：

第一，在火警响应团队的指导下，在火灾或附近区域采取措施。

第二，逃生后在指定地点等待，直至所有的火警消除。

第三，等待进一步的指示。

10.4.2 逃生管理

火灾应急期间一般不需要全面的逃生程序。医院建筑具有隔离烟雾和火屏障功能，应实施原地保护程序。如果面临危害，如存在烟雾或起火并迅速蔓延要逃生。如需逃生，你要得到火警团队代表的通知，该代表将前往你所在的位置并宣布需要逃生。在火警团队人员到达以前，授权该区域的负责人启动逃生程序。如必须逃生，要启动紧急管理计划的附件 J。要知晓你所在区域的出口路线以便迅速冷静的逃生，知晓主要的和备用逃生路线。

10.4.3 原地保护措施

火灾发生时，医疗区域内要实施原地保护程序。医疗建筑的建设和维护执行严格的消防安全法规，建筑本身可对烟火起到屏障功能。现已认识到，重症病人待在房门紧闭的病房内的措施要比逃生有利。病人治疗区域内的员工职责包括：

第一，确认所有的病人和探视人员都在病房内，并且病房门关闭。

第二，确认所有的消防门关闭并被拴上。

第三，无论有无逃生机会都要保持高度警觉，准备逃生。

第四，如处在比邻火警位置，为逃生人员作好准备。

第五，如处在比邻火警位置，察看是否需要其他帮助。

10.4.4 消防培训和演练

所有员工必须参加消防安全培训和训练，至少每年一次（或根据科室需要增加次数）。根据科室的消防级别进行培训。科室主任负责：

第一，针对本科室情况，对所有科室人员进行教育和培训。

第二，实施消防训练，包括逃生（非病人治疗区域）。

第三，鼓励人员察看并监测工作区域消防管理中的不安全因素。

第四，对参加消防安全培训或训练的人员进行记录。

记住，所有员工都是医院整体消防安全计划中的重要组成部分，掌握消防安全计划的内容知识是确保员工本人、病人和探视人员的安全和健康的重要工具。火灾发生初期，如应对正确，火势就不会蔓延，可避免灾难性后果。

10.4.5 在喷淋建筑、区域内的储存物品规定

在喷淋建筑内或区域内的所有储存物品距离喷淋头不得少于 50cm。

10.5 消防安全材料采购管理

10.5.1 管理目标

医院有责任向病人和员工提供安全的诊疗环境。采购人员的职责之一是确保采购物品符合相应的消防安全要求。

10.5.2 采购管理

按照国家消防要求制定相应的书面规范，如：

10.5.2.1 布料、窗帘和相似的宽松的悬挂陈设用品的购买要符合国家消防规范。

10.5.2.2 当按照国家消防标准测试时，装饰、家具和床垫要满足规范要求。

10.5.2.3 所有的废物容器必须采用阻燃或类似的材料。

10.5.2.4 禁止使用具有高度易燃或爆炸性质的家具和装饰。

10.5.2.5 电力和电子设备的购买要达到或超过国家标准。所有的医疗设备必须在使用前或放在病人周围时经过医院设备部检查。

10.5.2.6 采购人员可请 QSHE 办公室、物质管理部或设备部提供帮助。

10.5.2.7 紧贴热源和发热的易燃物质安置设备时要严格执行该设备制造商的建议。

10.5.2.8 所有物品、家具和覆盖物要按照制造商的说明进行维护，以保证其阻燃效果。

10.6 医院建设需要遵守的消防法规

医院建设和装修过程中必须遵守以下消防法规：

（1）《中华人民共和国消防法》

（2）XXXX 省实施的《中华人民共和国消防法》办法

（3）公安部发布的《火灾事故调查规定修正案》。

（4）《中华人民共和国安全生产法》。

（5）XXXX 省《消防条例》。

（6）《危险化学品安全管理条例》。

（7）《易制毒化学品管理条例》。

（8）《危险化学品生产企业安全生产许可证实施办法》。

（9）《建筑工程质量管理条例》。

（10）《建设工程安全生产管理条例》。

（11）XXX 省《特种设备安全监察规定》。

（12）XXXX 省《安全生产条例》。

第 11 章 化学物质安全管理

11.1 危险化学物质沟通计划

11.1.1 管理目标

为使员工了解工作场所有关的危险化学物质，医院建立了危险化学物质沟通计划。从事暴露于危险化学物质工作的员工必须按照本计划接受相应的培训，否则，不得从事相应工作。全体员工要遵守本文件的管理规定和程序。

危险化学物质沟通计划的目的是确保所购买或使用的化学物质得到评估，然后把这些危险化学物质信息向员工和有关人员告知。各科室主任负责本科室全体员工遵守本标准要求。

11.1.2 危险沟通计划组成

11.1.2.1 危险物质安全资料表

各科室应指定专人负责获取和保存危险物质资料表。主任负责确保该物质资料表的更新、保存并让各个班次人员都能得到资料表。如果危险物质在危险物质资料表之前到达，要告知员工遵守管理程序。

11.1.2.2 培训

员工初次使用化学物质或工作区域内使用新的危险物质时，主任负责向员工提供有关危险化学物质的信息并进行培训，以后至少每年一次。

科室要保持员工定期参加培训的书面记录。

使用可能危及本人、其他人或周围社区的危险化学物质时，所有员工都要遵守国家的法律法规和医院规章制度。员工要对其本人以及周围人员的安全和健康以及环境保护负责。

使用危险化学物质及材料的员工要能够获取相关的危险信息。

11.1.3 标签及其他形式的警示

危险化学物质的采购人员负责确保购买的危险化学物质的每个容器都有正确的标签、吊签并标记上容器内危险化学物质的成分、相应的危险警告和制造商名称和地址。如不符合上述要求或标签脱落或损坏，主任负责改正这些缺陷。

对于稳定容器而言，标识、告示、程序单或其他相应的书面材料可替代标签。所有替代方法必须确认其所应用的容器并与标签承载相同的信息。

当危险化学物质从标记的容器转移到便携式容器时，如果分装人员不立即或全部用完这些危险物质，必须标记该便携式容器。

不要去除或损坏危险化学物质容器上的标签，除非立即标记上所需的信息。

如果已有的标签已经包含了所要求的信息，就无需其他标签。

各科室要指定专人确保对现场的危险化学物质容器进行了标识。

11.1.4 危险化学物质安全资料表（MSDS）

工作区域使用的所有危险化学物质的资料表要在记录中保存。MSDS 的内容要包括至少下列内容：

11.1.4.1 化学物质的成分。

11.1.4.2 化学物质的物理和化学特性。

11.1.4.3 化学物质的物理危险。

11.1.4.4 化学物质的健康危险。

11.1.4.5 进入工作场所的初始路线。

11.1.4.6 允许或建议的暴露极限。

11.1.4.7 化学物质是否致癌。

11.1.4.8 已知的安全操作预防措施。

11.1.4.9 一般应用控制措施。

11.1.4.10 应急和急救的程序。

11.1.4.11 资料表的准备或修改日期。

11.1.4.12 制造商名称、地址和电话号码。

如需要 MSDS，请与医院 QSHE 办公室联系，地点：XXXX，电话：XXXX，人员：XXXX。各科室均要保存 MSDS。

如发生化学紧急事件而需要相关信息或帮助，请与医院 QSHE 办公室或安保部联系，时间：XXXX，地点：XXXX，人员：XXX。向安保部提供有关紧急信息，安保部将联系相应人员提供帮助。

11.1.5 危险化学物质列表

各科室或部门要保持最新化学物质目录。主任负责确保目录放置在指定位置并得到保持、更新及随时可取到。

11.1.6 员工信息和培训

由于医疗环境本身的特殊性，在此环境中工作或附近的人员具有潜在暴露于危险化学物质的危险，因此相关人员要接受有关培训。初次培训分两部分进行。第一部分由 QSHE 办公室在新员工培训中授课，包括一般定义、危险沟通计划、检测方法、应急程序、MSDS、个人保护设备和标识。

第二部分培训在各自科室进行，包括科室使用的相关化学物质的危险性。

各科室必须为新员工提供本科室专门的危险化学物质信息沟通培训，并定期进行更新培训（至少每年一次）。当新引进危险物质时，都要对员工进行培训。

人力资源部负责保存新员工安全培训记录。科室负责保存其所有年度更新培训记录。

11.1.7 贸易秘密

某些情况下，允许化学物质制造商在物质安全资料表中不提供有关信息。然而，凡事关国家标准所要求的内容信息，制造商都必须提供。

如果需要物质安全资料表中制造商声称的贸易秘密信息时，请联系医院 QSHE 办公室，地址：XXXX，电话：XXXX，人员：XXXX。

11.1.8 非常规工作的危险控制

当非常规工作涉及危险化学物质时，在开始工作前，上级或其他指定人员要口头或书面告知有关人员危险化学物质信息，非常规工作开始前，员工要得到 MSDS。

11.1.9 对合同方和其他外部人员的危险控制

要向合同方、其员工和其他在医院工作的外部人员告知其所工作的区域存在危险化学物质。有关人员要告知这些人所需要的工作方法以及保护措施或紧急处置操作。科室负责保持与合同方的协调。

合同方如携带危险化学物品进入医院，要在其开始工作前向 QSHE 办公室以及签合同部门提供危险化学物品表。

11.1.10 书面危险沟通计划的获取

为方便查阅，本计划的书面文件可以到 QSHE 办公室领取，地点：XXXX，时间：XXXX，联系人：XXXX，房间号 XXXX。各科室或部门应保存该文件的备份，以方便本科室人员查阅。

11.2 化学健康计划

11.2.1 管理目标

化学健康计划的目标是最大限度地减少实验室环境中工作的员工暴露于化学物质的剂量。使用危险化学物质要执行相应的法规和方法以确保安全、健康的工作环境。所有涉及使用危险化学物质的实验室员工都要在上岗前接受相应的培训和教育。员工必须遵守本文件中规定的指导书及有关法律法规。否则，按医院规定要受到纪律处分。使用或储存危险化学物质的实验室要保存化学健康计划以方便员工查阅。

员工要遵守本文件中所有的规定和程序。

11.2.2 基本概念

11.2.2.1 危险减低

危险化学物质使用者、危险化学废物产生者有责任定期评审其活动并要确认和实施相应的减少危险措施。QSHE 管理委员会或 QSHE 办公室要在危险减低计划实施之前对其评审。

11.2.2.2 标准操作程序

实验室主任或主管必须对其监督下使用的危险化学物质尤其是使用或储存的致癌物质建立标准操作程序（SOPs）。

11.2.2.3 标识

员工要确保进入实验室的危险化学物质的容器上的标签完好。分装容器要贴上化学名称、危险信息和制造商标识。

11.2.2.4 MSDS

实验室主任或主管要保存其所收到的物质安全资料表（MSDSs），以便于实验室员工使用。实验室使用或储存的所有致癌物质必须建立 MSDSs。

11.2.2.5 培训

员工从事涉及危险化学物质的工作前必须参加医院危险化学物质沟通培训课程，并且每年参加一次更新培训。

11.2.2.6　触发行动水平（Action Level）

当某种化学物质的浓度达到一定水平（以 8 小时—时间加权平均暴露 Time-Weighted Average 来计算)就要启动某些要求的行动，这一浓度就叫作触发行动水平。

11.2.2.7　化学健康计划

化学健康计划是指保护员工免受工作地点使用的危险化学物产生的健康危害而制定的书面文件，其中包括程序、装备、个人保护装备和工作方法。

11.2.2.8　指定区域

指定区域是指可用于剧毒性质的选择性致癌物质、再生性致癌物质的工作区域。

11.2.2.9　危险化学物质

危险化学物质是指员工暴露于该种化学物质在统计学上产生具有显著意义的急性或慢性影响健康的化学物质。

11.2.2.10　医疗会诊

医疗会诊是指员工和授权医师之间的商讨暴露于危险化学物质的情况下采取哪些检查治疗措施。

11.2.2.11　再生性致癌物质

再生性致癌物质是指影响细胞再生能力的突变剂和致畸剂。

11.2.2.12　选择性的致癌物

选择性的致癌物是指满足下列条件之一的物质：由卫生局和环保部门管理的致癌物；"已知致癌物"的目录中所包含的致癌物；国际机构研究癌症专题文章中第一组中列出的物质；在国际机构研究癌症专题文章中 2A 组或 2B 组或按照国家毒物程序预期成为致癌物质。

实验室主任或主管负责为其管辖下使用危险化学物质的员工提供相关信息和培训，并每年提供一次更新信息和培训，各科室要保存这些更新信息和每个员工参加年度更新培训的记录。

11.2.3　化学健康计划简介

根据"实验室职业危险化学物质暴露"法规制定的化学健康计划是保障实验室环境安全健康的关键因素。化学健康计划所确定的管理程序，旨在帮助实验室主任和工作人员选择和使用确保安全工作条件的防护措施，从而最大限度地减少实验室人员和环境暴露于危险化学物质。

11.2.4　危险减低的方法

要尽一切可能消除或减轻危险化学物质对病人、探视人员、学生、员工和周围社区的危害。按优先顺序排列减少危险程度的技术包括：用无危险或危险极小的物质或操作程序替代；工程控制，如局部通风或隔离；管理控制；保护性的服装和设备。

危险化学物质使用者或危险化学废物生产者负责定期评审其活动，并确认和实施危险降低的正确办法。但危险降低计划在实施前要首先由 QSHE 管理委员会评审或 QSHE 办公室评审。

11.2.5　标准操作程序

实验室主任负责对监控使用的危险化学物质建立标准的操作程序。

实验室主任要确保为使用危险化学物质的实验室员工提供有关的操作手册和专项标准操作程序，并方便他们随时获取。

11.2.6　危险信息确认

所有员工要确保进入实验室的危险化学物质容器上的标签完好。

科室要保存实验室内所有的危险化学物质的物质安全资料表（MSDS's），并要方便实验室内员工获取。

物质安全资料表（MSDS's）可向制造商索取，网址：XXXX；或向QSHE办公室索要。如需物质安全资料表（MSDS's）的其他信息可与QSHE办公室联系，电话：XXXX。

11.2.7 专供实验室的化学物质

如果一种化学物质是为实验室专门生产并属于危险物质类别，实验室主任要按照第九项要求提供相应的培训和信息。

如果一种化学物质是为实验室专门生产并且不知道其是否危险，实验室主任要假定其为危险物质并执行化学健康计划中的规定。

如果一种化学物质是为实验室以外的其他使用者生产的，实验室主任要遵守所有危险物质信息沟通标准的规定，包括准备物质安全资料表和标识。

11.2.8 危险控制方法

控制危险有三种方法。减少或消除暴露及潜在暴露的最佳方法是采用工程学的方法控制污染的源头或减少污染排放。其次是采用轮班、工作指派、间断接触危险物质或进行减少暴露的培训。第三种方法是采用人员保护装备，此方法是最后的手段，用于自我保护。

如有可能，员工要在使用工程控制和保护装备前确认其功能正常。QSHE办公室要定期检查和评估工程控制和保护设备的状况，如实验室的通风道。后勤部（设施管理部）要对其所管理的工程控制和保护性装备定期维护。员工在使用个人保护性设备前要保证其完好并且数量充足。

11.2.9 员工培训管理

临近、使用危险化学物质的人员以及应对危险化学物质溅洒的人员必须接受两部分内容培训。第一部分内容培训由QSHE办公室提供，包括定义、化学健康计划程序、检测方法、应急程序、MSDSs、个人保护设备和标识。第二部分的培训内容由科室提供，内容包括科室使用的有关危险化学物质的相关知识。

各科室必须指定专人负责科室专用化学健康培训，并保存员工参加更新培训的记录。QSHE办公室根据需要，对指定的安全代表进行培训并帮助建立科室培训计划。培训包括如下内容：

11.2.9.1 实验室危险化学物质职业暴露。

11.2.9.2 化学健康计划存放地点和获取。

11.2.9.3 允许暴露极限（PEL）或建议的暴露极限（REL）。

11.2.9.4 暴露于实验室使用的危险化学物质后产生的体征和症状。

11.2.9.5 参考资料存放位置和获取。

11.2.9.6 检测危险化学物质存在或释放的方法及检查方法。

11.2.9.7 工作地点化学物质的健康危害。

11.2.9.8 员工免受这些危害的防护措施，包括相应的专门程序。

11.2.10 化学健康的医学调查

下列情况下，如医生认为必要，要在合理的时间内向员工免费提供检查。

11.2.10.1 员工产生与其实验室中的危险化学物质暴露有关的症状和体征。

11.2.10.2 暴露监测显示暴露的水平常规超过触发行动水平或如果没有触发行动水平但超过了管理上允许暴露的极限。

11.2.10.3 工作区域发生可导致危险化学物质暴露的事件时。

11.2.11 呼吸保护

必要时使用呼吸面罩使暴露低于允许的极限，设备由实验室主任向员工提供。呼吸面罩要按照医院呼吸保护程序进行选择和使用。

11.2.12 记录保存

医院 QSHE 办公室为员工保存所有监测和初始培训活动的记录。根据本管理规定要求，员工健康服务部要保存医疗体检记录，各科室保存其员工参加年度更新培训的记录。

11.2.13 化学健康计划的获取和更新

化学健康计划要方便那些使用危险化学物质的实验室员工获取查阅。

QSHE 办公室负责为科室提供化学健康计划。科室主任要确保科内的员工能够查阅化学健康计划。

如需把保护设备集成安装或装修到现有的设施内，必须得到后勤部（设施管理部、基建部）以及 QSHE 办公室的联合评审批准。

医院安全副院长和医院 QSHE 管理委员会要根据需要定期评审和修订化学健康计划。

11.3 危险药物管理

11.3.1 授权声明

医院要求所有员工在从事可能暴露于危险药物的工作前必须接受危险药物暴露危害、标准操作程序、工作方法以及保护性装备使用的培训，否则不得从事相关工作。

各科室负责确保科室员工和学生接受全部的培训并胜任危险药物工作。

科室、员工和学生要遵守本文件的管理规定和程序。

11.3.2 危险药物管理简介

随着危险药物在医疗中的使用日益增加，越来越多的证据表明，在操作、准备、给药和处理这些制剂时具有潜在的危险。危险药物使用和处理指南是专门为保护那些在危险化学药物到达医院直至其废物运输处理过程中接触危险药物的人员而建立。

许多危险化学药物诱导突变、致畸和致癌的作用已经被证实。对于潜在暴露人员或人群来说，由于当今暴露研究的较少，要确定危害的程度是非常困难的。本指南提供的信息将根据需要进行更新或修订。

指南略述已知药物危害、操作、使用和处理所必需的的程序和装备。

11.3.3 危险药物（抗肿瘤及其他危险药物）和潜在危险

11.3.3.1 抗肿瘤制剂

抗肿瘤药物应用后人们逐步认识到药物使用中相关的危险。20 世纪 40 年代末期，人们尝试应用阻止或逆转恶性肿瘤细胞增长的药物是氮芥和其衍生物。尽管这些药物有效，但对操作人员具有潜在的损害。医务人员急性和慢性暴露的损害已经得到证明。长期观察表明，这些药物通过与细胞核的遗传物质直接结合或者影响细胞蛋白的合成可损害细胞或影响细胞生长和繁殖。

研究显示抗肿瘤药物可损害染色体、致畸和致癌。单独应用或联合应用这些药物可导致病人睾丸或卵巢功能丧失，包括永久不育。研究显示，工作中接触抗肿瘤药物的护士流产的发生率高于不接触这些药物的护士，怀孕护士暴露于抗肿瘤药物与胎儿畸形呈正相关关系。另外，暴露于某些抗肿瘤制剂可损害某些器官，如肿瘤科员工肝脏损伤与暴露的时间和浓度有关。

操作这些药物产生的危险的许多问题还不明了，抗肿瘤药物与其他理化制剂联合应用的增效作用也不清楚，特殊人群如准备怀孕的妇女或哺乳期妇女暴露危险尚不能准确地确定。

操作抗癌药物的危险来自于药物毒性和所接受的剂量。剂量依赖于药物浓度、暴露时间和进入途径。暴露于某个特殊药物所产生的副作用依赖于这些药物是否通过呼吸道、皮肤和消化道进入体内。

11.3.3.2 其他危险药物

已知医疗中使用其他药物也可对员工产生职业危险，因此，职业安全和健康管理中把抗肿瘤药物的安全操作、储存和处理的指南扩大到所有危险药物。由于变异及缺乏有效的暴露监测，很难评估人员操作药物的危险程度。因此，有必要对暴露实施有效的控制，使其在适度的范围内。

11.3.4 危险药物使用和处理指南

11.3.4.1 药物准备区域

如有可能，要在药剂科专门区域或在门诊或肿瘤科专用的二级生物安全柜内准备危险药物。除非药物必须重新配制或由于快速失效而立即应用或需要病人的体液的情况下，禁止在上述区域以外的地方准备药品。

危险药物准备区域必须贴上警示标志。禁止在准备区域内及附近进食、饮水、吸烟、嚼口香糖、使用化妆品、储存食物和烟草。区域内要张贴应急规定。

11.3.4.2 药物准备装备

药剂科配制肠道外的危险药物和细胞毒性药物要在二级垂直层流生物安全柜内操作。

垂直层流生物安全柜只用于危险药物和细胞毒性药物。

垂直层流生物安全柜每隔半年或每次完全移动后要经有资质的技术人员检查认可。

垂直层流生物安全柜的风机要 24 小时不间断地工作。

药品准备操作要使用所要求开启的视窗。

垂直层流生物安全柜内部在每班使用后要至少清理一次。水溶液的物质采用浸入 1:750 的氯化苯甲烃胺的纱布进行清理，然后，采用 70%的酒精消毒垂直层流生物安全柜。清理工作完成后要在风罩外面的记录本做记录。

垂直层流生物安全柜的表面要每月定期或发生溅洒、移动或使用后除污。除污程序如下：

第一，使用不锈钢清洁剂和一次性物品（如纱布、毛巾）清除安全柜的污染。

第二，清除污染时，要穿隔离服，戴一次性乳胶手套并套上一次性多用手套、安全护目镜、头套和一次性面罩。

第三，要打开风机。

第四，要使用一次性毛巾或纱布。

第五，除污要使用清洁器、毛刷和蒸馏水从上到下彻底清洗。

第六，污染的一次性用品要装在密闭的袋子中以便转移到较大的废物容器中。

第七，清理保护性外套时一定不要弄湿过滤器。

第八，漂洗的水和纱布要作为污染的废物处理。

第九，所有的保护性器具要作为污染的废物处理。

第十，每个月的除污要在风罩外面的记录本上记录。

11.3.4.3 个人防护装备

员工配制细胞毒性药物和危险药物时要穿戴个人保护装备。

准备危险药物时，员工要戴上没有滑石粉的一次性外科乳胶手套。建议戴双层手套。如果发生污染，外层的手套要立即换掉。为了限制从垂直层流生物安全柜污染到工作区域，在每批次后要脱掉外层的手套，将其放入带有拉链的一次性袋子中。员工戴着手套在垂直层流生物安全柜中工作时，不要触摸罩外面的物品。

员工在准备危险药物时要穿戴一次性防护隔离服，隔离服要用无棉、低通透性纤维制成，前面结实、长袖、紧袖口。如戴双层手套，一个手套要放在隔离服袖口下，另一个放在上面。

不要在操作的准备区域外面穿戴手套和隔离服。

在危险药物配制区域，要建立备用的眼冲洗设施。

危险药物的飞溅、喷溅或产生气雾，可导致眼、鼻或口腔污染，因此，要用化学屏障面罩和眼部保护装备，而防护眼镜无保护作用。

如在垂直层流生物安全柜外面操作危险物质，如预先包装的口服化学制剂，必须戴呼吸面罩。如果所佩戴的面罩提供呼吸保护并可能有飞溅、喷溅或气雾剂产生，眼睛和面部的保护要用全脸呼吸面罩，或用半面罩配合塑料面罩或溅洒护目镜。

（注释：外科口罩对吸入性的危险药物无保护作用，因此不得用外科口罩进行个人保护。）

11.3.4.4 危险药物操作

注射药物要无菌操作并预防危险药物的污染。

第一，药物准备中所需要的药品和其他物品以及丢弃废物的容器都要放在垂直层流生物安全柜附近，并注意垂直层流生物安全柜工作区域不要过载。

第二，要在使用垂直层流生物安全柜前做好计算并准备好标签。

第三，在操作开始前要换上隔离服、洗手并戴上手套（或换掉手套）。

第四，垂直层流生物安全柜要定期清洁和消毒。无菌操作前要用 70% 的酒精对垂直层流生物安全柜消毒。使用塑料衬面的无纺布清除垂直层流生物安全柜内的溅洒物。

第五，无菌操作时，避免不必要的在垂直层流生物安全柜内外来回移动。

第六，准备和使用危险化学药物溶液时要用带有 luer-lock 型安全装置的注射器。要注意确保所有连接部位紧密。注射器的容量要大于装入的药物总量。

第七，打开安瓿之前，要将安瓿中颈部和顶部的内容物轻轻地敲下来。安瓿在开启前要用酒精擦拭。打开安瓿时，要用无菌纱布块包绕在安瓿的颈部。

第八，避免药瓶和注射器内的压力低于或高于空气压力。

第九，重新组配危险药物时要用带有 0.2 微米疏水过滤器排气装置（如化疗药物配置针）。

第十，尽可能采用溶液形式的药物。

第十一，药品混合后要用无菌纱布、酒精纱布块擦干入口处。

第十二，从玻璃瓶固定器或安瓿瓶颈部滤管拔出针头前要进行药物测量。

第十三，危险药物准备过程中的所有废物要丢弃在专门的污染废物容器中。

所有用过的静脉管道、空注射器、空药瓶、手套和隔离服均作为含有痕量危险药物的物品，须丢弃在黄色的化学容器中。

其他非痕量废物，包括未使用的化疗药物静脉溶液、装有部分药物的瓶和注射器等要丢弃在标有粉色辅助标志——"非痕量化疗药物"的容器内。

第十四，最终产物要放置在密闭的容器内（如带有拉链的塑料袋），以减少勤杂人员的暴露危险或环境污染。

第十五，所有的产物要标记上"化疗制剂"。

11.3.4.5 给药期间的个人防护装备

给与一类危险药物必须戴外科乳胶手套。双层手套可明显增加保护作用，因此，如果不影响技术操作，应该戴双层手套。根据药物特点和药物使用条件可使用其他保护装备，如隔离服、化学飞溅保护罩、护目镜或呼吸面罩。

药物准备中要备用一次性化疗隔离服，但在给与危险药物时可不穿戴。（注意：实验室工作服和护理用一次性隔离服容易被药物浸透。如果其被污染，便可造成皮肤吸收。）

11.3.4.6 给药操作指南

第一，戴手套前后要洗手。

第二，手套和一次性隔离服受到污染要立即更换。

第三，输液器管道和输液泵在使用期间要观察有无渗漏，输液管道更换或静脉推注给药时要用渗漏吸收垫。

第四，相应物品的处理参照废物处理部分的指导。

11.3.4.7 给药后病人看护措施

按照感染预防和控制要求，必须遵守标准预防措施以防止接触血液或其他潜在传染性物质。体液类型如难以区分或无法鉴别，应作为传染性物质，须按感染预防和控制手册中的要求进行处理。

11.3.4.8 个人防护装备

处理48小时内接受过危险药物的病人的排泄物、血样、尿、大便或呕吐物时要戴乳胶手套（化学治疗手套）或其他无滑石粉手套和一次性隔离服。手套要盖住一次性隔离服的袖口。这些用品在每次使用后或受到污染时要按照废物处理规定丢弃。手套的通透性随时间的增加而增加，因此，手套要定期更换（每30分钟）或在破损时立即更换，如可能出现飞溅要戴眼保护罩。血液或其他潜在的传染性物质污染的排泄物要按照感染预防和控制程序进行处理。脱掉手套后或接触上述物质的时候要洗手。

11.3.4.9 棉织品

棉织品如被危险药物污染或被48小时之内接受危险药物的病人的排泄物污染，就是潜在的暴露源，必须按照感染预防和控制手册处理。被危险药物大量污染的棉织品要放入大的化疗废物容器内处理。接受危险药物的病人使用过的棉织品如未被大量污染，处理方式可同其他棉织品。洗涤人员在处理这些棉织品时要戴乳胶手套并穿上隔离服。

11.3.4.10 重复用物品

污染的重复用物品如便盆或洗脸盆要浸泡在洗洁剂内彻底清洗两次，然后清水冲洗。清洗这些物品须戴双层手套。

11.3.4.11 废物处理

丢弃的手套、隔离服、所有危险药物和其他一次性材料要放置在化疗、生物危险废物桶内，废物桶要明显标记上危险废物专用。

未受血液或其他潜在传染性物质污染的针头、注射器和易碎的物品要放置在由药剂部门提供的密闭的拉链式密闭袋中，然后放置在化疗、生物危险废物桶内。针头不要剪断或复帽、注射器不要毁形（除非医疗程序要求重新盖帽）。每个准备给药区域至少要放置一个这样的容器。不要来回挪动废物，容器要始终盖上。

11.3.4.12　危险药物的操作防护

必须采取预防措施预防容器外部污染。处理外部被危险药物污染的废物容器时要穿戴隔离服和手套。外部污染的容器要放置在第二个容器内，并防止污染第二个容器外部。危险废物操作人员要接受化疗课程和安全手册中有关的危险沟通培训。

11.3.4.13　危险药物的废物处理

危险药物的废物要与其他医院垃圾分开处理，并且按照危险废物法规处理。

11.3.4.14　危险药物痕量污染物的收集和处理

这些物品是指容器内危险药物的重量不足原重的 3%。痕量废物包括静脉管道、隔离服、手套、纱布垫、空药物瓶和空注射器。这些物品必须丢弃在专门的危险药物废物的锐器盒内。这些容器必须标记上"化学废物"，使用时要盖上。这些容器由和医院签订合同的公司在指定地点销毁。

11.3.4.15　危险药物大量污染物的收集和处理

大量污染的物品包括过期或未被使用的小瓶、安瓿、注射器、袋子和危险药物的瓶子或其他超过化学药物痕量污染界限的物质的溶液。大量污染的物品要退回药剂部进行处理。为安全起见，危险药物要装在药剂部提供的拉链式密闭袋中运输。这些物品也要放入黄色的化学塑料废物容器内并须标记"大量化学危险废物"。这些容器一旦装满须立即与 QSHE 办公室联系，三天内必须清运。

11.3.4.16　危险药物废物处置

危险药物废物要得到确认、控制并与其他废物分开。处理化疗药物的区域要始终有两种类型的硬塑料容器，用于盛装危险药物和准备给药产生的废物。

标准的化学容器要用于处理含微量危险物质的物品，包括用过的管道、药物空瓶、空注射器、手套和隔离服。

粉色"大量"标签的化学容器用于未用的化疗药物、装有部分药物的小瓶和注射器。

装满的容器要放在指定的区域由医院 QSHE 办公室清运。

盛装危险药物硬塑料容器可从医院库房领取。

退回到药剂科的未用的化疗药物要装在"大量"化学容器内处理。

11.3.4.17　危险化学废物清运计划

医院 QSHE 办公室每周定期清运危险化学废物。需要每周清运的区域要与医院 QSHE 办公室联系清运。

11.3.4.18　危险化学药物溅洒后清理除污和报告程序

化学药物的溅洒必须由熟悉相应程序的人员尽快清除。发生溅洒必须通知现场人员。

使用危险药物的区域必须准备溅洒工具盒，其内含吸收材料和保护手套。垂直层流生物安全柜内外大量溅洒时，按照溅洒工具盒包装上的说明清理。

垂直层流生物安全柜内的溅洒要立即清理；如果容积超过 50ml 或一个药瓶或安瓿量要用溅

洒工具盒。如玻璃破损，要戴手套将其取走并放置在垂直层流生物安全柜中的锐器盒中。要彻底清理垂直层流生物安全柜，包括引流槽。如溅洒难以彻底地控制，垂直层流生物安全柜要在清洗后除污。如果溅洒污染过滤器，在柜子除污和更换过滤器前禁止使用垂直层流生物安全柜。

11.3.4.19　危险药物少量溅洒（<100ml）处理程序

一旦发生溅洒，工作区域人员要穿戴一次性隔离服和双层外科乳胶手套或其他允许的替代物品立即清理。必要时要戴化学溅洒护目镜。在溅洒产生空气粉末或气雾的地点或液体溅洒地点要使用国家许可的呼吸面罩。

液体溅洒要用吸收垫或其他吸收材料清理。固体要用湿的纱布擦拭；溅洒区域要用清洗剂清洗三次，然后用清水冲洗。

破损的玻璃要用小的勺状工具（不是手）捡起，然后放置在锐器盒中。按照污染废物指导书，所有的废物包括使用的吸收垫、隔离服、手套和其他污染物品都要放置在指定的收集和处理危险药物废物的废物袋中。

被污染的重复使用的物品要用清洗剂浸泡并彻底清洗，然后用清水冲洗。必须戴双层手套。

11.3.4.20　危险药物大量溅洒（>1 安瓿或>100ml）和公共区域发生的溅洒（不包括病房）处理程序

用吸收垫、溅洒控制枕垫或其他吸收材料仔细覆盖溅洒物质以限制溅洒的扩散，固体要用湿布或湿毛巾覆盖。须注意不要弄出气雾，限制进入溅洒区域的通道。

拨打电话 **XXXX** 报告溅洒情况，报告如下内容：

第一，报告化学危险物质溅洒。

第二，你的名字和使用的电话号码。

第三，溅洒发生的准确位置（楼、楼层、房间号）。

第四，溅洒化学物质的名称、数量和已知的危险。

第五，有无人员伤害或污染。

在溅洒周围安全的地点等待医院 **QSHE** 办公室或其他应急人员到达清理溅洒。

（1）表面和设备除污。溅洒清理完成后，被污染的表面要使用清洗溶液彻底清洗三次，然后用清水冲洗。这些工作要由区域内熟悉这些指南和危险药物潜在危险的人员进行，工作时要戴双层手套并正确处理所有的废物。

（2）不能清理的污染物品按照污染废物指南进行处理。危险药物污染的个人物品，不管是否作为废物处理，都必须按照科室指南填写事故报告表。

（3）人员除污。大量污染的手套、隔离服、其他衣物以及皮肤或眼睛直接接触危险化学药物须按下列方法处理：

第一，立即脱去污染的手套、隔离服或其他衣物。如果衣物被大量危险药物污染，尽快在最近的安全淋浴或普通淋浴室内进行淋浴，在站到水流下面之前不要脱掉污染的衣物。

第二，污染的皮肤部位必须用肥皂和水冲洗至少 15 分钟，冲洗后立即就医。

第三，眼睛暴露，要用水冲洗或等张眼冲洗液至少冲洗 15 分钟。翻开眼睑保证眼睛各部位包括眼睑下得到彻底清洗，清洗后立即就医。

第四，吸入粉末形式的危险药物要立即就医。

第五，如被含有危险化学药物的注射器针头刺破并流血，要用抗菌肥皂和水清洗 10 分钟，并就医观察。

11.3.4.21 大量污染医疗报告程序

员工、学生向员工健康部（职业健康和环境医学部）报告，下班后向急诊科报告。

没有导致人员伤害或污染的溅洒或其他事故，要按照科室报告程序指南尽快填写秘密事故报告表。溅洒或其他事故导致人员伤害或污染要填写医院事故报告表，学生要填写学生事故报告表。按照科室事故报告程序指南报告。

11.3.4.22 大量污染医疗检查程序

有关危险药物暴露的医学信息要在员工健康部（职业健康和环境医学部）的员工医疗档案中记录或在学生医疗档案中记录。

（1）筛查。危险药物的职业暴露可能查不出生理变化。有些试验，如尿液变化或检查尿液中的某种危险药物，尚不能作为可靠的职业暴露水平指标。医生要记录员工危险药物工作史。

（2）准备或给与危险药物的员工和学生的注册登记要由相应科室永久保存。使用危险药物工作的员工要填写医疗史和职业史。清理准备细胞毒性药物的垂直层流生物安全柜时要戴呼吸面罩并且参加医院的呼吸保护课程培训。医疗监护部分课程由健康部（职业健康和环境医学部）提供。呼吸面罩适合性测试和使用训练由 QSHE 办公室提供。使用危险药物的学生在进入学校时要填写学生健康和病史表。

（3）急性暴露的治疗。急性暴露于危险药物后，要遵循人员去污染部分的程序。在工作时间，员工及学生要向员工健康部（职业健康和环境医学部）报告，在下班后向急诊科报告。员工与学生要携带填写的事故报告表和相应的危险药物 MSDS。

11.3.4.23 危险药物暴露对生殖及哺乳的影响

（1）生殖危害。研究显示暴露于某些危险药物会增加流产或胎儿致畸的危险，怀孕员工或准备怀孕的人员（男性或女性）的危害程度目前还不清楚。

（2）哺乳妇女。这些人是否增加危害还没有资料可查。孕妇、哺乳或准备怀孕等人员向上级提出，可以书面形式要求调换到不使用危险药物的岗位。

11.3.4.24 危险药物的接收、仓储和运输

（1）接收。危险药物直接送到药剂库房。只有接受相应培训，熟悉指南的人员才能操作危险药物的包装。危险药物包装损坏时，要戴双层手套和保护性的隔离服操作。少量破损的物品可以在大的化学容器内操作，而大量的物品必须放置在红色的污染袋中或让 QSHE 办公室人员收取。如果危险药物可能产生气雾，破损的物质要在允许的生物安全柜中的废物处理容器内包装，必须戴上双层手套和其他适当的保护装备。

（2）储藏、处理。为避免诊疗环境发生污染事故并导致人员暴露于危险药物，要保持危险药物的包装完好和安全。

未经授权不得进入储存危险药物的区域。储存细胞毒性药物的架子和桶上要贴橘黄色的"化疗"标签。药剂部配制的细胞毒性药物要附上成分标签。危险药物要储存在能够限制泄露污染的架子和桶里。

需要冰箱储存的危险药物要与其他非危险药物分开储存，并且储存在专用的限制泄漏的桶里。

（3）危险药物包装破损。危险药物包装破损处理要遵循下列程序：

第一，破损的危险药物装运纸箱要在隔离区内接收和打开。

第二，在处理破损的包装时要穿戴保护服，包括化学隔离服和套在乳胶手套外面的一次性多用途手套，戴上护目镜和口罩。

第三，要把破损的容器和污染的包装材料放置在指定的化学容器内。

（4）运输。危险药物装在清晰标有"细胞毒性"字样的袋子里由药剂科人员运送到护理单元。接收和运送人员要在交接单上签字，各自保留一份备份。禁止用物流系统或电梯运输。运送中药物要放置在盖紧盖子或封闭好的容器内并且包装好，以进一步减少药物在公共区域破损和溅洒几率。向病人提供相应的容器用于转送需要特殊预防的排泄物和家庭医药。

11.3.4.25　教育、培训和信息的发布

按照医院危险化学物质沟通程序，所有涉及处理或使用危险药物的人员都要参加相应的培训，包括新员工的危险化学物质沟通课程。各科室必须告知新员工已知的危害、使用和处理的有关技术、保护装备和材料的恰当应用、废物处理、溅洒处理程序、医学检查的规定和其他在其工作中可能遇到的有关特殊危险药物的处理、储存的信息。初次培训后要进行能力评估，以后至少每年一次。各科室要保持上述人员接受培训的记录，包括参加培训的时间、培训的内容、培训总结、培训教师姓名和受培训人员的姓名和头衔。记录至少保存三年。有关应急信息可以从物质安全资料表中获得。其他信息可以从毒物控制中心获得。各工作区域或科室都要备有该指南及危险药物操作程序。员工也可以到医院 QSHE 办公室查阅。工作时间 XXXX，电话号码 XXXX。

11.4　戊二醛暴露管理计划

11.4.1　计划的目的

纯的戊二醛是水溶性的油状物，通常以水溶液形式存在，具有强烈的刺激性味道。市售的戊二醛有多种形式，浓度根据使用目的不同而不同，作为保存液其浓度通常在 25% 到 50% 之间，而用于低温灭菌目的的浓度通常是 2%。暴露于戊二醛的确切危害取决于暴露的类型和戊二醛浓度。

很多医疗和非医疗职业都可发生戊二醛暴露。医院中常用戊二醛进行消毒和低温灭菌内镜、呼吸治疗设备、物理治疗设备和外科器具。戊二醛也用于非医疗生产如水处理和特殊的化学产物。戊二醛也用于控制化妆品、化妆用具、油田开采、农场设备和一些家用物品上的细菌繁殖。

戊二醛暴露管理计划旨在保护员工避免通过呼吸、皮肤或眼睛途径过量暴露于戊二醛。另外，本计划提供有关医院调查和监测程序以及暴露水平和员工培训的信息。

11.4.2　管理目标

（1）确认可能发生过量暴露的区域。（2）评价使用戊二醛的过程。（3）在过量暴露危险的区域评估戊二醛气体浓度。（4）按照已知的资料保持暴露水平低于可接受的限度。（5）培训员工有关戊二醛过量暴露的危险、安全操作和使用方法。

11.4.3　方法概述

医院在全院范围内评估戊二醛放置的位置和使用情况。存在过量暴露的区域，医院要定期进行区域和人员空气监测。

工作中需要戴呼吸面罩或选择使用呼吸面罩的人员要参加医院呼吸保护课程培训。

按照危险化学物质信息沟通程序，员工要接受过量暴露危险培训、安全使用及处理戊二醛的

培训。科室内戊二醛的专门培训包括危险化学物质信息沟通。

11.4.4 戊二醛暴露管理计划有效性评估标准

本计划的有效性将用下列标准评估：

（1）符合相应的医院、地方、省和国家的法规。（2）所有人员都参加管理危险沟通培训。（3）定期评审使用戊二醛的过程。（4）由得到授权的实验室按照标准，定期对人员和区域的空气进行监测和分析。（5）保持暴露低于相应的限度或提供适当的保护。

11.4.5 信息收集和报告

资料收集来自于危险调查、安全会议以及戊二醛应用区域的常规调查和监测。根据改进目标对本资料进行分析，确保符合相应的法规，确认发生强度和缺陷。总结资料并报告到医院 QSHE 管理分委员会的危险材料委员会和相应科室。

11.4.6 指导和培训程序

医院支持对新员工持续进行安全指导和培训，并每年更新培训一次。在危险调查、安全会及每年的更新培训期间评估工作人员的有关知识。各科室确保其人员得到足够的培训，并且能胜任危险物质工作，工作中采取措施最大限度地减少本人、同事、病人和探视人员的暴露。

11.4.7 职责

员工要熟知其工作中的危险物质并遵守相应的法规。科室要确保人员得到适当培训并且科室活动要符合法规。医院 QSHE 管理委员会、其他负责危险物质使用的委员会和医院安全副院长要督促科室和员工遵守相应的法规。

11.5 甲醛暴露管理计划

本管理计划请参阅本书 11.4 戊二醛暴露管理计划。

11.6 环氧乙烷暴露管理计划

本管理计划请参阅本书 11.4 戊二醛暴露管理计划。

11.7 化学通风柜管理程序

11.7.1 化学通风柜管理目标

化学通风柜是保证实验室人员安全的关键，如其得到正确安装、维护和使用可起到保护作用，避免受到危害。否则，实验室人员可能会受到严重的伤害，并影响实验室工作。

本文件规定了化学通风柜管理程序，防止医院员工受到伤害，对直接影响临床试验室工作的通风柜作出了明确的规定。

11.7.2 程序概述

医院后勤部（基建部）负责接收化学通风柜缺陷资料或根据指示完成屋顶工程。

医院后勤部（基建部）执行工作要求和通风柜工作、屋顶工程许可证所规定的内容。

医院后勤部（基建部）从资料库中获得通风立管并与实验室联系。联系工作完成后医院后勤部（基建部）通知实验室。

医院后勤部（基建部）把许可内容和工作要求发给所派遣的员工。

医院后勤部（基建部）员工根据许可内容在通风柜放置警示标示。

医院后勤部（基建部）员工执行任务，完成工作。

医院后勤部（基建部）员工去除告示。

医院后勤部（基建部）员工完成许可内容后把许可证交回后勤部（设施管理部或基建部）。

医院后勤部（基建部）向 QSHE 办公室送交许可证。

11.7.3　实验室主任职责

第一，确保实验室人员得到安全有效使用通风柜的培训。

第二，确保实验室人员知晓如何应对通风柜排风气流损坏的事故。

第三，拆掉通风柜前要确保通风柜得到清理并去污。

第四，拆除通风柜前要联系 QSHE 办公室，对其进行危险调查。

第五，当贴有警示或功能不正常时，确保停止使用通风柜。

11.7.4　实验室人员职责

第一，向主任和医院后勤部（基建部）报告通风柜所有的问题和缺陷。

第二，安全操作通风柜。

第三，通风柜贴有危险标签时，不要使用。

11.7.5　医院基建部职责

第一，后勤部（基建部）员工以通风柜工作许可证方式和屋顶工程许可证方式，将维护通风柜和管道的有关信息通知实验室有关人员。

第二，后勤部（基建部）人员在常规屋顶工程工作中所计划的、针对通风柜的工作，要提前通知建筑物内的人员。

第三，确保及时完成改进通风柜缺陷的工作。

第四，以对建筑物内人员干扰最小的方式来设计影响通风柜排风气流的常规工作。

第五，医院后勤部（基建部）人员在通风柜排风气流中工作或经过时，可影响实验室人员和医院后勤部（基建部）人员，所以必须以许可证的方式通知有关人员。

第六，以对建筑物内人员干扰最小的方式来设计需要医院后勤部（基建部）人员在通风柜排风气流中工作或经过的工作。

第七，实施屋顶工程计划前要提前通知实验室联系人。

第八，通风立管变动如影响气流或立管资料准确性，要通知医院 QSHE 办公室。

第九，工作之前，确保许可证已经送达医院后勤部（基建部）员工，工作完成后要送达 QSHE 办公室。

11.7.6　医院后勤部（基建部）员工职责

第一，凡是影响通风柜气流的工作都要通知医院基建部，并且要取得通风柜工作、屋顶工程工作许可证来证明联系过受到影响的实验室。

第二，如需要在通风柜排风气流中工作或经过要通知医院后勤部（基建部）并取得许可证来证明已经联系过实验室人员。

第三，针对通风柜排风系统工作前，要确保所有的通风柜正确地贴上标签。

第四，工作如需通过通风柜排风系统，要确保所有的通风柜正确地贴上标签。

第五，工作完成后，在许可证上签字并送回医院后勤部（基建部）。

第六，通风立管改动如影响气流或立管资料准确性要通知医院后勤部（基建部）。

11.7.7　QSHE 办公室职责

第一，确保每年都检查通风柜排风气流以及每个通风柜是否按照框架高度适当地标记。

第二，及时向医院后勤部（基建部）报告通风柜的所有缺陷。监测通风柜以确保符合规定和操作程序。

第三，必要时，评审和修订本管理规定。

第四，拆除通风柜前要对通风柜相应的部位进行放射性调查。

第五，保存通风柜立管和实验室联系的数据库，向医院后勤部（基建部）提供本信息。

第六，开始工作前，评审所有计划、蓝图、危险控制通风系统（包括通风柜的改变要求）。

第七，完整保存来自医院后勤部（基建部）的通风柜工作、屋顶工程工作许可证并评估其是否符合要求。

11.7.8　通风柜调查

QSHE 办公室要对所有的化学通风柜每年检查一次以确保气流足量并得到正确使用。理想的通风柜罩口直线风速是每分钟 30.48 米，但允许范围是每分钟 24.4—36.6 米。一旦发现通风柜功能异常危及实验室人员的安全，QSHE 办公室要通知医院后勤部（基建部）立即按要求处理。功能异常但不危及实验室人员安全，QSHE 办公室要通知医院后勤部（基建部）把这些资料录入QSHE 办公室通风柜资料库。如有可能，医院后勤部（基建部）要针对通风柜调查报告提出非关键性修理计划，并允许 QSHE 办公室人员陪同他们进行修理（如一次安排所有人，允许 QSHE 办公室人员查明缺陷并张贴公告）。

11.7.9　通风柜的使用

使用通风柜要按照安全工作标准和制造商建议来使用。安全工作标准的一些内容如下：

第一，在框架高度以下气流充足，并用确认的标签指出。

第二，通风柜不得储存物品。

第三，通风柜内的物品要距离通风柜前面面罩 10.2 厘米。

第四，通风柜内不得放置大块的器械物品。

第五，如果器械物品放置在通风柜内要直立放置并允许空气在器械物品下流动。

第六，使用通风柜前要确定其功能正常。

11.7.10　通风柜的拆除

拆除化学通风柜前，首先要消除所有的危险因素并进行正确的清洗和消毒。如果通风柜内使用过放射性物质，通风柜必须由得到授权使用者和 QSHE 办公室进行放射性物质调查，完成这些工作后方可拆除通风柜。

11.7.11　屋顶工程

医院后勤部（基建部）员工如需在含有通风柜排风装置的建筑物屋顶作业，必须首先告知医院后勤部（基建部）并要求提供作业所需的有关信息。医院后勤部（基建部）要把屋顶工作时间通知所有受到影响区域的联系人。实施屋顶工程的工作人员工作时，要在可能导致立管和气流受到影响的通风柜上贴上标志。

屋顶工程一旦完成，张贴标志的员工要除掉这些标识并把工作完成情况通知医院后勤部（基建部）。

11.7.12　系统故障

如果气流指示计信号显示气流速度降低或无气流或者实验室人员发现其他情况，首先发现问题的人员须与医院后勤部（基建部）联系，电话 XXXX。

医院后勤部（基建部）得到通风柜问题通知，必须给予高度重视并确定打开通风柜中的立管（根据资料库）并联系相应的实验室。最重要的是必须通知事件导致了哪些通风柜的气流受到扰乱或破坏。

医院后勤部（基建部）随后要通知应对问题的公司以及通风柜所在的房间号。这些房间有立管，维修期间可能受到影响。维修前，医院后勤部（基建部）工作员工要走访每个实验室、通知实验室工作人员并在通风柜上张贴告示并签名。如果实验室无人，要在各个受影响的实验室门上贴上告示。

修理或维护一旦完成，医院后勤部（基建部）员工要除掉这些标示并把工作完成的情况通知后勤部（基建部）。

11.7.13　通风柜系统设计、选择和组装

医院后勤部（基建部）对包括通风柜在内的危险控制通风系统的任何改变必须报告 QSHE 办公室。QSHE 办公室要评审所有的危险控制通风系统计划、改变要求以确保这些系统的安全。必须选择正确的通风柜类型以保护实验室人员免受危险。通风柜必须安装在远离门的位置并有通风调节设备防止气流的扰动。

11.7.14　空气流动指示设备标准

许多通风柜装有气流指示设备，这类设备必须每年校正一次。医院后勤部（基建部）负责按照制造商的规范校正这些设备。有校正日期的标签要贴在每个计量计上。QSHE 办公室要把这些设备归类到通风柜资料库中，并且在化学通风柜评估时检查校正标签。

表 11.1　通风柜工作、屋顶工程工作许可

本部分由后勤部（基建部、设施管理部）完成			
项目名称：		项目实施日期：	
工作请求号码：	工作地点：		通风柜立管号：
描述所要实施的工作：			
联系信息			
楼房及房间号：	电话号码：	通知日期和时间：	所通知的人员：

维修公司指派的修理人员姓名：			
通知的日期和时间：			
本部分由施工人员完成			
姓名：	维修公司：		

实验室张贴信息		
楼房号：	实验室号：	张贴的日期和时间：
完成工作的日期和时间：		
生产控制所要求的完成工作的通知日期和时间：		

表 11.2 通风柜维修警示牌内容

危险！

不要使用化学通风柜。

目前工人在屋顶并处通风柜气流中。

正在维修，该通风柜气流受阻。

维修开始日期：　　　　　　　　时间：

维修完成日期：　　　　　　　　时间：

第12章　危险物质、废物管理计划

12.1　危险物质、废物管理计划

12.1.1　计划范围

危险物质、废物管理计划确定了医院危险物质、废物接收、使用、暴露、编目和最终处理的管理标准。年度诊疗环境评审中对该计划进行评审并实施改进。

12.1.2　医院承诺

医院认识到诊疗环境中存在危险物质、废物，因此，必须制定危险物质、废物使用和处理的标准并加以控制，以求最大限度地减少危害。

12.1.2.1　特殊危险物质和废物包括下列物质

（1）危险化学物质如甲醛、二甲苯、麻醉气体、环氧乙烷、戊二醛。

（2）危险药物如抗肿瘤制剂、利巴韦林（病毒唑）。

（3）放射性物质和射线设备。

（4）危险废物包括医疗服务废物、放射性废物和危险化学物质废物。

12.1.2.2　医院制定危险物质和废物如下：

（1）医院应制定针对管理标准危险物质和废物的选择、操作、储存、使用和处理的标准。

（2）物质管理贯穿从购买到最终处理的全过程，如对危险物质的确认、评估和编目，如有可能重点要放在用危险较小的物质替代危险大的物质。

（3）遵照相应的法律和法规进行储存管理、使用和处理。

（4）提供充足空间、设备以及安全处理危险废物的废物管理标准。

（5）气体和蒸汽的监测与处理标准。

（6）进行设施评估，确保充分的工程控制以减少病人、探视人员和员工暴露。

（7）个人防护装备及服装的使用标准。

（8）对于危险物质溅出和事故的应急反应标准。

（9）需要时通知外部的管理机构。

（10）指导和培训。

12.1.3　计划的管理目标

（1）通过培训、标识和物质安全资料表告知有关人员工作场所应用的危险物质信息。

（2）危险物质必须由经过培训的人员在指定地点使用。

（3）监测危险物质的暴露水平以确保暴露水平低于规定的水平，并在合理的范围内尽可能降到最低。

（4）外运的危险废物要在允许的设施内进行现场处理。

（5）根据需要通知有关溅洒、过度暴露和失效信息，确保符合相应的法规。

（6）确保工程控制中的操作正确并满足专门操作标准。

（7）根据需要提供个人防护装备和服装以减少暴露于危险物质之下。

（8）收集并评估资料以确认发展的趋势和改进时机。

12.1.4 危险物质和废物管理方法概述

12.1.4.1 具有制定和实施危险物质和废物管理标准职责的委员会

（1）医院 QSHE 管理委员会。

（2）放射 QSHE 管理委员会。

（3）感染控制委员会（医疗服务废物）。

（4）医院安全副院长和感染控制协调员负责帮助科室遵守危险物质应用管理的法规。

12.1.4.2 危险物质管理计划有效性评估标准

（1）符合医院、地方、省级和国家的法规，包括保存废物清单、废物隔离和储存等。

（2）人员全部参加强制的危险物质管理培训。

（3）危险调查和安全会议上提出的问题改正率最少达 90%，目标是超过 95%。

（4）危险化学物质暴露要低于国家标准中的允许暴露水平。

（5）95%的放射暴露要尽可能低于放射 QSHE 管理委员会设定的专门调查水平。

（6）按照法规要求，所有员工都参加医疗调查课程。

12.1.4.3 信息的收集和报告

危险调查、安全例会、常规检查、危险物质使用和废物储存以及监测事故时收集资料。按照实施改进的目标分析资料以确保符合相应的法规并确认优缺点。总结资料并向医院 QSHE 管理委员会、医院风险管理部、医院管理委员会和相应的科室报告。

12.1.4.4 指导和培训

医院支持对新员工不断进行安全指导和培训并且每年更新培训一次。在危险调查、安全会和年度更新培训期间评估员工安全知识。各科室负责确保其人员得到充分的培训并要以对本人、同事、病人以及探视人员暴露最小的方式执行危险物质工作任务。

12.1.4.5 职责

员工要知晓其工作中所涉及的危险物质并遵守医院规章，地方、省级和国家的法规。科室负责确保其员工得到相应的培训以及科室的活动符合医院规章，地方、省级和国家的法规。医院 QSHE 管理委员会、其他负责危险物质使用的委员会和医院安全副院长要促使科室和员工遵守相应医院、地方、省级和国家的法规。

12.1.5 相关和支持性的文件

参见"医院 QSHE 政策和程序手册"。

12.1.6 权威声明和批准

医院危险物质管理计划的目标是最大限度地减少病人、探视人员和员工暴露于危险物质并且确保符合医院规章，地方、省级和国家的法规。医院的规定是每个员工负责以安全方式使用危险物质、负责了解工作场所遇到的危险物质并负责按照医院规章，地方、省级和国家的法规处理危险物质。医院安全副院长和医院 QSHE 管理委员会有权立即停止危及生命的活动。在医院 QSHE

管理委员会批准下医院安全副院长有权关闭科室逾期没有改正的并与医院规章，地方、省级和国家法规不符合的活动。

12.2 危险物质、废物管理目标概述

12.2.1 管理目标

为保护员工、学生、病人和探视人员免受不良影响，医院要以安全方式评估、操作和处理危险物质。医院要遵守医疗行业内部认为合理的相应标准。

员工负责遵守本文件中的管理规定和程序。

12.2.2 降低危险物质危害的技术排列顺序

医院要尽最大努力消除或降低对病人、探视人员、学生、员工和周围社区存在的危险。按降序排列，降低危险的技术包括：

第一，用无危险或危险较小的物质或程序进行替代。

第二，工程控制（如局部排风）。

第三，管理控制（如人员轮转或过程控制）。

第四，个人防护装备。

危险物质或程序的使用者以及危险废物的产生者有责任定期评审其活动并确认和实施相应的降低危险方法。然而，任何降低危险的方法在实施前都要由相应的 QSHE 管理委员会或 QSHE 办公室评审。

危险物质和程序的使用要在每次危险调查时进行评估。

12.2.3 危险物质项目管理

12.2.3.1 物质储存、使用和处理指南

易燃液体指南——在病人区域和非病人区域要安全处理和储存易燃液体的指南。

过氧化氢复合物指南——安全操作、储存和处理在某种情况下可爆炸的过氧化氢的指南。

危险废物处理指南——确认、操作、包装、标示和处理非放射性危险废物和放射性（混合）废物的指南。

使用及操作危险药物指南——安全操作、使用和处理危险药物包括化学制剂的指南。

放射安全指导书——安全操作、使用和处理放射性物质的指导书。

戊二醛管理计划——安全操作和使用戊二醛溶液的指南。

甲醛管理计划——安全使用甲醛的指南。

环氧乙烷管理计划——安全操作和使用环氧乙烷的指南。

12.2.3.2 紧急计划

化学溅洒应急计划——发生危险化学物质溅洒事件时员工遵循的指导书。

汞溅洒应急计划——在汞溅洒情况下人员遵循的指导书。

环氧乙烷泄漏应急计划——在环氧乙烷泄漏事故时人员遵循的指导书。

细胞毒性药物溅洒应急计划——在细胞毒性药物溅洒事件时人员遵循的指导书。

放射物质溅洒应急计划——在放射性物质溅洒事件时人员遵循的指导书。

危险废物应急计划——应对涉及或潜在涉及危险废物紧急事故的详细计划。计划概述医院人

员应对反应以及可能呼叫寻求帮助的外部机构（QSHE办公室提供）。

12.2.4 教育和培训

12.2.4.1 教学资料

QSHE办公室文献室——收集了有关危险物质和废物的参考资料，地点：XXXX，时间：XXXX。这些资料既可在QSHE办公室查阅也可长期借阅，工作时间：XXXX。

物质安全资料表——根据国家法律，危险物质制造商和提供者要向购买者提供这些产品的健康和安全信息。物质安全资料表提供化学物质的特性和危险以及如何对其正确使用和操作。使用化学物质的科室要保存物质安全资料表记录以便于使用这些化学物质的人员获取。

QSHE办公室要保存危险物质安全资料表以及包括医院使用的多数化学物质在内的在线资源。

12.2.4.2 化学安全教育

化学安全教育的目的是满足所有相关人员的初次和更新培训要求。所有的教育中都有能力评估这一内容。危险化学物质信息沟通或化学健康计划要求员工接收有关化学物质及其危险的信息。

新员工参加含有危险化学物质信息沟通（化学安全）培训的指导。按照化学健康计划，实验室人员要参加培训。

安全教育部门为更新培训和复习者提供自学资料。

安全教育部门为更新培训者提供在线（网络）培训项目，网址XXXX。

12.2.4.3 特殊危险物质员工培训项目

所有员工都要接受科室内部特殊化学危险培训，如石棉、环氧乙烷、甲醛、汞、危险废物操作和处理、一氧化二氮和其他麻醉气体、安全操作危险物质和放射安全等。

如需要其他培训项目，如有关危险废物中的危险物质信息资料，可直接向QSHE办公室询问。地点：XXXX。电话：XXXX。

12.2.5 监测和评审

12.2.5.1 控制方法

要不断进行评审和实施降低危险的方法，这些方法按照效果降序排列如下：消除危险、更小危险的物质替代、工程控制、管理控制和人员防护装备。

12.2.5.2 空气监测

（1）人员取样。工业健康管理中用于确定人员暴露于危险物质（适当的区域）的取样程序。

（2）区域取样。建立了用于确定区域危险物质浓度的取样程序。

12.2.5.3 评审

涉及危险物质和危险废物管理的所有方面都要由医院QSHE办公室人员、风险管理人员和相应的人员定期（至少每年一次）评审。针对提出的任何建议、变更或措施要由QSHE管理委员会进行评审。

12.2.6 特性不一致的废物

特性不一致的废物不得混放在一个容器内，特性不一致的废物容器要采用物理分隔。危险废物容器要像常规化学品一样储存（如易燃物储存在安全罐中或易燃液体储存在柜中，酸储存在架子的底部等）。

12.2.7　废物处理

医院危险废物由签订合同的外部公司处理。废物收取最少每季度一次并且由 QSHE 办公室计划和协调。医院 QSHE 办公室人员每周一次收取危险化学废物。如有需要拨打电话 XXXX 预约收取。

12.2.8　违规的处理

所有的危险废物必须按照法规严格操作、包装、标记、运输和处理。否则，视为严重违法，将会受到刑事和民事处罚。

不准向下水道、垃圾箱或周围的环境倾倒任何物质，除非绝对肯定该物质不是危险废物；如不能确定，切记要向医院 QSHE 办公室询问！电话：XXXX。

12.2.9　溅洒和紧急事件

危险物质溅洒须迅速正确清理，否则极其危险。如果员工涉及或发现危险物质溅洒必须遵循下列附件中规定的程序：

拨打 QSHE 办公室，电话：XXXX。

拨打医院安保部，电话：XXXX。

12.2.10　院外有关单位的紧急联系

如果涉及危险物质的紧急状况可能危及人的健康或医院外部环境，必须立即报告消防指挥中心，电话：XXXX。通知内容如下：

第一，拨打电话的人员姓名和电话号码。

第二，医院的名称和地址。

第三，事故的时间和类型。

第四，溅洒物质的名称和数量。

第五，如有可能，报告伤亡范围。

第六，对人员健康和环境可能造成的危害。

如果泄漏的危险化学物质进入或可以进入生活污水管道系统或雨水排放系统，要通知环保部门，联系电话：XXXX。

12.2.11　病人诊疗建筑中实验室的易燃液体管理

（1）放在储藏柜外面的易燃液体（包括废物）总量不要超过 1 加仑。

（2）易燃液体储存柜的总容量不要超过 60 加仑（包括废物）。

（3）储藏柜要与非循环通风系统相连或通风口要封闭。

（4）易燃液体不要储存在普通冰箱中。

（5）走廊或通道不要存放易燃液体，尽量不要把易燃液体从一个容器向另一个容器转移。如必须从一个容器向另一个容器转移易燃液体，要在通风柜中操作。

（6）易燃液体的处理要由医院 QSHE 办公室安排。禁止把易燃液体倒入下水道或在通风柜内蒸发。

非病人诊疗区域的实验室（不在上述之列的建筑），储藏柜外面易燃液体（包括废物）储存总量为每 100 平方英尺的实验室面积不要超过 4 加仑。

12.2.12　形成过氧化物的化合物管理

某些化学物质不稳定，特别是表 12.1 中所列出的化学物质，如果暴露于空气、光或热时可导致爆炸。因此，在工作中要做到：

（1）保持工作所需的最小量。

（2）在标签上记录容器接收日期和开启日期。

（3）容器要在可燃液体储存柜内储存，并且在不用的时候，闭紧盖子。

（4）化学物质无论是否使用，都需要按照计划在失效期之前的一个月与 QSHE 办公室联系处理。

（5）二乙烯基乙炔、异丙醚、氨基钠、金属钾、偏二氯乙烯这五种物质无论是否开启都要在六个月内进行处理。

表 12.1 中的化学制剂在开启六个月内需进行处理。

表 12.1　形成过氧化物的化合物管理

乙缩醛二乙醛（Aceta, acetaldehyde diethyl acetall）	呋喃（furan）
丙烯酸（Acrylic acid）	丙炔；甲基乙炔（Methyl acetylene）
丙烯腈（Acrylonitrile）	甲基异丁基醇（Methyl isobutyl ketone）
丁二烯（Butadiene）	甲基丙烯酸甲酯（Methyl methacrylate）
三氟氯乙烯（9 Chlorotri Fluoro Ethylene）	硝基……和二硝基……
氯丁二烯（Chloroprene）	苦味酸（Picric acid）
异丙基苯（Cumene）	氨基钾（Potassium amide）
环己烯（Cyclohexene）	叠氮钠（Sodium azide）
二环戊二烯（Dicyclopentadiene）	苯乙烯（Glycol, Styrene）
二氧杂环乙烷（Dioxane）	四氟乙烯（Tetrafluoroethene）
乙醚（Ethyl ether）	四氢呋喃（Tetrahydrofuran）
乙二醇二甲醚（Ethylene glycol dimethyl ether）	四氢化萘（Tetrahydronaphthalene）
乙二醇一甲基醚（2-甲氧基乙醇）（Ethylene glycol monomethyl ether acetate）	乙酸乙烯酯（Vinyl acetate）
乙二醇单醚（Ethylene glycol monoether）	氯乙稀（Vinyl chloride）

注：如果发现过氧化物形成（盖周围有结晶、罐上锈）不要移动该容器，请与 QSHE 办公室联系，电话：XXXX。

12.3　危险废物和混合废物处理

医院 QSHE 办公室建立危险废物和混合废物的操作常规和处理程序，如有疑问请与 QSHE 办公室联系，地点：XXXX，电话：XXXX。

12.3.1　危险废物法规查阅

有关危险废物管理法规，可从医院局域网查阅和下载，也可到医院 QSHE 办公室查阅和申领。

12.3.2　危险废物分类

医院根据可燃性、腐蚀性、反应性和毒性把危险废物分为四类。

（1）可燃性废物系指燃点低于摄氏 60℃的废物。

（2）腐蚀性废物系指 pH≤2 或≥12.5 的液体废物。

（3）反应性废物系指正常情况下不稳定、与水发生剧烈反应，当暴露于水或腐蚀性物质时产生毒气，当暴露于热或可燃性物会爆裂或爆炸的物质。

（4）毒性废物系指可使废物变成有毒性的危险废物。为了确定废物是否为毒性废物，代表样本必须在得到授权的实验室测试。测试的程序是毒性特点滤过程序（TCLP）。

12.3.3 危险废物容器

危险废物必须积攒和储存在适当的容器内。对于过期或打算丢掉的化学物质，要储存在原容器内。对于其他化学废物，容器必须与储存的废物的类型相匹配。倾倒容器前除去容器的标签。

所有危险废物容器在储存废物时必须保持密闭状态。

所有的危险废物容器必须贴上"危险废物"标识和容器内所有化学物质的名称。积聚区的容器装满后必须注明日期。容器注明日期后要立即用电话通知 QSHE 办公室处理。

12.3.4 危险废物定点积聚区管理

危险废物定点积聚区是产生、收集、储存危险废物的地点，该区域由 QSHE 办公室负责清运。

当第一次向容器内倾倒废物时，就要在容器上贴上"危险废物"的标签。

在容器装满以前不要在其上面注明日期。

容器被装满和准备取走时注明日期。

在容器上注明日期后立即拨打 XXXX。QSHE 办公室要在容器被注明日期后的三天内把危险废物容器从卫星积聚区取走。

特别注意：卫星区域内只允许有一个废物的容器；对于烈性危险废物允许容器容量达到最大 1 夸脱，对于其他类型的危险废物允许容器容量达到最大 55 加仑。

如需更多信息，拨打电话：XXXX。

12.3.5 过期或多余的化学物质处理

从实验室或储存地清除过期或多余的化学物质之前要请 QSHE 办公室（电话号码：XXXX）对这些物质进行评估。

化学物质不得混放在一个容器内，走廊内禁止放置化学物质。

把多余的化学物质分配到其他实验室之前要咨询 QSHE 办公室。

接收多余的化学物质的员工要负责这些化学物质管理并且必须将其编入目录。科室主任负责管理含有丢弃化学物质的实验室。

12.3.6 混合废物管理

混合废物是指具有放射性和危险化学物质成分的废物。实验室收集混合性废物必须执行所有的放射安全程序（参见安全指导书）和危险废物管理程序。

实验室员工要遵守下列实验室混合废物堆积管理程序要求：

（1）混合性废物要收集放入由放射安全部门提供的容量为 5 升的罐内。

（2）当 5 升的罐装满混合性废物后要送到 QSHE 办公室处理。

（3）QSHE 办公室人员负责对 90 天的储存区域每周检查一次（房间号：XXXX），确保混合废物从堆积开始 90 天内得到处理。

（4）危险废物管理规定要求装满的废物容器必须在三天内清运出实验室，并且实验室中只允许有一个装满废物的容器。

12.4 化学物质溅洒管理程序

危险化学物质的溅洒必须得到迅速、正确的清理，否则非常危险。员工涉及或发现危险化学物质的溅洒，须立即按要求处置。

12.4.1 少量化学物质溅洒（≤1.5升）的处置

（1）通知和疏散临近危险的人员。

（2）通知 QSHE 办公室，白班时间电话：XXXX，夜班及节假日拨打 XXXX。

（3）按照 QSHE 办公室的要求和建议采用适当的物质、防护服或装备安全清理溅洒。

（4）把所清理的物质送到 QSHE 办公室（XXXX 地点）妥当处理。

12.4.2 大量化学物质（≥1.5升）以及不明或剧毒化学物质溅洒的处置

（1）通知并疏散临近危险的所有人员。

（2）要控制溅洒，但必须能够安全操作。

（3）进行通风，但不得造成其他过度暴露。

（4）关紧房门，对区域隔离。

（5）拨打电话并报告如下内容：

第一，化学物质溅洒。

第二，报告人员名字和电话号码。

第三，化学物质溅洒的地点（建筑物和房间号）。

第四，化学物质溅洒的性质（化学名称、数量和危险）。

第五，人员的伤害或污染。

（6）在溅洒区域外等候 QSHE 办公室、医院安保或消防部门人员到达。

（注意：不要把化学物质溅洒清除物放到红色（生物危险）袋子中或与血液、体液废物混合）

12.5 水银溅洒和环氧乙烷泄漏处理程序

12.5.1 汞溅洒处理

汞溅洒可致人员暴露并污染服务设备和环境，因此需要迅速、正确地清除。

如果员工在白班时间导致或发现汞溅洒，请拨打 QSHE 办公室电话：XXXX，夜班或节假日请拨打 XXXX，并报告如下内容：

第一，发生汞溅洒。

第二，报告人的名字和电话号码。

第三，发生汞溅洒的位置（建筑物的名称和房间号）。

第四，大概的数量（温度计的数量、血压单位）。

第五，如果可能，封闭区域以减少汞的扩散。

12.5.2 环氧乙烷泄漏处理

如果环氧乙烷探测警报报警或人员出现头痛、恶心症状，要按如下步骤处理：

第一，人员必须离开环氧乙烷泄漏的区域。

第二，必须关闭房门。

第三，拨打 **XXXX** 并报告地点、姓名和电话号码。

第四，为关闭设备或进行监测而返回到区域内的人员，必须佩戴环氧乙烷监测计量牌。

第五，为关闭环氧乙烷罐进入区域的所有人员必须佩戴环氧乙烷专用呼吸面罩。

第六，总监和指定的员工可在设备部领取便携式监测器进行区域监测。未经专门培训，不得进行区域监测。

第七，在区域总监或 QSHE 办公室给予清除前，不要再次进入区域。

12.6　化疗制剂（细胞毒性药物）溅洒处理程序

发生化疗制剂的溅洒时，须尽快清除溅洒的化学制剂，同时通知邻近区域的其他人员，在 QSHE 办公室或其他应急人员到达清除溅洒物前，不得离开。

12.6.1　少量化疗制剂溅洒（1 个安瓿或少于 100ml）的处理

（1）穿一次性化疗隔离服并戴上两层外科手套。必要时使用化学飞溅护目镜。

（2）用吸收垫或其他吸收物质清除液体；清理固体要用洗涤液冲洗两次，然后用清水冲洗。

（3）所有的废物包括损坏的玻璃，用过的吸收垫、隔离服、手套和任何非清洁污染物品都要放置在化学废物锐器容器中。

（4）用清洗剂浸泡清洗污染的并可重复使用的物品，然后用清水冲洗。戴双层手套。

12.6.2　大量化疗制剂溅洒（大于 1 个安瓿或 100ml）的处理

（1）用液体吸收垫、溅洒控制枕或其他吸收物质覆盖液体以限制溅洒扩散。用湿布和毛巾覆盖固体。须注意不要产生气溶胶。

（2）限制进入溅洒区域。

拨打电话并报告以下内容：

第一，发生化疗药物溅洒。

第二，报告人的名字和分机号。

第三，发生化疗药物溅洒的位置（建筑物、楼层和房间号）。

第四，溅洒的化疗制剂的名称、数量或未知危险化学物质。

第五，人员伤害或人员污染情况。

12.7　放射物质溅洒处理程序

12.7.1　目标

放射性溢出溅洒如不能及时控制可导致医院和人员污染，因此必须及时、有效、正确地处理放射性溅洒。

12.7.2　放射性物质溅洒的处理

（1）告知发生溅洒的房间内的所有人员。

（2）限制通行。对区域隔离，控制溅洒。如果是液体溅洒，在其上面放置吸收纸。如果是粉末溅洒，在溅洒上面放置湿布或纸。

（3）不允许邻近区域人员离开该区域。

（4）按照放射安全人员的指示和帮助，对区域和人员清除污染。其他问题参阅医院放射安全指导。

（5）白班时间联系 QSHE 办公室，电话：XXXX。夜班或节假日拨打电话 XXXX。报告下列信息：

第一，发生了放射溅洒。

第二，你的名字和电话号码。

第三，发生溅洒的位置（建筑物、楼层和房间号）。

第四，溅洒的放射物质、活性和化学形式。

第五，人员有无任何伤害和污染。

12.8　危险物质运输管理

危险物质是指运输过程中能够危及健康、安全或财产的物质，管制的危险物质明细见"环保部门危险物质表"。

医院运输危险物质须遵守下列程序和步骤以确保符合法规要求，有关问题请拨打 QSHE 办公室，电话：XXXX。

12.8.1　运输

第一，按照环保部门危险物质表确定所运输的物质是否是危险物质；

第二，按照一般特征，如感染性物质和气溶胶物质可以纳入危险物质。

第三，环保部门危险物质表中未列出的物质不适用于本指导书管理。

第四，有无例外情况适用所运输的危险物质，如数量极少的例外情况或物质贸易的例外情况。

第五，如果有环保部门危险物质表中所列出的物质并且无任何例外情况，该物质必须按照本规定进行运输。

12.8.2　运输文件

危险物质运输必须有批文和标识，包装不正确或信息不全禁止运输。如果运输期间危险物质包装导致溅洒或人员受到伤害，相关人员要受到法律制裁。

危险物质运输批文必须包含运输物质的所有信息，采用环保部门危险物质表的资料来确认物质。必须按照危险物质表中的规定准确制作标志。

注释 1：描述须按下列顺序：名称、危险分类、UN 身份号码、包装组（PG）。

注释 2：危险废物运输货物单中包含运输所需要的全部信息。

12.8.3　确定包装要求

（1）运输危险物质必须使用批准的危险物质包装系统。UN 包装系统旨在预防运输期间发生危险物质的泄漏。

（2）包装系统的要求见危险物质表栏 8。包装系统要求专门针对运输危险物质的类型。

（3）危险物质包装系统可以从有关供应商获得，详情咨询 QSHE 办公室。

（4）在某些情况下运输公司或代理人可以提供包装系统，但要确保这些系统得到了认证或批准。

12.8.4　确定标签和标志要求

运输危险物质必须在容器上贴上标签，包装不当或标签不合格不得运输，包装不当导致溅洒或人员伤害，对相关人员要依法处理。

　　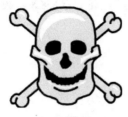　　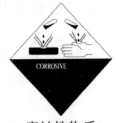

易燃物质　　　　　　　　有毒物质　　　　　　　腐蚀性物质

图 12.1　危险物质标识

标签的要求在危险物质表栏 6 中简要说明。包装可能需要不止一个标签。标签要简要说明环保部门危险分类以及其他安全预防措施的标志，如包装指导等。

检查符号并确定是否有运输限制或特殊规定，如空运、铁路和水运的限制。

第 13 章　个人防护装备管理计划

13.1　医院岗位危险及防护装备评估

医院工作存在着一定的危险，各岗位工作人员需要个人防护装备，具体装备参见表 13.1。

表 13.1　医院岗位危险及防护装备评估

科室地点：　　　　　　电话号码：　　　　　　完成日期：

危险分类	检查使用的物质	危险分类	危险分类描述	是否需个人防护装备	所需个人防护装备	上岗前健康检查	培训要求	举例
暴力		1	高暴力危险					急诊、心理、医务部、安保
		2	中暴力危险					护士、收款员
		3	低暴力危险					
石棉		1	与石棉工作	Y	呼吸面罩及防护服	Y	每年更新培训一次	石棉工作人员
		2	在石棉周围工作导致损伤	N		N		应急工作人员，后勤（设施管理）
		3	周围没有石棉	N		N		
放射性		1	使用放射物质或射线设备	Y	防护服和屏障	N		介入中心 放射科 放射肿瘤科
		2	在放射物质或射线设备附近工作	N	防护服	N		护理，后勤（设施管理）
		3	不使用、不临近放射性物质或射线设备	N	无	N		
激光			使用激光	Y	安全眼镜			手术室
			在激光周围	N				
			不使用激光	N	无	N	无	
噪声		1	≥85 分贝	Y	听力保护	Y	听力保护	设施管理或园林管理人员
		3	<85 分贝	N	无	N	无	
热		1	温度>30℃	N	无	Y	热应激	设施管理、园林、餐饮
		3	温度<30℃	N	无	N	无	

危险分类	检查使用的物质	危险分类	危险分类描述	是否需个人防护装备	所需个人防护装备	上岗前健康检查	培训要求	举例
冷		1	工作地点＜4.5℃	Y	绝缘干燥衣服	N	冷应激	设施管理、园林、餐饮
		2	工作地点≥4.5℃					
电		1	暴露致命电流	Y	绝缘手套		加锁、标签	设施管理
		3	无致命电流	N	无	N		
血源性致病因素		1	工作职责要求接触可见的血液或体液	Y	防护服装、呼吸面罩	Y		护理、急诊、呼吸治疗、实验室工作人员
		2	不暴露于可见血液或体液	N	无	N	无	
结核		1	接触结核或疑似结核病人	Y	PAPR	Y		急诊科、XX科室、气管镜室。
		3	不接触结核或疑似结核病人	N		Y		
化学物质		1	接触化学物质	Y	防护服装、呼吸面罩			设施管理、急诊科、实验室、护理和呼吸科等人员。
	人员周围如有下列化学物质要放置检查标志才可工作：戊二醛、环氧乙烷、甲醛、二甲苯、二氯甲烷、苯酚、麻醉气体、危险废物、危险药物如化疗制剂、病毒唑等。							
		2	在化学物质附近工作					设施管理、急诊、呼吸科、实验室、护理管理等人员。
		3	不接触或不在化学物质附近工作					
吊装		1	常规吊装18公斤					储存室、护理管理。
		2	吊装小于18公斤					
其他身体状况	在常规工作中人员如遇到下列状况要放置检查标志：体位别扭、超过头顶的工作、扭曲/负荷、提升大宗物品、振动（手、臂、整个身体）、超过四小时持续使用计算机。							
其他			工作高度超过1.8米					设施管理、通讯
			在国家标准确定的限制的空间工作					设施管理

13.2 呼吸面罩防护管理

13.2.1 管理目标

采用相应的工程或管理控制来防御空气污染是医院的管理规定之一。在这些手段不能有效控制空气污染的情况下医院要为暴露于危险空气的员工提供充分的呼吸保护。呼吸面罩的使用要执行呼吸保护规定和程序。医院所有员工和学生要遵守本文件的规定和程序。

13.2.2 职责

要确保使用呼吸面罩人员的安全，必须明确相关部门和人员的职责。

13.2.2.1 QSHE办公室职责

第一，提供培训。

第二，佩带测试指导。

第三，保存培训和佩戴测试记录。

第四，建议使用相应的呼吸面罩和药筒。

第五，进行定期检测以评估空气污染的浓度。

第六，对呼吸面罩储存和使用进行定期检查。

13.2.2.2 员工健康部职责

对呼吸面罩穿戴者进行医疗调查。

13.2.2.3 各科室职责

第一，购买、领取适当的呼吸面罩、药筒和批准的配件。

第二，向QSHE办公室报告呼吸防护面罩存在的问题。

第三，确定需要使用呼吸保护面罩的人员。

第四，与QSHE办公室联系进行员工暴露测试。

第五，在需要使用呼吸面罩的地方免费向员工提供呼吸防护面罩。

第六，确保员工使用呼吸面罩前得到相应的培训，并且员工接受规定的更新培训。

第七，确保员工根据规定要求完成医疗监督。

第八，确保员工进行最新安装测试。

第九，保存员工遵守医院呼吸面罩防护规定的记录。

第十，确保检查过呼吸面罩并全面记录。

第十一，确保按照制造商建议对药物罐进行了流体力学测试并进行记录。

13.2.2.4 呼吸面罩使用人员职责

第一，呼吸面罩在使用前后要进行清洁和检查。

第二，呼吸面罩要储装在塑料密封袋内，然后放入柜中或其他清洁地方。

第三，按制造商建议使用呼吸面罩。

第四，按训练的方法正确穿戴面罩。

第五，向科室主任报告呼吸防护面罩可能存在的问题。

第六，根据管理规定的描述检查呼吸防护措施。

13.2.3 确认呼吸防护要求

13.2.3.1 危险信息评审。在员工需要戴呼吸面罩时，主任要确保向QSHE办公室通报员工所有的操作。QSHE办公室要评估这些操作过程中所使用的化学物质的危险信息以便建立员工遵守医院呼吸防护规定的基本要求。

13.2.3.2 暴露检测。科室人员如疑有空气污染并需要使用呼吸面罩时，必须联系QSHE办公室，最好以书面形式要求暴露检测。QSHE办公室要根据操作观察、信息资料和员工访谈、信息资源和员工调查确定是否需要暴露监测。QSHE办公室进行暴露监测，并确认是否需要或持续使用呼吸面罩防护。工程、程序发生变化或工作地点出现新的危险时可能造成员工暴露，这些情况必须通知 QSHE 办公室。

13.2.4　医学体检

员工的身体条件必须达到安全操作的要求才允许其执行需要使用呼吸面罩的工作。按照法律要求，员工的身体条件要由授权的医师体检后确认。呼吸面罩使用人员在佩戴测试呼吸面罩前，其健康状况要进行检查。45 岁及 45 岁以下人员在前两年每年体检两次，以后每年一次。根据法规或其他标准，人员体检频次可增多（如石棉工作人员不分年龄全部每年检查一次），每次体检的资料要存入员工健康档案中。

13.2.5　呼吸面罩的选择和采购

13.2.5.1　选择标准。QSHE 办公室人员要根据员工所暴露的危险选择呼吸面罩。按照规定选择常规工作的呼吸面罩。其他需要呼吸面罩防护的操作可拨打医院 QSHE 办公室，分机号 XXXX，获得相应的建议。呼吸面罩的选择要参照国家有关要求。非常规使用的呼吸面罩的选择要执行相应的法规。

13.2.5.2　采购。呼吸面罩由科室购买并免费向员工提供。QSHE 办公室要提供所需呼吸面罩的采购信息。

13.2.6　培训

13.2.6.1　职责。按照岗位描述或工作要求，员工在使用呼吸面罩前须经培训以掌握呼吸面罩正确的使用方法并了解其局限性。培训工作由 QSHE 办公室负责，员工未经培训不得使用呼吸面罩。培训内容至少要包括本呼吸防护计划的 B 部分，培训完成后员工要在培训记录上签字。

13.2.6.2　内容。参加呼吸面罩防护计划的员工要接受如下培训：

（1）使用人员密封检查。员工要学习呼吸面罩穿戴、调整和正负压测试方法并遵照制造商说明进行测试。密封式呼吸面罩必须进行密封检查以确保其在使用过程中能完全密闭。要按有关规定列出的正负压检查方法和面罩制造商的建议进行密封检查。使用人员所进行的密封检查不能替代测试的质量或数量。

（2）面罩正压检查。关闭呼气阀，轻轻地向面罩内呼气。如果面罩内有轻微的正压并且没有泄漏的证据，说明面罩的佩戴正确。对大多数呼吸面罩而言，该泄漏测试方法需要穿戴者在关闭呼气阀前首先要去除呼气阀盖，测试后要仔细地把盖盖上。

（3）面罩负压检查。用手掌覆盖或用更换过滤器密封的方法关闭滤毒罐或药筒的入口，轻轻地吸入让面罩轻微塌陷，憋气 10 秒。某些药筒的入口开关不能用手掌有效覆盖，测试时可以用薄的乳胶手套或腈纶手套盖在药筒的入口处。如果面罩保持其轻微的塌陷状态没有向内的空气泄漏，说明密闭良好。

（4）呼吸面罩的局限性。培训期间要讨论呼吸面罩的局限性。每个使用者都要熟悉下列局限性：

第一，空气纯化型呼吸面罩不要在直接危害生命或健康的空气（IDLH）中使用。IDLH 空气既直接威胁生命、导致不可逆转或延迟的身体损害或影响人员从危险环境中逃生的能力。其中包括 IDLH 危险化学物质浓度和所有缺氧的气体环境。

第二，某些情况下如面部的头发、胡须、联鬓胡须、眼睛上的鬓角、缺失假牙等造成面罩密封不良时不得使用。为确保达到防护作用，穿戴面罩人员在每次使用呼吸面罩时要按照制造商的说明，对面部密封面罩要进行检查。

第三，空气纯化呼吸面罩只用于避免警示特征明显的化学物质（在安全浓度下可以通过视觉或味觉察觉出的化学物质）侵害。

（5）呼吸面罩药筒的过滤成分常受污染而饱和，要定期更换。当呼吸阻力增高或发现有化学物质通过，说明药筒被用尽了。每次使用呼吸面罩都要测试药筒。测试包括：

第一，蒸汽有很强的味道，使用者能闻到味道。

第二，使用前用无害的蒸汽测试。

第三，按照制造商的说明操作。

第四，专用呼吸面罩不得由他人使用或用于其他工作。

（6）员工必须参加下列培训方可使用呼吸面罩：

第一，操作呼吸面罩的方法。

第二，由得到培训的人员测试、安装呼吸面罩。

第三，在正常的环境下能够熟练穿戴上面罩。

第四，在测试环境下穿戴。

（7）损坏的呼吸面罩管理。破损的呼吸面罩不得使用，如果无法修理要立即淘汰，如可以修理，必须使用制造商许可的零件。每次培训中都要把呼吸面罩检查程序教给使用者和保管人员。

（8）呼吸面罩的清理频度。各科室负责保存员工使用的呼吸面罩。按照确保使用者安全的需要定期对常规使用的呼吸面罩进行收集、清洗和消毒。呼吸面罩在每次使用后必须进行清洁和消毒，这是最基本的要求。有些面罩应用后可能需要更高频次的清理。

（9）呼吸面罩的清理管理。除了外科面罩和防尘面罩，其他呼吸面罩都要采用符合国家标准的商业呼吸面罩清洁溶液进行清洁和消毒。QSHE办公室推荐使用XXX牌清洁溶液进行清洁和消毒。在不干燥的情况下可导致真菌生长，因此不要把面罩储存在塑料袋中（在把面罩面部零件浸泡在干净的清洁液之前，必须把过滤器取走，过滤器放在塑料袋中储存）。

（10）呼吸面罩的储存管理。常规使用的呼吸面罩在清洁、消毒和检查后必须储存在密封的清洁纸袋内。各科室所储存密封袋要避免沙尘、阳光和高温。急诊使用的呼吸面罩要用清洁的纸袋密封后放在急救箱中。每个急救箱要有呼吸面罩并标示明显的分隔。呼吸面罩储存时面部零件和呼气阀要处于正常位置以免弹性体被扭曲而损坏功能。炭过滤器在长期不用时要拆除掉并放置在塑料袋中以防止药箱中的碳吸收空气而受污染。

13.2.7　安装测试

危险环境下要使用呼吸面罩，员工必须进行安装测试以确保呼吸面罩得到适当的密封。测试要由QSHE办公室批准的方案完成。如果测试效果不好，不要使用该呼吸面罩。使用呼吸面罩的员工至少要每年进行一次安装测试。呼吸面罩要种类齐全（如型号和制造商）以确保员工能够得到最佳测试的呼吸面罩。

13.2.8　呼吸面罩检查的方法

所有常规使用的呼吸面罩在每次使用和清理期间要进行检查；紧急状态下使用的所有的呼吸面罩至少要每个月检查一次并且按照制造商的建议检查，使用前后检查相应的功能；逃生专用呼吸面罩在进入工作地点使用前要对其检查。

呼吸面罩检查内容包括：

第一，呼吸面罩功能检查、连接的紧密程度和各种部件的状况，其中包括面罩、头带、阀、连接管和药筒、滤毒罐或过滤器；柔韧体弹性部件和老化标志。自控的呼吸装置要每个月检查一次。空气和氧气瓶要保持充满状态，当压力低于制造商建议的压力的90%要重新灌装。医院要确认警报装置功能是否正常。

第二，对于紧急使用的呼吸器面罩，医院要通过记录的检查日期、检查人员名字（或签名）、检查发现、需要的补救措施、序号或其他方式来认证呼吸面罩。把上述信息写在标签或标牌上，粘在呼吸面罩的储存间隔内，并与呼吸面罩一起保存或者作为电子文件放在检查报告中。这些信息一直保存到下次认证。

13.2.9 记录保存

存放用于急诊的呼吸面罩和自控呼吸装置的检查要在科室的日志中记录。记录要包括检查的日期、检查者姓名、检查结果。

改进检查出的问题而采取的补救措施记录、医师批准的文件、安装试验、培训记录和签署的证明要由QSHE办公室保存。员工健康部要按照要求保存所有的医疗记录。员工的医疗病历须经员工书面申请，方可发放。

13.2.10 员工自愿使用呼吸面罩的处理

只要QSHE办公室确定呼吸面罩本身不会造成伤害，医院可以根据员工要求提供呼吸面罩或允许员工使用他们自己的呼吸面罩。如果QSHE办公室确定允许自愿使用呼吸面罩，医院要向呼吸面罩使用者提供相应的国家标准。这些人员也要参加QSHE办公室认为必要的呼吸防护课程。

13.2.11 呼吸面罩防护计划的有效性调查

呼吸防护计划的持续有效性由QSHE办公室定期检查和评估，并根据需要进行修订。对本计划提出的改进建议要送到QSHE办公室，地点：电话：XXXX。

13.2.12 呼吸面罩与相应工作对照表

表 13.2　呼吸面罩与相应工作对照表

工作任务呼吸面罩编码	
喷刷小房间以及使用溶剂清除溅洒	1，0
地板清扫人员和床单扰动人员	2 或 3*
直接危及生命和健康	
气体和限制空间的进入	4**
石棉处理或移动	7
潜在暴露于石棉	7
焊接、蒸煮	6
说明：	
*——根据需要这些呼吸面罩用于控制粉尘吸入。	
**——同时需要保险绳和待命人员。	
呼吸面罩编码描述：	
0——带有蒸汽或酸性气体药筒（负压空气纯化）的半面呼吸面罩。	
1——带有喷涂预过滤和有机气体药筒的半面呼吸面罩。	

2——外科粉尘面罩或一次性粉尘雾呼吸面罩。

3——带有 R-12 过滤器药筒的半面罩呼吸器。

4——自控呼吸设备、周围空气呼吸设备、需要持续流量或压力的呼吸面罩。

5——带有 HEPA 过滤器的动力空气纯化呼吸面罩。

6——一次性焊接用呼吸面罩。

7——下列是指定类型的呼吸面罩要在各种石棉控制项目中使用。（整个项目阶段可能要穿戴提供较大程度保护的呼吸设备。）

不超过 1.0f/cc(10X PEL)——装备高效率的特殊空气滤过器的空气纯化半脸呼吸面罩，而不是一次性呼吸面罩。

不超过 5.0f/cc(1000X PEL)——空气纯化全脸呼吸面罩，装备高效率的过滤器。

不超过 10.0f/cc(100X PEL)——动力性空气纯化呼吸面罩，装备有高效率的特殊的空气过滤器或任何以持续气流模式操作的提供空气的呼吸面罩。

不超过 100.0f/cc(1000X PEL)——以压力模式操作的提供空气的全脸呼吸面罩。

大于 100.0f/cc(大于 1000X PEL)或浓度未知——提供空气的全脸面罩以压力模式操作，装备有辅助的正压自控呼吸装置。

13.2.13　自愿使用呼吸面罩时的指导书

选择并使用正确的呼吸面罩是免受相应危险的最有效的方法。为向员工提供更加舒适的环境和保护，即使暴露低于暴露的限制水平也鼓励使用呼吸面罩。然而，如果呼吸面罩使用不当或面罩不清洁，呼吸面罩本身可对人员产生危险。即使危险物质的数量没有超过国家的限制标准，工人也可能穿戴呼吸面罩避免暴露危险。如果医院向员工提供呼吸面罩，让员工自愿使用，或员工自己有呼吸面罩，需要注意确定呼吸面罩本身有无危险。使用人员需遵从下列要求：

第一，阅读并注意由制造商提供的所有有关使用、维护、清洁和注意事项以及有关呼吸面罩局限性的警告说明。

第二，选择认证过的呼吸面罩以防护相关污染。国家质检部门对呼吸面罩进行认证，呼吸面罩或呼吸面罩的包装上要有认证的标签和说明，告知呼吸面罩的使用目的和保护程度。

第三，按照设计，呼吸面罩不能提供保护的环境中不要使用该呼吸面罩。例如，防尘呼吸面罩不能有效阻挡气体、蒸汽或非常小的烟雾的固体粒子。

第四，注意看管自己的呼吸面罩以免误用其他人的呼吸面罩。

13.3　动力性空气纯化呼吸面罩管理

13.3.1　管理目标

医院的管理目标之一是通过使用适当的工程操作预防空气污染。工程控制如不能预防结核分支杆菌造成的空气污染,医院采取的措施是向暴露于这样环境中的员工提供充分的呼吸面罩保护。根据医院感染控制委员会的要求，员工暴露于"排除"或结核阳性病人时要使用动力空气纯化呼吸器（PAPR）。这是唯一可使用的设备，除非由医院感染控制委员会另行批准。该种设备的使用要遵照医院 PAPR 管理程序，相应文件可在 QSHE 办公室查阅，地点：XXXX。

QSHE 办公室主任负责按下列要求确认与本管理程序的符合性：

第一，与感染控制部联系，启动员工暴露检测。

第二，在需要使用呼吸面罩的地方向员工免费提供呼吸保护。

第三，确保员工使用 PAPR 前得到相应培训，并接受规定的更新培训。

第四，确保员工得到了最新的医疗检查。

第五，保存员工参加医院呼吸面罩防护计划的培训记录。

13.3.2 确定呼吸防护的需求

13.3.2.1 危险信息评审。QSHE 办公室主任负责确保通知感染控制协调员关注暴露于"排除"或结核阳性病人的人员操作。感染控制委员会要针对这些操作信息进行评估，建立员工参加医院动力性空气纯化呼吸面罩课程的基本要求。

13.3.2.2 暴露检测。如果科室员工怀疑暴露于"排除"或结核阳性病人，要联系感染控制部，请求暴露检测。感染控制部要根据程序检查、员工访谈和法规要求确定是否需要使用 PAPR。当工程或程序发生变化可能导致员工潜在暴露于"排除"或结核阳性病人，必须通知感染控制部，以便启动随后的暴露检测。

13.3.3 身体状况检查

员工只有在身体条件允许其安全操作时，才准许其从事使用呼吸面罩的工作。使用呼吸面罩前，员工须接受员工健康部医疗检查，以后每年一次。医疗检查至少要包括员工医疗情况问卷，并由员工健康部评审。所有医疗调查的信息要保存在员工健康部的员工医疗记录中。

13.3.4 呼吸面罩的选择和请领

13.2.4.1 选择标准。根据医院感染控制委员会的决定，当暴露于"排除"或结核阳性病人时，员工要使用动力性空气纯化呼吸器（PAPR）。这是使用的唯一设备，除非医院感染控制委员会另有批准。对于其他需要呼吸面罩防护的操作，如危险化学物质的使用，请拨打医院 QSHE 办公室，电话：XXXX，获取操作指导书。

13.2.4.2 请领。只有接受过培训的人员才允许请领这些设备。医院感染控制委员会确定下列区域达到使用这些设备的危险水平：急诊科、门诊、气管镜室、手术室、病理室、儿科、呼吸治疗和放射线科等。其他科室使用这些设备要由医院感染控制委员会逐科进行考虑。一旦同意并且员工经相应培训，他们可以从医院物质部请领设备。

一旦请领，请领者负责确保所有的设备返还时完好无损。如果损坏或丢失，请领人员的科室要赔偿损失。同时需要注意的是，医院必须免费向员工提供这些设备。

13.3.5 培训

13.2.5.1 培训职责。按照国家有关要求，员工使用这些设备前必须接受 PAPR 使用方法、局限性和维护等内容的培训。QSHE 办公室和感染控制部负责此项培训工作。员工未经相应培训不得使用呼吸面罩，员工完成培训后要在培训记录上签字。

科室要确保使用这些设备的员工得到相应的培训并且有培训记录。QSHE 办公室负责各科室的培训人员的培训，这些培训人员对科室人员进行更新培训。

13.2.5.2 培训频次。员工要在上岗前或转到高危险区域时进行初次培训，然后每年更新培训一次。

13.2.5.3　培训内容。所有使用 PAPR 的员工须接受如下培训：

（1）呼吸面罩使用培训。按照制造商的说明，员工进行操作呼吸面罩并且要证明其能正确地穿上、脱下、调整和戴上呼吸面罩。

（2）气流指示计使用培训。员工必须学习如何使用气流指示计。该设备可显示是否存在导致永久损害或死亡的低流量气流。

（3）呼吸面罩局限性培训。培训期间要彻底讨论 PAPR 的局限性。使用者至少要熟悉下列局限性：

第一，空气纯化型呼吸面罩一定不要在直接危及生命或健康的空气中使用。直接危及生命和健康的空气是指直接威胁生命或导致不可逆转或延迟的不良影响或将影响人员逃生能力的空气，其中包括直接危及生命和健康的危险化学物质浓度以及空气缺氧。

第二，该设备只是过滤设备，对烟雾、气体、烟火挥发气体既不起保护作用也不会在缺氧的环境中提供氧气。

第三，PAPR 只用于结核暴露环境中的保护，除非感染控制委员会另有批准。

第四，签发用于专门工作的呼吸面罩，绝不要被其他人员使用或用于其他工作。

（4）安全预防措施培训。培训期间要全面讨论穿戴该设备所要采取的安全预防措施。使用者至少要熟悉下列安全预防措施：

第一，不要在下列地点使用这些呼吸面罩：限制区域、通风差的区域或爆炸环境。

第二，如果你觉察到下列信号，诸如不寻常的口味或气味、眼睛、鼻子和喉咙的刺激、呼吸困难、眩晕、恶心，要立即离开工作区域。

第三，火花或火焰可以接触到药筒或呼吸面罩的地方不要使用呼吸面罩。

第四，不以任何方式改变或调整呼吸面罩。修理时要使用制造商建议的专用零件替换，未经授权的零件可能损坏呼吸面罩。

第五，未戴呼吸面罩不得进入污染的区域，在污染区域不要去掉过滤器。

第六，如果呼吸面罩在使用过程中损坏或功能丧失，要立即离开工作区域。

第七，在使用呼吸面罩前确信所有的气道夹紧。

（5）在测试气体中操作培训。使用呼吸面罩前，员工要参加下列培训：

第一，操作 PAPR。

第二，练习使用期间能够在正常气体中穿戴它。

第三，允许在测试环境中穿戴。

第四，能正确描述结核的症状和体征。

（6）呼吸面罩检查培训。使用呼吸面罩的人员在初次培训和后续的培训中要学习呼吸面罩检查程序。每次使用前 PAPR 使用人员必须进行检查。要对不常用的呼吸面罩每月检查一次，科室要保存检查记录。

（7）破损的呼吸面罩处理。不要使用损坏的呼吸面罩。损坏的呼吸面罩要立即送到物质管理部进行修理。如可以修理必须使用制造商准许的零件。

（8）呼吸面罩的清洁程序。灭菌处理的科室负责按照制造商的建议对这些设备进行消毒。从污染区域脱下的面罩装备必须全部放入塑料袋内，封闭后迅速送灭菌处理科室进行清理。PAPR必须由护理消毒服务部消毒，并在每次使用后进行灭菌处理。

（9）呼吸面罩的储存。呼吸科、门诊、ICU、气管镜室、病理室、儿科和放射科已经被确定为高危区域，可领取 PAPR。这些设备要保存在干净、干燥和安全的地点，电池保持充满电状态，并一直放置在充电器内。按照简单储存条件，其他设备要保存在医院物质管理部。

（10）感染控制。员工在培训中要掌握结核分支杆菌的感染特点，包括如下内容：

第一，空气传播结核的危险和感染的结果。

第二，预防结核暴露所采取的措施。

第三，选择某种类型呼吸面罩的原因。

（11）呼吸面罩的选择。要向员工提供如何选择专用类型呼吸面罩以预防结核的信息。

13.3.6 密封测试

正压呼吸保护不需要进行密封测试。

13.3.7 记录保存

QSHE 办公室要保存参加培训的人员的电子记录，各科室负责保存所有的书面记录。员工健康服务部要保存本计划所要求的所有的医疗记录。员工记录不得向外公布，除非得到员工书面许可。医疗记录包括检查的日期、检查者的姓名、检查的结果和针对检查出的问题所采取的改进措施。

13.3.8 呼吸面罩管理程序审查

员工和科室主任负责就本计划中的任何缺陷与 QSHE 办公室联系。医院 QSHE 办公室定期检查和评估以确保其持续有效，并根据需要作出修订。对本计划的改进建议要送到医院 QSHE 办公室，地点：XXXX。

13.4 听力保护管理计划

13.4.1 管理目标

为避免员工遭受噪声危害，医院要对高噪声区域进行评估，以便确定是否有危险噪声存在。如发现存在危险噪声，要采取措施避免员工听力丧失。医院要遵从医疗工业领域内认可的合理标准。有些噪声虽然无危害但员工感觉刺激，根据管理判断可采取措施降低噪音水平。当员工噪声暴露等于或超过活动水平——暴露于 85 分贝 8 小时时间加权平均活动水平时，要实施所有的听力保护管理计划。

员工必须遵守本文件中的规定和程序。

13.4.2 听力保护管理计划简介

认识到某些工作环境的操作可导致危害性的噪声，QSHE 办公室建立了正式的管理计划以保护员工和学生免受噪声危害。本计划的目的是确保医院暴露于危害噪声水平的员工和学生得到适当的保护，防止听力受损。

13.4.3 听力保护管理计划的内容

第一，员工听力暴露监测。

第二，对噪声危害进行医疗监督。

第三，实施噪音危害控制。

第四，员工听力保护措施的培训。

第五，有关听力保护计划所有活动的记录。

第六，听力保护措施的保持。

在有噪声危害的区域工作时，员工和学生要遵守国家、省、地方的法律法规和医院指南。员工要对其自己和周围人员的安全和健康以及环境保护负责。

13.4.4 噪声暴露监测策略

根据 QSHE 办公室在工业健康调查中搜集的资料确定监测需求，建立和实施员工噪声暴露监测策略。按照国家职业安全和健康管理准许的方式进行监测。一旦生产水平、过程、设备或噪声控制改变，造成员工噪声暴露变化，就需要重新监测。QSHE 办公室要以书面形式及时向员工报告暴露监测结果。

13.4.5 噪声暴露的医疗检查

检查确定员工噪声暴露达到或超过活动水平的 6 个月内，员工健康部要建立有效的基线与后续的听力敏度图并进行比较。听力敏度图用于测量人员在不同的噪音水平分辨不同频率的能力。员工健康部要对参加听力保护计划的所有员工进行年度听力敏度图检查。

听力敏度图显示员工听力有不能解释的变化时，要做进一步的调查，包括咨询医院耳鼻喉科。主任负责确保员工健康部对参加听力保护程序的员工每年进行一次医疗检查并作记录。

只有当监测资料显示员工暴露的噪音水平不超过活动水平时员工才可以不参加听力保护计划。员工也可因变换到其他岗位不需要参加本计划。

13.4.6 噪声暴露控制

（1）医院要确保采用工程、管理或人员保护装备控制，把暴露水平降到安全水平。

（2）工程或管理控制如因经济或技术障碍而不能实施，医院要向员工免费提供听力保护，以使员工暴露低于 8 小时 85 分贝允许的最高限值。

（3）如果工作区域的设备产生噪音，达到或超过 85 分贝，员工就要戴上适当的听力保护装备。这些区域要确定为听力保护区域并张贴告示告知。

（4）主任负责确保准备听力保护装备，如噪音超过 85 分贝，员工就要戴上这些装备。

（5）员工负责其自身的听力保护，并在需要时能够正确使用听力保护装备。

（6）QSHE 办公室负责推荐适当的听力保护装备。

13.4.7 听力保护的培训

对所有涉及听力保护计划的人员，医院要提供培训课程。人员在上岗时进行初次培训，以后每年更新培训一次。主任负责确保员工按要求参加培训，培训至少要包括下列内容：

第一，噪音对听力的影响。

第二，听力保护器的目的、优点、缺点和各种类型听力保护器的衰减和安装指导。

第三，如何选择、使用和维护听力保护设备。

第四，听力敏度图试验的目的和试验程序的解释。

第五，如何确定员工暴露水平。

第六，如何应用工程和管理控制以降低噪声暴露。

13.4.8 记录

科室要保存证明员工参加年度听力保护培训的书面记录。员工健康部要保存所有医疗监督的文件，包括基线和后续的听力敏感度试验。QSHE 办公室要保存区域和人员噪声监测的记录。

13.4.9 管理计划的保持

QSHE 办公室负责根据需要修订医院听力保护计划。

第 14 章　感染预防和控制

14.1　感染预防和控制管理计划

14.1.1　概述

医院在提供医疗服务过程中要把发生在医院内感染和传染病的危险降到最低。医院为监督、预防和控制感染建立了有效的管理网络和管理程序，并根据流行病学原理和研究结果，运行这些程序以减少病人和医务工作者传染性和流行性院内感染的危险。监督包括院内感染的确认、分析、报告、预防和控制的所有活动。

本计划充分考虑了病人数量、医院的地理位置、临床重点学科和员工数量等因素。

14.1.2　感染预防和控制管理的监督

本计划由具备资质的感染控制协调人员、感染控制护士、感染预防和控制部主任、感染预防和控制委员会进行监督。感染预防和控制部向医务部、护理部以及风险管理部（质量控制中心）主任报告临床相关问题的处理及对策。

员工健康部、感染预防和控制部合作建立管理制度并通报减少员工和病人感染所需要的信息。

感染预防和控制委员会在建立并批准感染预防和控制措施、监督程序时需考虑以下九个因素：

第一，医院感染和社区感染的鉴别标准。

第二，选择某一方法或联合方法的根据以及应用这些方法的时间框架。

第三，病人数量。

第四，所用的资料收集方法。

第五，确保病例判定准确完整的质量控制程序。

第六，对资料收集评估和随访职责分配。

第七，报告和随访的方法。

第八，按要求向卫生主管部门报告感染。

第九，员工之间具有流行病学意义的感染记录。

感染预防和控制委员会至少要每年一次对监督活动的方式和范围进行评估、修订和批准。评审内容如下：

第一，对上年度所收集的调查资料进行趋势分析。

第二，医院感染危险预防控制策略的有效性。

第三，上年度建立的服务、程序以及服务和程序中存在的优缺点。

14.1.3　医院感染监测

医院感染预防和控制部负责医院感染监测。医院采用目标监测程序监测住院病人医院内感染发生情况。通过目标监测，制定感染预防和控制最终目标，按照优先顺序把资源分配到医院内感染高度危险的病人群体。对导致医院内感染的可预防的危险因素要重点关注，以分清工作主次。

除了目标监测计划中详细说明的感染类型，对少见的或与病毒有关的医院感染的单发或暴发情况都要进行评估。感染控制联络员、感染控制部医师、感染控制部主任和感染预防控制委员会要研究确定干预措施。

14.1.4 医院感染诊断标准

通过对病人的临床、实验室和其他诊断资料的评估以确定是否发生了医院感染。统一医院内部诊断医院感染的标准对于比较不同阶段的感染率极其必要。诊断医院感染的标准一致性是医院感染发生率与全国医院感染发生率相比较的基础。XXXX年卫生部或行业协会的诊断标准用于鉴别医院感染和社区感染。这些诊断标准可到医院感染预防和控制部领取。

14.1.5 医院感染率基准

感染预防和控制部应该用卫生部或行业协会的诊断标准和方法收集资料，并把这些资料与国家公布的感染率相比较。如果国家没有相应的感染率，则使用内部或文献研究的感染率作为基准。

14.1.6 医院年度感染监测目标

14.1.6.1 监测目标

第一，准确全面地收集资料。

第二，确定感染率和数量趋势。

第三，用建立的感染率确定基准线。

第四，确认高于基准线的医院感染趋势。

第五，发生情况时要评价程序、政策和操作指南并对危险因素进行预防。

第六，向关键人员发布相关信息。

第七，减少感染危险因素。

14.1.6.2 外科感染

外科感染须优先预防。根据资料，一个外科感染可导致病人平均住院日增加XXXX天和额外花费XXXX元。降低外科感染的方法可参阅相关的医学文献。建议持续全面地监测特殊的高危、以及例数多的病种的手术操作。感染预防和控制部以及外科共同确定医院年度持续目标监测，举例如下：

目标：冠状动脉搭桥术（CABG）感染率≤文献感染率。

表 14.1 国家公布的 CABG（胸部搭桥血管手术部位联合）外科感染率

危险因素的数量	外科感染率（%）
0	
1	
2	
3	

14.1.6.3 中心静脉导管相关的血液感染

中心静脉导管相关的血液感染死亡率较高，但可预防。中心静脉导管相关的血液感染导致病人平均住院日增加 XXXX 天，增加边际成本 XXXX 元。因此，要优先控制并减少导致这些感染的危险因素。年度内科监护中心、新生儿监护中心和血液肿瘤中心等科室监测了中心静脉导管导致的血流感染。

内科监护中心（MICU）：感染率≤4.9 每 1000 中心静脉日。

新生儿监护中心（NICU）：感染率≤卫生部公布的血液感染率。

表 14.2　卫生部公布的中心静脉日血流感染率

出生体重	每 1000 中心静脉日（卫生部公布）血流感染率
≤1000g	
1001—1500g	
1501—2500g	
>2500g	

14.1.6.4　Foley 导管相关尿道感染

与 Foley 导管相关的尿道感染通常可以预防并且在易感病人中具有显著意义。尿道感染导致平均住院日增加 XXXX 天和 XXXX 元的额外费用。医院自 XXXX 年开始在各病区和 ICU 持续监测尿道感染。

14.1.6.5　耐药微生物监测

抗菌素耐药微生物对病人造成显著意义的危险，导致增加住院日，需要隔离措施和昂贵的强力抗菌药。持续监督和评审这些微生物的获得性医院内感染的工作始于 XXXX 年。感染预防和控制委员会已确定下列微生物具有流行病学意义。

耐青霉素金葡萄球菌（MRSA）。

耐万古霉素肠球菌（VRE）。

鲍曼不动杆菌。

嗜麦芽寡养单胞菌。

产生超广谱 β 内酰胺酶革兰氏阴性菌。

怀疑耐药革兰氏阴性菌≤2 抗菌素制剂。

14.1.7　感染预防和控制报告

医院感染预防和控制管理目的在于降低危险和具有流行病学显著意义的感染发生率和数量。感染率采用统计学方法确定，也可使用柱状图和程序控制图确认感染趋势和变异的程度。

14.1.7.1　感染预防和控制部要定期向感染预防和控制委员会报告感染监测的结果，并形成备忘录，备忘录由委员会评审和批准。

14.1.7.2　备忘录的原件保存在感染控制部。感染控制部向医务部、医疗管理委员会提供其复印件。

14.1.7.3　感染率报告和其他信息要迅速发放到相关科室。报告要常规提供给感染预防和控制委员会并附有预防和控制感染传播的措施。

14.1.7.4　职业健康和医学报告：员工健康部每个月向感染预防和控制委员会报告应对员工工作相关的感染因素暴露所采取的措施。有关血液和体液的职业暴露报告由员工健康部和风险管理部共同准备。

14.1.7.5 应报告的疾病：医院实验室报告确认的每个应该报告的感染疾病信息。实验室总结每个月的感染情况向感染预防和控制委员会报告一次。

14.1.7.6 灭菌监测报告：中心供应室要每季度报告一次医院使用的蒸汽、环氧乙烷和灭菌消毒情况。

14.1.7.7 微生物学报告：感染预防和控制委员会和微生物实验室要每季度报告一次有关耐药菌趋势、血培养污染率以及其他有关问题。

14.1.7.8 药学报告：药剂科要每季度报告一次抗生素使用报告和其他由感染预防和控制委员会和药剂科确定的报告内容。

14.1.7.9 透析液报告：透析室就有关透析液消毒监测情况每季度报告一次。

14.1.7.10 基建报告：感染控制部至少每年报告一次有关负压通风隔离区域和外科手术室感染控制情况，定期报告军团菌病预防措施。

14.1.7.11 废物处理报告：后勤部确认生物危险废物处理的报告要每季度报告一次。

14.1.7.12 未列入计划的报告：通过目标性监测、其他监测活动、医院员工提供的信息或政府法规以及专家的建议所得到的资料要进行重点研究。重点研究包括回顾性和同期图评审、文献评估、临床程序调查和临床实践观察，按要求实施感染预防措施。

14.1.8 其他感染预防和控制措施

医院感染预防控制部负责预防和控制医院及门诊感染传播的其他工作。

14.1.8.1 员工培训：随着国家法律、法规的日益完善，员工对教育和培训的需求越来越多。感染预防和控制部负责对每位员工进行培训并对培训情况进行年审和考核，定期对新员工进行一般指导和培训。

14.1.8.2 管理规定和程序的制定及更新：减少员工、病人间感染传播的科学有效的方法，是管理规定和程序至少要每三年更新一次，并由感染预防和控制委员会评估和批准。

14.1.8.3 产品评估：感染预防控制部参加"价值增值团队"并就有关用于灭菌、消毒和去污染设备的购买以及清洁产品和技术中的重大变化提供咨询。

14.1.8.4 资源和问题解答：感染预防控制部负责就医院员工和社区提出的有关感染、医院操作、隔离要求、血液和其他潜在感染性体液暴露以及其他问题做出反应。

14.1.8.5 继续教育和专业网络：感染预防和控制部作为感染预防和控制问题咨询部门，必须保存最新信息材料。为此，本部门的员工需要不断地进行正式和非正式的培训，参加当地和国家感染预防和控制专业协会并参加相应的培训。

14.1.9 参考资料

JCI 标准参考：IC.

14.2 感染控制委员会

14.2.1 目的

本节阐述医院感染控制委员会的权责、管理结构及人员组成。

14.2.2 内容

14.2.2.1 感染控制委员会由多学科医务人员组成，委员均拥有投票权。

14.2.2.2 感染控制委员会主任由院长任命并主持委员会工作。主任应为传染病专业的医生，对感染控制有浓厚的兴趣和经验。

14.2.2.3 感染控制委员会至少每季度开会一次，并保存会议记录。记录应有如下内容：

第一，讨论的题目。

第二，参会人员讨论发言和结论。

第三，会议提出的建议和措施。

第四，指定应对建议和实施相应措施的人员。

第五，针对所提建议的随访资料。

14.2.2.4 会议记录原件由感染控制办公室保存并送 QSHE 办公室备案。同时，复印件应送达感染控制委员会的每一位成员。

14.2.3 感染控制委员会职责

第一，制定降低病人、探视人员和医务人员医院内感染的控制程序。

第二，根据感染控制过程中收集的资料，提出降低具有流行病学意义的感染的改进措施，并对措施进行评审。

第三，制定政策，降低病人、探视人员和医务人员的传染病传播风险。

第四，对感染暴发、罕见或特殊病毒引起的感染进行调查和控制。

第五，对医务人员进行有关感染控制知识的培训。

第六，定期向医务人员和医院各科室发布感染控制委员会的信息。

第七，定期评估医务人员间具有流行病学意义的感染。

第八，定期评审消毒活动的质量监测结果。

第九，定期评估具有流行病学意义的微生物的研究。

第十，定期评估医院抗生素制剂使用情况。

第十一，对感染控制项目提供行政管理支持。

14.2.4 感染控制人员组成

感染控制委员会由医院的主管医疗副院长、感染控制部主任、感染控制部的医生和护士、各临床科室专家、员工健康部主任、风险管理部主任、护理部主任、物资管理部主任、后勤部主任、药剂科主任和检验科主任组成。

14.2.5 参考的 JCI 标准和资料

JCI 标准参考：IC.

14.3 医院感染控制措施

14.3.1 目的

本节策阐述医院感染控制措施的作用和范围。

14.3.2 程序

表 14.3 医院感染控制措施

范围	职责	感染控制措施
1. 所有住院病区 2. 急诊科 3. 中心供应室 4. 透析中心 5. 内镜中心 6. 自愿者服务部 7. 病人转送部 8. 放射诊疗科 9. 康复科 10. ICU 11. 药剂科 12. 临床药理试验室	减少病人、员工、自愿者和探视人员医院感染的危险因素。	一、员工、病人和家庭教育。 二、制定政策。 三、实施循证医学措施。 四、遵守法规。 五、建立标准及隔离预防措施。 六、环境调查。 七、暴发调查。 八、手健康。 九、医院感染的预防。 十、感染相关资料收集。 十一、发布信息。 十二、员工资源。
13. 员工健康部	减少传染病的职业暴露。通报员工暴露危险和预防措施的准确信息。	十三、政策建立的资源。 十四、通报：实际和潜在员工暴露 十五、评估和改进预防暴露程序。
14. 后勤部	保持环境清洁健康。	十六、参与选择消毒及手健康产品。 十七、遵守法规。 十八、员工教育。 十九、评审健康监测活动。 二十、对环境服务和洗衣政策提出建议。
15. 后勤部	提供安全、健康的设施服务。 在建筑或装修期间减少医院感染的危险。	二十一、环境调查。 二十二、评审军团菌肺炎预防措施。 二十三、评审通风监测措施。 二十四、对建设活动进行危险评估。 二十五、对病人诊疗和支持服务区域的设计提供建议。
16. 营养和餐饮服务部	向病人、探视人员和员工提供健康的食物。	二十六、员工资源。 二十七、参与制定政策。 二十八、手健康。 二十九、环境调查。
17. 物资管理部	支持感染控制部所选择的产品。	三十、参与"价值分析团队"。 三十一、员工资源。 三十二、员工教育。

14.3.3 参考的 JCI 标准

IC.1; IC.4。

14.4　感染控制标准和基于传染方式的预防措施

本节概述针对血液和体液的接触传染、烈性传染病以及具有显著流行病学意义的病原微生物传播的预防措施。

标准预防措施的目的是减少已知和未知传染源的微生物传染危险，其中包括血源性病原体和湿性的身体物质。每次与病人血液或潜在传染性体液接触都要采用标准预防措施。

基于传染方式的预防措施用于那些除了标准预防措施以外需要其他的预防措施的具有高度传染性或重要流行病学意义的病原微生物传播的预防。

14.4.1　基本隔离措施及程序

基本隔离措施包括洗手、戴手套、病人安置和传染病病人的转送。

（1）洗手。洗手是减少病原微生物感染的最重要措施。接触病人、血液、体液、污染的设备或器物后应立即彻底洗手。手上如果没有可见脏物，用含酒精无水擦手剂做手健康可有效替代肥皂和水。要让病人在餐前、如厕后以及离开病房时洗手。

（2）戴手套。戴手套可提供保护性屏障和预防大量手污染，在侵入性操作期间避免病人感染病原微生物，防止微生物通过医务人员之手传播给病人。接触不同的病人必须更换手套，脱掉手套后必须洗手。

（3）病人安置。适当的病人安置是重要的隔离预防措施之一。如有可能，传染性极强的病人或感染了具有流行病学意义的病原体的病人要被安置在单人病房。另外，在可能的情况下对于不断有感染性体液（大便、感染的尿、伤口引流等）弄脏环境的病人要安置在单人病房。当没有单人病房时，同病房的病人必须按照传染性病原体的流行病学、传播模式以及病人产生传染的危险因素进行安排，必要时请咨询感染控制部，由其协助安置病人。

（4）传染病病人转送。隔离的病人只有在必需的情况下方可离开隔离病房，转送这些病人要采取下列措施以减少传染的危险：

第一，病人采用适当的屏障隔离（如口罩、不渗漏的服装）。

第二，通知病人将要到达的相关科室的人员，并采取预防措施。

第三，告知病人采取避免传染给他人的方法。

第四，鼓励探视人员遵守隔离指南，但不强迫去做。告知探视人员疾病传播的危险以及遵守隔离指南的好处。如果探视人员拒绝穿隔离服，就要在每次离开病房前洗手。如果需要向病人或探视人员提供有关信息，请与感染控制部电话联系。

14.4.2　标准预防措施

HIV、HBV、HCV 或其传染性病原体感染常常不被发现。因此，在处理传染性体液时必须采取标准预防措施。无论有无疾病和危险因素，每个病人的血液和潜在传染性体液都要作为传染性体液采用标准预防措施预防，并且要采用屏障预防措施如戴手套避免接触传染。

传染性体液有血液、血液制品、精液、阴道液、脑脊液、滑膜液、胸膜液、心包液、羊膜液、牙科治疗过程中的唾液，任何血液污染的体液、难以和体液鉴别的情况下所有的体液，其标准预防措施的其他内容请参阅本书血液暴露控制。

14.4.3 空气预防措施

对确诊或疑似有空气飞沫传播疾病的病人,除了标准的预防措施外还需要采用空气预防措施。需要空气预防措施的疾病有:麻疹、水痘、带状疱疹（只在病人是免疫功能低下或播散性带状疱疹时需要采用空气预防措施）。

（注:水痘和播散性带状疱疹在病变结痂或干燥前需要空气隔离和接触隔离两种隔离措施。）

病人如确诊或疑似感染了具有重要流行病学意义的病原体并通过空气飞沫传播,要采用空气预防措施以便减少传染性病源体空气传播的危险。

空气传播有两种方式:一是通过可以长时间悬浮在空气中的蒸发的飞沫核（小于5微米）;二是含有传染性病原体的尘埃。以这种方式携带的病原微生物可通过气流播散,由易感宿主吸入或在其身上沉积。环境因素如气流可影响传播,因此空气预防措施需要专门的空气处理和通风措施。

病人安置:需要带有负压并且每小时通风换气量≥6的单人隔离房间。门必须保持关闭。如果没有单人房间,要请求感染控制部协助安置病人。

隔离标志:在病房门外侧标示"空气预防措施"。

病人转送:除非必要,病人不能离开病房。如需离开病房,病人要戴上外科口罩以减少飞沫传播。

个人防护装备:易感人员不要进入已经确诊或疑似麻疹、水痘或播散性的带状疱疹病人的病房。对麻疹或水痘有免疫力的人员无需戴呼吸保护。

如果与确诊或疑似的结核病人在同一空间内,要戴上动力空气纯化呼吸面罩,该面罩在使用前要经过培训。关于结核预防和呼吸保护的更多内容请参阅本书的结核暴露控制计划。

14.4.4 飞沫预防措施

对确诊或疑似有大颗粒飞沫传播疾病的病人,除了标准的预防措施外,还需要采用飞沫预防措施。飞沫传播的疾病有:

（1）侵入性溶血性流感B型疾病,包括脑膜炎、肺炎、会厌炎和败血症。

（2）侵入性脑膜炎奈瑟菌疾病,包括脑膜炎、肺炎和败血症。

（3）肺炎支原体肺炎。

（4）链球菌性咽炎、肺炎。

（5）流感。

（6）腮腺炎。

（7）风疹。

病人如确诊或疑似感染了具有重要流行病学意义并通过飞沫传播的病原微生物,要采用飞沫预防措施以减少飞沫传播的危险。

飞沫主要通过咳嗽、喷嚏、讲话以及某些操作,如吸引和气管镜检查等产生。

飞沫传播是感染的人员把微生物飞沫通过空气短距离喷射到宿主的结膜、鼻粘膜或口腔。由于飞沫不在空气中悬浮,预防飞沫传播无需特殊空气处理和通风。

病人安置:单人病房。如果没有单人病房,咨询感染控制部。

隔离标志:在病房门外标示"飞沫传播"。

病人转送:限制病人移动。如果必须离开病房,病人要戴外科口罩减少飞沫播散。

个人防护装备:进入病房要戴密封良好的外科口罩。

14.4.5 接触性预防措施

对于确诊或疑似的患有可通过直接接触或接触病人环境中的物品传播疾病的病人，除了标准预防措施外还要采用接触性预防措施。

需要采取接触性预防措施的有以下四类。

（1）通过感染控制程序判断胃肠道、呼吸道、皮肤、伤口是否感染多重耐药菌，如耐万古霉素肠球菌、耐万古霉素金葡萄球菌、耐青霉素金葡萄球菌（MRSA）、鲍曼不动杆菌、嗜麦芽寡养单胞菌、产生超广谱 β 内酰胺酶革兰氏阴性菌、敏感抗生素不超过两种的耐药革兰氏阴性菌怀疑以及感染控制部认定的其他微生物。

（2）环境中长期生存或感染较少的肠道菌感染，包括梭状芽胞杆菌（Clostridium difficile）、大肠埃希氏杆菌(E.coliO157:H7)、志贺菌(Shigella)、甲型肝炎病毒或人类轮状病毒(rotavirus)、呼吸道合胞病毒(Respiratory syncytial virus)、副流感病毒或婴儿和儿童肠病毒（Enteroviral）感染等。

（3）具有高度传染性的皮肤感染或可能发生在干燥皮肤的皮肤感染，如单纯疱疹、大量脓肿或不能覆盖的引流伤口、婴儿和儿童葡萄球菌性疖肿、水痘或带状疱疹（水痘和播散性带状疱疹在病变结痂或干燥前需要空气和接触两种类型的预防措施）、病毒性或出血性结膜炎等。

（4）任何解剖部位发生的感染或所定植的具有重要流行病学意义的微生物，如果能够通过直接接触病人的皮肤或间接接触（摸）病人所处的环境表面以及诊疗物品进行传染时，均需要接触预防措施。

14.4.6 病人安置

将病人安置在单人病房。如果没有单人病房，需要咨询感染控制部。在病房门外应放置隔离标识"接触预防措施"。

14.4.7 病人转送

只有在必要时方可移动或转送病人。如果病人须出病房，要采取预防措施，尽量减少微生物传播给其他病人或污染环境表面和设备。

14.4.8 个人防护装备

（1）手套和手卫生。除按标准预防戴手套外，进病房还要戴手套。在给病人诊治期间，如接触可能含有大量微生物的传染性物质（粪便和伤口引流）后要更换手套。脱掉手套后做手卫生处理。研究显示，手如果没有可见的脏污，用含酒精的擦手剂可有效清除手上的细菌和病毒。手清洁后不要触摸病房内潜在污染的环境表面或物品，以免把微生物传播给病人或环境。

（2）隔离服。除按标准预防措施穿隔离服外，如果衣物可能潜在接触病人、环境表面或病房物品或者病人有失禁或腹泻、回肠造口术、结肠造瘘术或伤口引流，进病房要穿干净、无菌的隔离服。脱掉隔离服后，确保衣物不接触潜污染环境表面。

需采取接触性预防措施的病人，如存在引流伤口无法用敷料引流收集系统限制、有细菌定植或感染的伤口敞开且不能用布或敷料覆盖、大便失禁或腹泻等情况时，如果要离开病房需穿隔离服。

在可能的情况下，避免与非危重病人共用诊疗设备或物品。如必须共用，病人使用前要进行清洁或消毒。

环境污染对耐药菌传播发挥作用，必须定期清洁环境，表面污染要及时清理。

14.4.9　预防措施的质量保证

JCI 标准：IC.4；IC.6.2。

14.4.10　各类病人的预防措施

表 14.4　病人的预防措施

（一）标准预防措施

所有病人诊治均使用标准预防措施。

（二）空气传播预防措施

对确诊或疑似有空气飞沫传播疾病的病人除了采取标准的预防措施外还需要采用空气预防措施，这些疾病包括：麻疹、水痘（包括播散性带状疱疹）、结核。

（三）飞沫预防措施

对确诊或疑似有大颗粒飞沫传播疾病的病人除了采取标准的预防措施外，还需要采用飞沫预防措施，这些疾病包括：

1. 侵入性 B 型嗜血性流感杆菌感染，如脑膜炎、肺炎、会厌炎和败血症。

2. 侵入性脑膜炎奈瑟菌，如脑膜炎、肺炎和败血症。

3. 其他由飞沫传播播散的严重的细菌性呼吸道感染，如白喉、支原体肺炎、链球菌咽炎、肺炎或婴儿及儿童猩红热。

4. 通过飞沫传播严重的病毒性感染，如（1）腺病毒。（2）流感。（3）腮腺炎。（4）细小病毒 B19。（5）风疹。

（四）接触性预防措施

除了标准预防措施外，对于可通过直接接触或接触病人物品传播的疾病的确诊或疑似的病人还要采用接触预防措施。

1. 根据卫生部或专业委员会建议，具有特殊的临床和流行病学意义并通过感染控制程序判断定植多重耐药菌细菌的胃肠道、呼吸道、皮肤、伤口感染。符合这些标准的细菌有耐万古霉素肠球菌、耐万古霉素金葡萄球菌、耐青霉素金葡萄球菌（MRSA）、鲍曼不动杆菌、嗜麦芽寡养单胞菌、产生超广谱 β 内酰胺酶革兰氏阴性菌、敏感抗生素不超过两种的耐药革兰氏阴性菌怀疑以及感染控制部指出的微生物。

2. 低感染剂量或环境中长期生存的肠道感染包括：

（1）梭状芽胞杆菌。

（2）对于尿床或失禁病人：大肠埃希氏杆菌、志贺菌、甲型肝炎病毒或人类轮状病毒。

3. 呼吸道合胞病毒、副流感病毒或婴儿和儿童肠病毒感染。

4. 高度传染性的皮肤感染或可能发生在干燥皮肤的皮肤感染，包括：（1）白喉（皮肤）。（2）单纯疱疹。（3）脓疱病。（4）大量脓肿蜂窝织炎或褥疮。（5）婴儿和儿童葡萄球菌性疖肿。

5. 病毒性、出血性结膜炎。

6. 病毒性出血性感染。

14.4.11 常见传染性疾病的经验性预防措施

表 14.5 常见传染病的经验性预防措施

临床症状及体征	潜在病原菌	经验性预防
腹泻 可能由于感染引起的大小便失禁 病人的急性腹泻	肠道病原菌	接触
近期使用过抗生素的成人腹泻	梭状芽胞杆菌感染	接触
脑膜炎 红斑或疹子、病因不清楚	奈瑟菌脑膜炎	飞沫
伴发热的出血斑或出血点	奈瑟菌脑膜炎	飞沫
囊泡	水痘	空气和接触
伴有鼻炎和发热的斑丘疹	麻疹	空气
呼吸道感染 咳嗽、发热、在 HIV 阴性病人的上 肺叶浸润和/或 HIV 低度危险的病人	结核分支杆菌	空气
咳嗽、发热、在 HIV 感染的病人肺部 浸润或 HIV 高度危险的病人	结核分支杆菌	空气
在百日咳期间阵发性和持续性咳嗽	百日咳杆菌	飞沫
呼吸道感染，特别是婴儿和儿童气管 炎和哮喘	呼吸道合胞病毒或流感副病毒	接触
多重耐药微生物的危险 感染史或多重耐药微生物定殖	耐药细菌	接触
近期在多重耐药细菌流行的医院或耐 药细菌 在护理中心住院并有皮肤、伤口或尿 道感染		接触
皮肤或伤口感染 不能覆盖的脓肿或引流伤口	金葡球菌疖肿，链球菌 A	接触

注：鼓励感染控制专业人员结合实际修订或改编本表。为确保持续执行相应的经验性预防措施，医院必须具备相应的系统，按照这些标准对病人进行常规评价。

14.4.12 常见感染和临床状况所需要的预防措施类型和持续时间举例

表 14.6 常见感染和临床的预防措施

感染/状况	预防措施类型*	预防措施持续时间
脓肿引流，大量（无敷料或敷料不能限制的引流）引流，少量或有限（敷料覆盖并能限制的引流）	接触	疾病持续时间 标准
AIDS	标准	
婴儿、儿童腺病毒感染	飞沫、接触	疾病持续期间
炭疽病 　皮肤 　肺	 标准 标准	
蜂窝组织炎、未控制的引流	接触	疾病持续时间
沙眼衣原体 　结膜炎（红眼病） 　生殖器 　呼吸道	 标准 标准 标准	
封闭腔内感染 　引流、限制或较小的 　未引流	 标准 标准	
HIV 军团菌	标准 标准	
多种药物耐药细菌，感染或定殖 　胃肠 　呼吸道	 接触 接触	 直到停用抗菌素并培养阴性 直到停用抗菌素并培养阴性
肺炎球菌 皮肤、伤口或烧伤	标准 标准	 直到停用抗菌素并培养阴性

注：如果空气、接触和飞沫预防措施同时使用时，标准预防措施要同时采纳。

14.5 手卫生管理

14.5.1 管理目的
减少医务人员手传染疾病的危险。

14.5.2 手消毒的必要性
现已证明洗手可减少手上病原体的数量并降低因医院内感染的发病和死亡率。下列情况下要进行手消毒：

第一，手上有可见的脏物或被血液、引流物污染。

第二，接触病人未受损伤的皮肤后。

第三，接触体液或排泄物、粘膜、非完整皮肤或伤口敷料后。

第四，在病人诊治期间从病人污染的部位到干净部位移动。

第五，接触临近病人的无生命的物体（包括医疗设备）后。

第六，护理中性粒细胞减少的病人或其他各种严重免疫抑制的病人之前。

第七，穿刺中央静脉导管时，在戴无菌手套前。

第八，外科手术时，在戴手套之前。

第九，插入内置导尿管前或其他不需要外科操作的侵入性设备。

第十，脱去手套之后。

14.5.3 医院批准洗手剂

洗手的效果受下列因素影响：洗手剂类型、洗手的时间和技术以及干手的方法。正确使用洗手剂及洗手方法如下：

在公共洗手间和医院内其他非病人诊治区域可使用不包含杀菌剂的无刺激性的肥皂。病人诊治区域要使用含有杀菌剂的洗手剂。

14.5.3.1 含有杀菌成分的洗手剂（略）。

14.5.3.2 酒精为基质的无水擦手剂。

14.5.3.3 外科擦手剂。

14.5.3.4 手护理产品的发放。液体产品要包装在密闭的，一次性的容器内；发放人员对手护理产品重新灌装或去盖。

14.5.4 手卫生技术

14.5.4.1 肥皂和水。手上如有可见的脏物或污染，用水和肥皂按下列步骤清洗手：

第一，用流水湿手。

第二，使用高尔夫球大小的泡沫或 3—5 ml 的液体洗手剂，涂抹整个双手。

第三，快速搓手至少 10—15 秒，摩擦所有的手表面和手指，包括大拇指、手指背面和指甲下面。

第四，用流水彻底清洗。

第五，用纸巾擦干手。

第六，用纸巾关闭水龙头以防止手再次受到污染。

14.5.4.2 酒精基质的无水擦手剂。手上如没有可见脏物，既可按上述用肥皂和水冲洗，也可使用酒精基质的无水杀菌制剂，按如下步骤去污染：

第一，把高尔夫球大小的泡沫或 3—5ml 的液体倒在一个手掌上，然后两手在一起擦拭，使其覆盖整个手的表面，包括手指，直到手干燥。

第二，如果使用足量体积的酒精基质擦手剂，手干燥需要 15 到 25 秒。

14.5.4.3 外科手术前洗消液。为使手和手臂达到外科手术洁净程度，手术前要按照如下程序操作：

第一，手或手臂戴有饰物不要进行洗消和外科操作。

第二，去掉手上和腕上的戒指或珠宝。

第三，外科洗消前用指甲刀修剪所有的指甲。

第四，外科洗消的范围包括手、前臂直到肘部。

第五，外科洗消的持续时间是 3—5 分钟。

第六，外科洗消后，手要保持高位并且远离身体，以便让水从指尖向肘部流动。

第七，用消毒巾擦干手。

14.5.4.4　指甲和手。指甲应该短、干净、卫生；用洗液预防洗手导致的皮肤干燥。

14.6　法定报告传染病管理

14.6.1　管理目标

医院有责任保护病人隐私，对病人的医疗信息保密，按照法律法规要求向上级卫生管理部门上报按规定应报告的传染病，根据预防控制疾病需要披露相关的医疗信息。实验室负责标本检测并将疾病的检测结果上报。

14.6.2　传染病报告管理程序

14.6.2.1　需要报告的甲类传染病

根据《中华人民共和国传染病防治法》及其实施细则，法定传染病分为甲、乙、丙三类，共39种。

（1）甲类传染病（2种）：鼠疫、霍乱；

（2）乙类传染病（26种）：甲型 H1N1 流感（新加）、传染性非典型肺炎、艾滋病、病毒性肝炎、脊髓灰质炎、人感染高致病性禽流感、麻疹、流行性出血热、狂犬病、流行性乙型脑炎、登革热、炭疽、细菌性和阿米巴性痢疾、肺结核、伤寒和副伤寒、流行性脑脊髓膜炎、百日咳、白喉、新生儿破伤风、猩红热、布鲁氏菌病、淋病、梅毒、钩端螺旋体病、血吸虫病、疟疾。

（3）丙类传染病（11 种，新加手足口病）：流行性感冒、流行性腮腺炎、风疹、急性出血性结膜炎、麻风病、流行性和地方性斑疹伤寒、黑热病、包虫病、丝虫病，除霍乱、细菌性和阿米巴性痢疾、伤寒和副伤寒以外的感染性腹泻病、手足口病。

甲类传染病是要强制管理的，乙类传染病是要严格管理的，丙类传染病是要监测管理的。任何人发现传染病病人或疑似传染病病人时，均应及时向卫生防疫机构报告，卫生防疫机构则应按不同种类的传染病采取必要的隔离、预防、控制等措施，管理好传染源。

责任报告单位和责任疫情报告人发现甲类传染病和乙类传染病中的炭疽、传染性非典型肺炎、脊髓灰质炎、人感染高致病性禽流感的病人或疑似病人时，或发现其他传染病和不明原因疾病暴发时，应于 2 小时内将传染病报告卡通过网络报告；未实行网络直报的责任报告单位应于 2 小时内以最快的方式（电话、传真）向当地县级疾病预防控制机构报告；并于 2 小时内寄送出传染病报告卡。

对其他乙、丙类传染病病人、疑似病人和规定报告的传染病病源携带者在诊断后，实行网络直报的制作报告单位应于 24 小时内进行网络报告；未实行网络直报的责任报告单位应于 24 小时内寄出传染病报告卡。

县级疾病预防控制机构收到无网络直报条件责任报告单位报送的传染病报告卡后，应于 2 小时内通过网络直报。

（备注：请各位门诊医生遇到疑似或确诊病例时，应按时间、按程序、按要求及时报告，做好详细登记，并报告给防疫医生。）

表 14.7 传染病报告管理登记表

患者姓名	性别	年龄	患者单位	联系电话	详细住址	患者职业	发病时间	诊断依据疑似/确诊	何类传染病	备注 身份证、儿童家长姓名等

14.6.2.2 传染病报告及联系方式

电话报告：立即向感染预防和控制部、员工健康服务部传染病网络直报办公室、CDC 等部门电话报告疑似或确诊的病例。

任何疾病的暴发，发生罕见、外来或新认识的疾病以及疑似恐怖活动要立即用电话向传染病网络直报办公室报告。

当怀疑发生某种典型的疾病时，实验室要通知感染预防和控制部。实验室至少每季度要向感染预防和控制委员会提供其所报告的疾病列表。

菌株。菌株必须送到国家指定的实验室进行检验。

感染预防和控制部地址：XXXX，电话：XXXX。

员工健康服务部传染病网络直报办公室地址：XXXX，电话：XXXX。

CDC 地址：XXXX，电话：XXXX。

14.6.3 引用的标准和资料

（1）《中华人民共和国传染病防治法》。

（2）JCI 标准参考：IC.3；IC.1；IC.4；IC.6.2。

14.7 传染病紧急应对管理

14.7.1 管理目标

医院有责任保护病人隐私，对病人病历资料保密，按照传染病防治法并根据应急人员的请求向规定的管理人员报告相关传染病信息。

14.7.2 内容

本管理规定适用于消防员、执法人员、医疗辅助人员、急诊技术人员、值班期间处理应急事件的其他人员，包括合法组织以及得到认定的自愿者。

14.7.2.1 规定的管理人员的认定

作为应急人员和医疗机构的联系人员——规定的管理人员须以文件形式认定。医院规定的管理人员名单由感染控制部保存。医院感染联系人由医院感染控制部确定。

14.7.2.2 紧急应对管理适用空气传播疾病

空气传播疾病，如传染性肺结核（患有传染性肺结核的人员通常胸部 X 光片异常、痰图片抗酸杆菌或痰培养阳性，仅皮肤试验阳性的人员不具传染性）适用于紧急应对管理。医院存在可发生暴露的情况，如应急处置员工与传染性肺结核病人共用一个空间；发生暴露需要采取的措施为：如果确定病人为传染性肺结核，医院要通知应急人员在 48 小时之内转送病人。

（注意：在公布患者任何医疗信息前要获得患者的同意。）

14.7.2.3 紧急应对管理适用于血源性传染病

血源性传染病包括乙型肝炎、丙型肝炎、人类免疫缺陷性病毒感染（传染性乙型肝炎，乙型肝炎表面抗原须阳性）等。

发生血源性传染病暴露的条件包括：应急员工眼睛、口腔、其他粘膜、不完整的皮肤或医源性（血液到血液）接触血液或其他潜在感染性物质。其他潜在传染性物质包括：精子、阴道分泌物、脑脊液、滑膜液、胸膜液、心包液、腹膜液、羊水、牙科操作时的唾液、任何具有可见的血液污染的体液以及所有与体液难以鉴别或不可能鉴别的体液（血液或其他潜在传染性物质和完整的皮肤接触不构成血源性原体的暴露）。

发生血源性暴露需要采取的措施包括：

第一，应急员工向指定的管理人员递交申请以确定其是否暴露于血源性疾病。

第二，指定的管理人员收集有关应急员工可能暴露的情况的资料。医院指定管理人员填写"医院指定管理人员信息申请表"中的第一部分，并将其送达病人所要转送到的医院的联系人。

第三，指定管理人员的申请书必须在规定的时间内递交到医院，即病人出院前 30 天内或病人住院第 60 天开始的 30 天内，二者之间执行最短的时间。医院鼓励指定的管理人员在得到应急员工暴露信息后 24 小时内向医院递交信息申请表。

第四，医院接到此申请表，联系人要检查确诊疑似血源性疾病的资料是否充分。

第五，医院能够确诊疑似病人，要对医疗记录中的实验室结果、症状、体征等是否符合血源性疾病进行评审。指定管理人员的申请没有授权或要求医院对病人进行所有传染病检测。

第六，如果确诊病人感染了血源性传染疾病，医院要评审所送达的信息以确定紧急响应员工是否暴露。

第七，如果确定应急员工暴露于上述疾病，医院要以书面形式在暴露发生后的 48 小时之内向指定的部门及负责人报告。医院披露任何医疗信息前要获得病人的同意。

第八，如果指定负责人提供的信息不足以做出诊断，医院要以书面形式尽快通知指定的负责人，但不要迟于接到请求后的 48 小时。

第九，如果指定的负责人收到的信息不充分，可要求医院主管部门负责人评价申请和医院的应急响应。主管部门负责人要向指定的负责人尽快报告其发现，但不得迟于收到请求后 48 小时。

第十，如主管部门负责人认为提供的信息足以做出暴露诊断，其要向医院递交申请。

第十一，如果主管部门负责人认为诊断暴露的信息不足，就要咨询指定的负责人收集更多的信息。如果指定负责人收集到更多的信息，主管部门负责人要向医院重新递交申请。

14.7.2.4 紧急应对管理适用于少见和罕见的传染病

禽流感、SAS、HIV、手足口病、白喉、脑膜炎球菌疾病和狂犬病等传染病适用于紧急应对管理。应急员工直接接触呼吸道感染人员的飞沫,可致传染。

上述传染病发生暴露时,采取的措施与上述血源性传播疾病相同。

暴露于上述任何少见或罕见的疾病的传染,请与疾病控制中心联系,电话:XXXX。

应急诊治医院应进行确诊和暴露后随访。

14.7.3 引用标准及资料

(1)JCI 标准:IC.3。

(2)《中华人民共和国卫生行业标准:法定传染病诊断标准》。

14.8 医院感染暴发调查

14.8.1 调查目的

在怀疑感染暴发时,须对感染暴发情况进行确认、调查和实施控制措施。

14.8.2 暴发概念

暴发是指在同一地理区域内某一疾病发生率超过平常的水平。某种情况下,一个少见的疾病或病毒性疾病可以引起暴发。

14.8.3 暴发管理程序

当疑有院内感染暴发时,感染控制部应采取如下措施,但每次暴发并不需要采取所有的措施。

14.8.3.1 确定暴发存在

第一,确认致病菌或隔离人群或常见病症状的增加,把当前的事件与常见或基础事件相比较(按率计算)。如果没有本地资料,可与文献比较。

第二,描述病例并估计问题的大小;病例描述可以随着新的信息收集而变化。

第三,对医院内部或外部提出的咨询意见进行评估,必要时可与感染控制部主任讨论并向上级卫生主管部门报告。

第四,必要时向相关科室主任通报。

第五,根据问题的重要性和性质,制定相应的早期控制措施。

14.8.3.2 对报告的病例做出诊断或确认原有的诊断,确认病因

第一,制定描述病例的标准,开始调查时的定义可以粗略一些,随着调查的进展可逐步提炼。

第二,描述疾病的性质、症状和体征。

第三,获取相应的实验室标本以确定特殊的归责因素。

第四,确认标本(如血清)并且在调查人员索要或放弃前一直保存菌株(如流行病学指标)。

14.8.3.3 搜寻其他病例;收集关键资料和标本

第一,使用专门的资料收集表。

第二,鼓励直接报告新的病例。

第三,评审得到的信息资源,如实验室报告、放射学报告、医疗记录、医生和护士报告的事件经过、公共卫生。

第四,搜寻已经发生的病例。

14.8.3.4 按时间、地点和人物描述病例特征

第一,时间。确定暴发的准确时间,确定可能的暴露时间和潜伏期,记录病例疾病发作日期,

画流行曲线，确定暴发是普通性还是传染性。

第二，地点。确定病例的地点（病区、相关服务部门、手术室）；确定可以显示病例的聚集；可以确定常见的原因（如侵入性操作、药物、植入设备、普通设备、诊疗提供者）；确定危险人群数量；用图或地图标示病例的地理位置。

第三，人员。确定病人的特点（如年龄、性别、潜在的疾病）；评估可能的暴露（如外科、护士和医疗人员、感染的病人）。

14.8.3.5 提出尝试性假设（用最佳猜测解释发现）

第一，记录上述活动收集的资料、对常见的宿主因素和暴露进行制表、评审和总结。

第二，以此分析为基础结合文献，必要时对可能的栖息地、来源和疾病传播的模式建立假设。实践中，调查者可能提出几种合理的假设，并验证这些假设，按可能性最大的假设采取行动。假设要解释大多数病例；常见同时发生的病例不能用假设解释，其可能与地方性散发性病例、不同的疾病或不同传播模式有关。

14.8.3.6 验证假设（假设要能解释大多数病例）

第一，如果问题偏离或无需专门研究，可不必采取本步骤。

第二，根据问题的严重性和资源分配确定需求。下列问题需要研究考虑，如感染相关的商业产品、与发病率或死亡率明显有关的感染以及与多种服务有关的感染。

第三，验证假设的方法包括病例对照研究、同期研究和前瞻性干预实验研究。

第四，提炼假设，需要时进行其他研究。

14.8.3.7 考虑最适合医院的替代控制措施

根据传染病的病因和高危险人群特点确认专门的预防和控制措施，如：隔离病例、集中安置员工、为特定病人腾出医院部分空间。

14.8.3.8 评估控制措施的有效性标准

第一，没有新发病例或发生率回落到地方水平。

第二，如没有变化，重新评估假设和控制措施。

第三，抓住暴发机会评审和改进医院中将来可能引起暴发的情况。

14.8.3.9 通报发现

向所有相关科室书面和口头通报有关情况，内容包括：

第一，概要介绍。

第二，调查经过。

第三，病例定义、病例发现、诊断的确认。

第四，控制措施。

第五，假设验证，如需要。

第六，暴发调查的结果。

第七，今后调查和控制措施的建议。

14.8.4 引用的标准及资料

JCI 标准：IC.5。

14.9　医院批准的消毒剂管理

14.9.1　目的
医院规定病人诊治区域非关键物品的一般环境清洁必须使用合适并有效的化学消毒剂。

14.9.2　基本概念
非关键物品是指那些与损伤皮肤接触但与粘膜不接触的物品。完好的皮肤对大多数微生物而言是有效屏障，无需消毒。非关键物品包括便盆、床栏杆、血压计袖带、床旁仪表和病人使用的家具。

季铵化合物经常用于非关键物品的消毒。季铵化合物通常用于诊疗环境中非关键物品表面消毒，如地板、家具和墙壁。

对于血液、体液溅洒在非关键物品表面的消毒，CDC要求使用杀结核分支杆菌的产品。有效杀灭HIV和HBV的消毒剂可按其标签说明使用。

14.9.3　管理
由感染控制部批准的产品需制定相应的名录保存在各科室。所有产品要按照制造商的建议储藏、混合和使用。

14.9.4　引用标准及资料
JCI标准：IC.4。

14.10　洗涤管理程序

14.10.1　管理目标
要以环境污染最小的方式处理需要洗涤的衣物及棉织品并保持这些衣物和棉织品清洁。

14.10.2　程序

14.10.2.1　需要洗涤的衣物及棉织品处理程序

第一，标准预防。所有需要洗涤的衣物及棉织品要采用标准预防措施进行处理。弄脏的衣物及棉织品均视为污染物品，员工要根据需要穿戴个人防护装备预防接触血液和潜在的传染性体液。无需使用红色塑料袋或生物危险标签。

第二，收集。要尽可能减少搬动病人区域的脏衣物及棉织品，并在使用的地点把其装入袋子。为防止液体的浸透和渗漏，污染的衣物及棉织品装在蓝色的聚乙烯防漏袋中进行转送。

第三，转送。脏的衣物及棉织品要装在密闭不渗漏的容器内，从病人诊治区域送到环境服务部，然后送到洗衣服务中心。脏的衣物及棉织品不要和干净的衣物一起转送。

第四，医院衣物及棉织品洗涤服务。与医院签约的 XXXX 商业洗衣中心坐落于本市 XXXX 地点。医院感染控制和环境服务部每年至少对该中心检查一次。医院与该洗衣中心合作确保提供充足的洗衣服务。

第五，设施。洗衣房的洁净区域与污染区域要分开。在污染的区域向洗衣机装填脏衣物，洗过的衣物转到洁净区域。为预防交叉感染，污染储存区和洗衣房为持续负压，洗完的区域为持续正压。地板、墙壁和机器要按照计划定期清理。

第六，处理。用温水和洗涤剂清洗以去除衣物的有机脏物，防止衣物传播传染性微生物。XXXX洗衣中心按照国家有关法规，对不同洗涤物品采用不同的温度、时间洗涤。

14.10.2.2 未受污染的衣物和棉织品处理程序

第一，处理。把未受污染的衣物和棉织品装在塑料袋中避免污染。转送未受污染的衣物和棉织品前要对转送车进行清洗、干燥，车上覆盖塑料布做进一步保护。

第二，储藏。在病人使用之前，储藏清洁的衣物和棉织品，要防止空气或表面污染。

14.10.2.3 病人区域洗衣机和干燥机管理

第一，洗衣机和干燥机放置地点：XXXX。

第二，科室洗衣机和干燥机用于下列情况：洗衣作为病人诊疗手段的一部分内容（如心理治疗部）；偶尔存在不适合在洗衣中心清洗的状况（如婴儿的毯子，NICU）。

14.10.2.4 减少传染危险的措施

第一，衣物要以纤维能够承受的最高温度进行清洗和干燥。要按照制造商的建议使用洗涤剂和洗衣产品。

第二，传染隔离病人的衣物要单独清洗干燥。

第三，洗衣机和干燥机在每次使用后要用医院批准的消毒剂清理外表面。

14.10.3 引用标准及资料

（1）医院洗衣管理规范；相关的职业感染预防和控制及流行病学。

（2）JCI 标准参考：IC.4。

14.11 病房感染控制程序

14.11.1 目的

减少病人康复期间发生传染病的危险因素。

14.11.2 程序

医院认为保持病人社会交往能力并得到康复的机会是极其重要的事情。即使病人引流伤口感染或有细菌定植，如对其覆盖、体液进行收集并严格遵守健康要求，病人可以参加团体用餐等活动。

14.11.2.1 在预防微生物传染的同时，为确保最佳康复时机，对采取传染隔离预防措施的病人的康复过程中要采取下列措施

第一，根据需要，有关特殊病人或特殊情况的信息或指南可咨询感染控制部。

第二，向物资管理部请领隔离车。

第三，把病人安置在单人病房。如果没有单人病房，状况相同的两个病人可以住同一房间。

第四，专用的隔离卡片放置在病人门口。隔离所需的其他信息可张贴在病人床旁。

第五，与隔离类型对应的标签放在病人病历中。

第六，通知医师并在 24 小时内开出空气、接触或飞沫等相应预防措施的医嘱。

14.11.2.2 下列情况可增加传染性微生物传播的风险

第一，病人有引流伤口、腹泻或咳痰的活动性感染。

第二，大便失禁病人。

第三，病人健康状况差（不执行相应的指导，如不要接触污染身体部位或在咳痰打喷嚏时覆盖口鼻或气道部位）。

因此，要尽量覆盖所有伤口，盛装所有体液并鼓励病人遵守健康要求。

14.11.2.3 下列情况的病人要在病房内康复和进食

第一，尿便失禁且不能使用尿布或密闭收集装置。

第二，不能用敷料包住或密闭收集装置装起的伤口引流。

第三，抗菌素耐药或高度传染性微生物造成的不能限制的咳痰。

14.11.2.4 其他隔离病人可参加户外康复活动，但在出房间前要采取下列措施

第一，在可能的情况下，康复活动要安排在其他病人活动后。

第二，病人要彻底地洗手，需要时可提供帮助。

第三，覆盖所有伤口。

第四，处理好大小便。

第五，检查尿布确保其干燥，如尿布弄湿或弄脏时要及时更换。

第六，所有引流收集装置倒空并安全地关闭。

第七，在可能的情况下，病人全身穿着干净的衣物。

14.11.2.5 环境表面和设备的清洁

病人可能接触过的设备、垫、平坦的表面或物品在使用后要用医院批准的消毒剂彻底清洗。

14.11.2.6 洗衣机和干燥机的使用

康复科向病人及家庭提供洗衣机和干燥机清洗病人衣物。如果病人、家庭人员不能自己洗衣，护理员将提供帮助。

14.11.2.7 减少感染相关的危险

第一，洗衣时的温度要使用衣物纤维允许的最高温度进行清洗和干燥。按照生产商的建议使用洗洁剂和洗衣物品。

第二，传染隔离病人的衣物要单独清洗。

第三，洗衣机和干燥机的表面在每次使用后要用医院批准的消毒剂清洗。

14.11.3 引用标准及资料

JCI 标准参考：IC.

14.12 与医院基建有关的院内感染控制

14.12.1 目的

减少与建设有关的医院内感染的危险。

14.12.2 管理计划

医院在基建和装修活动中的设计、计划、拆除、施工以及建设后期的清理等工作要咨询感染预防和控制部，以减少建设过程中造成医院内感染的危险。感染预防和控制部要根据目前有关的指南、标准、法律和法规对上述活动提出建议。

14.12.2.1 对与病人诊疗区域有关的基建和装修问题提出感染控制建议，如：

第一，装备洗手设施。

第二，安装空气处理装置。

第三，管理好清洁物品和污物的储存。

第四，设立设备除污染、消毒区域。

第五，规划交通流向。

第六，安置尖锐物处理装置。

第七，清洁环境和家具表面。

14.12.2.2　对基建计划中涉及的感染控制问题提出建议

通过感染控制危险评估来评估建设活动的类型以及受影响的病人数量。根据风险评估结果提出预防感染的建议。感染预防和控制部要进行危险评估并向后勤部（设计建设和维护部）提出施工人员需要遵守的规定。对涉及拆除和建设的准备工作、灰尘和碎片的控制、通风和环境控制、病人房间、给养、供应物品和有关区域的污染清除等问题提出建议。

14.12.2.3　通过危险评估结果确定建设活动期间的监测活动

定期召开有关屏障监测、空气处理措施、场地清洁、交通控制和施工人员服装要求的环境管理会议。

根据风险评估结果采取终末或过程控制措施（注：建设期间只有在怀疑或确定暴发的情况下才进行环境细菌培养）。

14.12.2.4　对病人安置、场所安排和转送提出建议

可以通过下列方式减少病人暴露于与建设有关的感染危险：

第一，通过备用途径转送。

第二，在施工工作最少的时候安排检验或检查。

第三，最大限度减少在施工区域内的等待时间。

第四，根据病人的临床情况向其提供口罩或其他屏障。

14.12.2.5　对基建后清理（应该在建设开始前设立并得到同意）提出建议

第一，哪些区域需要清理，谁来清理，怎样清理。

第二，更换施工期间可能已经污染的空气或水系统过滤器和其他零件。

第三，水系统的冲洗。

第四，老管道的空气处理系统的调整、更换或清理，并检查气流和压力。

14.12.3　引用标准及资料

JCI 标准参考：IC.1；IC.4；IC.6.1。

14.13　基建项目感染控制风险评估

14.13.1　一般项目评估内容

（1）建设项目名称；

（2）预期开始时间；

（3）基建影响的区域；

（4）风险等级的确认；

（5）控制程序分类。

14.13.2 建设和装修期间感染危险控制评估

表 14.8 基建项目建设活动的类型

类型 A	检查和非侵入性工作，如移开天花板进行检查、粉刷墙（不是抹墙）、电工修理、较小的配管和不产生灰尘或需要切开墙或除了检查外不需要接近天棚等工作。
类型 B	小规模灰尘较少的短期工作，如电话和计算机布线安装、进入沟槽空间，在可以控制灰尘的地方切割墙壁或天棚。
类型 C	产生中量到大量的灰尘或需要拆除或移动任何固定建筑组件或附属物的工作，如抹墙进行粉刷或墙壁覆盖；移去地板覆盖物、天棚瓦和环境调查工作；新墙建设、天棚上较小的管道或电力工作；大量线缆缠绕在一起和单班不能完成的工作。
类型 D	大量拆除以及建设的项目，如需要连续班次的工作；拆除重物或移动完工的天棚系统和新的建筑工作。

表 14.9 建设和装修期间根据位置对感染危险分组

组 1 低危险	组 2 中度危险	组 3 中度—高度危险	组 4 高度危险
1. 办公室。 2. 病人不进入的工作区域。 3. 医疗病案部。	1. 候诊室。 2. 病人不进入的实验室区域。 3. 住院处。 4. 病人进入的工作区域。 5. 咖啡厅和食堂。 6. 物资管理部。	1. 病区 A、B、C，儿科、康复科、成人和儿童心理治疗科、待产、分娩、恢复房间 2. 麻醉恢复室。 3. 物理治疗、职能治疗、语言治疗室。 4. 非介入性放射线。 5. 急诊室。 6. 病人进入的实验室区域。 7. 胃肠实验室。 8. 采血室。 9. 电梯。	1. 所有的监护室。 2. 烧伤科。 3. 骨髓移植病房。 4. 透析室。 5. 肿瘤中心。 6. 放射线治疗。 7. 介入科。 8. 消毒供应室。 9. 手术室。 10. 中心配药室。

表 14.10 建设工作、感染预防分类

危险组	类型 A	类型 B	类型 C	类型 D
组 1	I	II	II	III/IV
组 2	I	II	III	IV
组 3	I	III	III/IV	IV
组 4	III	III/IV	III/IV	IV

表 14.11　建设和装修期间根据分类对感染预防的建议

I 类	1. 用产生尘埃最小的方式工作。 2. 立即更换天棚瓦。
II 类	1. 提供活动方式，预防空气中的沙尘散发到大气中。 2. 切割的时候洒水控制尘埃。 3. 采用密封胶袋封闭不用的门。 4. 堵上和封闭通风口。 5. 建筑废物装进有盖的容器前要得到限制。 6. 覆盖运输的容器或车子；绑紧覆盖物。 7. 离开工作区域前用湿拖布和 HEPA 过滤吸尘器吸尘。 8. 在工作区域的入口和出口放置脚垫。 9. 工作现场要移走或隔离空调通风系统。
III 类	1. 在工作地点隔离暖通空调系统，防止管道污染。 2. 在施工前建好所有关键的屏障。 3. 采用 HEPA 过滤装置保持工作地点负压。 4. 用 HEPA 过滤吸尘器在工作区域吸尘。 5. 离开工作区域前用湿拖布清理。 6. 在工作区域入口和出口处放置防尘垫。 7. 在区域清理后方可拆掉屏障。 8. 小心拆除屏障材料以减少脏物或碎片播散。再次清理区域。用 HEPA 过滤吸尘器吸尘，然后打扫表面并用湿拖布擦地板。 9. 安排环境服务部最后清理区域。 10. 建筑废物装进有盖的容器前要得到限制。 11. 覆盖运输容器或车子，绑紧盖子。
IV 类	1. 工作地点隔离暖通和空调系统以避免污染管道系统。 2. 开工前完成所有重要的屏障。 3. 在工作地点内用 HEPA（High Efficiency Particulate Air Filter，是"高效空气微粒过滤材料"）过滤装置并保持负压。 4. 适当地封闭洞、管道、导管和小孔。 5. 建设前要求所有人员在离开工作地点之前经过该房间以便他们能用 HEPA 吸尘器吸尘，或者让他们穿戴工作服或一次性外罩，并在每次离开工作地点前脱掉。 6. 人员进入工作地点要穿鞋套或在工作区域出口和入口处放置防尘垫。 7. 用 HEPA 过滤吸尘器对工作区域吸尘。 8. 离开工作区域前用湿拖布清理。 9. 在区域清理后方可除掉屏障。 10. 小心除掉屏障材料以减少脏物或碎片的播散。再次清理区域。使用 HEPA 过滤吸尘器吸尘，然后打扫表面并用湿拖布擦地板。 11. 安排环境服务部进行终末清理。 12. 对建筑废物在送到带密闭盖子的容器前要进行控制。 13. 覆盖运输容器或车子，绑紧盖子。

14.14 病人自带食物管理

14.14.1 管理目标

确保病人自带食物以适当的温度保存、避免污染。

14.14.2 管理程序

各病区的护士长决定是否允许病人自带食物。决策的依据是本病区病人数量、病人及家庭请求的频率以及病区以安全形式储存和处理食物的能力。医院善意地向病人提供本服务，但医院对自带的食物或其容器不承担责任。如果允许病人自带食物就要遵守下列规定。

14.14.2.1 食物储存

第一，家庭可以自带适合病人需求的食物。护士负责指导病人和家属遵守医师提出的饮食要求。

第二，受空间的限制，食物(除了乳奶)不允许冷冻储存。

第三，所有自带食物要盖紧包装盖子并标上病人的姓名、床位号和带进医院日期，并储存在冰箱中。

第四，除非没有开封的包装食品，否则，所有冷藏的食品均在48小时内丢弃。

第五，在隔离病房存放过的食物要丢弃。

第六，食物如果加热后，未食用的部分要丢弃。

第七，护理人员要在常规冰箱检查中清理冰箱内溅洒的食物。

第八，出于礼貌，护士或护理员尽可能要在丢掉食物前通知病人及家属；在塑料袋中放置非一次性容器并放在病人的房间内。

第九，病人出院时，食物要带走或丢弃。

14.14.2.2 储存食物冰箱温度管理

第一，每日由护理人员检查冰箱。

第二，食物冷藏允许的温度范围是0—5℃。

第三，冷冻储存的食物的允许温度是-23—17℃。

第四，保存运行日志，包括记录温度超出允许的范围时所采取的改进措施。当使用标准的温度计时，每日要检查温度情况并做记录。冰箱如带有自动警报的温度计，每日温度检查情况不需要记录，温度计报警后要记录。

第五，如果食物储藏温度超出设定范围的30分钟以上或怀疑其完整性的食物都要丢掉。

14.14.3 引用标准及资料

（1）《感染控制和流行病学、食物源性感染》；

（2）JCI标准参考：IC.4。

14.14.4 给病人及家属的公开信

致病人、家属和朋友：

出于礼貌，我们尽力为您提供冰箱储存自带食物以满足特殊的饮食需求，但医院对您自带食物导致的不良后果不承担任何责任。为帮助您安全储存食物，请遵循下列规定：

第一，自带食物前要通知护士。

第二，确保自带食物符合医嘱。

第三，在与护士核对前不要喂食病人。

第四，带安全储存的健康食物。例如：食物不要放在温度很高的车辆内携带、不要把食物放在无盖容器内储存携带。

第五，只带少量食物。

第六，两天内没有食用的食物要被扔掉。

第七，加热后，所有的剩余食物都要被扔掉。

第八，隔离病房内病人的剩饭要被扔掉。

第九，把食物交给护士或护理员放置在冰箱中。

第十，我们有特殊的冰箱储存食物。

第十一，所有的食物必须盖上盖、贴上标签，否则将被扔掉。

第十二，必须冷冻的食物不要带，我们没有储存冷冻食物的空间。

第十三，请用密闭、一次性的容器带食物。

第十四，我们不负责保存和清洗容器。

感谢您的支持！如果有问题请拨打医院感染预防和控制办公室，电话：XXXX。

14.15 结核暴露控制计划

本暴露控制计划按照国家有关法规和规定制定，是描述医院结核暴露的控制措施的书面文件。

本暴露控制计划的目的是确认医院降低或预防结核传播的相应措施。暴露控制计划由感染预防和控制部至少每年评审和修订一次，并且根据需要对影响结核职业暴露的工作、程序和工程控制的措施进行更新或修订。暴露控制计划由感染控制委员会批准。

14.15.1 结核暴露控制计划的职责

感染控制委员会负责结核暴露控制程序，感染控制委员会由医务、感染控制、职业健康、护理、基建、呼吸治疗、危险管理、QSHE办公室和微生物学等科室和部门人员组成。

参与感染控制的员工要和感染预防和控制部主任签订确保实施本暴露控制计划的协议。对于N-95呼吸面罩和PAPRs的呼吸保护培训以及医疗调查程序，由QSHE办公室和员工健康部（职业健康和环境医学）协调。

14.15.2 医院结核危险评估

14.15.2.1　医院内传播的危险

医疗机构具有结核传播的危险。根据医疗机构的类型、社区结核流行情况、服务的病人数量、工作类别、工作人员在医院的工作区域以及结核传染控制干预的有效性，传染危险的程度有很大差别。

医院开放床位1000张，为某市最大的医疗机构，提供24小时住院，门诊内、外、妇、儿等综合医学服务。医院位于：XXXX。

14.15.2.2　某市近几年活动性结核发病情况

表 14.12　某市结核分支杆菌事件（肺和肺外）

年份	活动性结核病人数量	抗菌素耐药菌株
2011		INH 耐药占 X%。
2012		INH 乙胺丁醇(ethambutal)低水平耐药
2013		

14.15.2.3　对结核传播危险每年评估一次

评估包括下列指标：

第一，活动性肺结核的病人数量。

第二，PPD 转换率或 PPD 转换簇。

第三，医院内病人到病人传播的证据。

第四，抗结核药物耐药事件。

第五，遵守确诊或疑似结核病人的感染控制要求。

14.15.2.4　近三年结核传播危险的评估结果

第一，定期评估医务人员的 PPD 转换率，并且按照地点分布或工作种类进行的评估没有 PPD 转换的增加。

第二，在医务人员间没有 PPD 转换的聚集。

第三，没有确认医院内、本市和本省抗结核耐药病例的趋势。

第四，没有病人到病人、病人到员工的传播证据。

第五，在以往 3 年中，医院治疗活动性结核每年不超过 3 例。

14.15.2.5　医院结核分支杆菌事件

表 14.13　近年结核分支杆菌事件

年份	病例数量/部位	病人年龄/性别	标本	病区	耐药
2011	1 例肺结核 1 例肺外结核		痰培养	2	INH
2012					

该评估表明医院是结核传播的低危险单位。（CDC 分类"低危险"的标准是医院每年入院少于 6 个肺结核病人，没有 PPD 转换聚集并且没有人人传播的证据）

14.15.3　潜在暴露于结核的医务人员岗位一览表（举例）

表 14.14　医院潜在感染结核的医务人员

科室	人员
临床科室、医技科室	护士、护理员和医生
后勤部（环境服务）	环卫工人
设计、建设和维护部	机械维护、空调管理等人员
感染控制部	感染控制联络员、感染控制护士
挂号处、住院处	挂号收款员

14.15.4　结核风险告知

医院使用下列程序确保所有工作中具有潜在职业暴露的员工得到结核危险告知，并采取如下结核暴露防护措施：

第一，在指导培训期间向所有员工提供有关结核的知识教育。

第二，在护士能力展示中常规提供有关结核知识教育。

第三，向其他员工提供本科室的基本教育。

第四，在房间的入口处或用于隔离疑似或确诊的结核人员的区域的入口处张贴空气预防措施标志。

第五，医院后勤部（基建部）在结核隔离房间非 HEPA 过滤的直排系统放置警示标签。

14.15.5　暴露事件的报告

所有的员工必须立即向员工健康部报告暴露事件。结核暴露后员工随访程序见本书"职业健康"中的描述。

医院负责调查、评估和记录暴露事件并着手改进、预防类似情况发生。采用下列程序调查、评估医院的暴露事件。

感染预防和控制部、职业健康部和有关科室主任评审每一个事件，调查导致结核暴露的原因。以书面形式向感染控制委员会报告暴露事件情况和预防再次发生暴露的建议。

14.15.6　结核早期诊断

有效的结核控制程序要求对确诊或疑似的活动性结核人员进行早期检测、评估和隔离。为实施本程序需要遵守下列指南：

14.15.6.1　评估中要考虑的结核感染率高的人群。具有 HIV 或 AIDS 的人群；与活动性结核病人密切接触的病人；嗜酒者、静脉药物使用者。

14.15.6.2　医师需要评估的体征、症状。不能解释的发热、咯血、盗汗，不能解释的体重下降、食欲减退，持续的咳嗽(大于两周)，不正常的 X 线，考虑结核。

14.15.6.3　诊断评估活动性或潜伏性结核的标准。PPD 结核菌素皮肤试验（如果没有阳性试验的历史）；胸部 X 光片；痰涂片和连续三天抗酸杆菌培养。

14.15.6.4　根据上述标准，医院采用下列程序早期检测疑似和确诊的传染性结核病人，高度怀疑或评估与疑似或确诊传染性结核有关的身体状态是急诊科检查分诊程序的一部分。如果怀疑结核，实施隔离措施；符合结核隔离标准的人员或者医院知其感染了结核分支杆菌的人员归类为疑似或确诊的结核人员，按结核隔离安置。

14.15.7　隔离措施

14.15.7.1　结核隔离标准

疑似传染性结核的病人都要采取隔离措施。需要隔离的条件如下：

第一，医师要求结核隔离。

第二，痰涂片抗酸杆菌阳性。

第三，病人有无法解释的持续性咳嗽持续 3 周以上，有两种以上活动性结核的体征或症状，如血痰、盗汗、体重减轻、发热、食欲减退。

第四，病人的胸部 X 线检查怀疑结核或病人有咳嗽、PPD 皮肤试验阳性、已知暴露于活动性结核。

第五，任何可能导致结核菌气雾化的状况（如脓肿的引流）。

14.15.7.2　解除结核隔离的标准

下列条件下结核隔离可以被解除（要求医师下达医嘱）：

第一，诊断排除结核。通常 3 个痰培养结果阴性；

第二，病人的症状和体征归于疾病过程而不是结核；

第三，虽然没有排除结核，但病人已经抗结核治疗至少 7 天；

第四，不同日期的 3 次痰培养，抗酸杆菌阴性；

第五，根据传染病、呼吸科和感染控制科专家的病例评审结果。

14.15.8　N−95 呼吸面罩和 PAPRs 的使用

N-95 呼吸面罩是医院用于结核保护的基本类型的呼吸装置。动力空气纯化 N-95 呼吸面罩测试不适合的员工或选择使用 PAPRs 的员工要使用 PAPRs。要严格进行适合性测试以正确使用 N-95 呼吸面罩。

PAPRs 要经过培训方可使用。下列情况下医院员工使用 N-95 或 PAPRs。

第一，进入疑似或确诊的结核病病人病房。

第二，对确诊或疑似结核的病人进行可诱发咳嗽或气溶胶的技术检查时。

第三，在管理和工程控制措施不能保护员工吸入传染性飞沫的高危险病区。

14.15.9　N−95 呼吸面罩使用培训

参见职业卫生管理培训手册。

14.15.10　确诊或疑似结核病人的诊治管理

14.15.10.1　病人住院管理程序

确诊或疑似的结核病人戴严实的外科口罩并直接入住可控制负压气流的病房。尽可能缩短病人在公共等候区的时间。如果不能立即入住病房，病人要远离其他病人的病房并严实戴上外科口罩。指导病人在咳嗽或打喷嚏时用纸巾盖住鼻子和嘴。当病人转送到其他医院时要严实戴上外科口罩。

14.15.10.2　医院负压层流病房信息

医院负压层流房间是 XXXX 病区 XXXX 室。

14.15.10.3　从门诊收住入院的病人隔离管理程序

第一，门诊部通知住院处需要负压气流病房并需尽快确定房间。

第二，当等候病房时，病人要呆在单人房间并关闭房间门。

第三，如从门诊转到其他医院时要向病人提供密实的外科口罩。

第四，尽可能缩短病人在公共区域的等候时间。

第五，医院要在合理的时间内尽力安排负压气流病房。

14.15.10.4　急诊收住入院管理程序

从急诊科收住入院的确诊或疑似的活动性结核病人，要采取下列步骤：

第一，戴上严实的外科口罩并安置在单人病房，关上病房门。病人在公共区域的等候时间要尽可能缩短。

第二，从物资管理部请领 HEPA 治疗装置。

第三，房门张贴空气预防性措施标志。

第四，与隔离病人和家属商谈所需隔离措施。向探视人员提供严实的外科口罩。

第五，向病人提供纸巾，要求在咳嗽和打喷嚏时盖住口鼻。

第六，如病人需要住院，通知住院处安排结核隔离负压气流病房，尽快转送。

第七，当病人从急诊科转到医院其他科室时戴上严密的外科口罩。

第八，向物资管理部请领 N-95 呼吸面罩和 PAPRs。员工进入病房要穿戴此类设备。在得到呼吸面罩前员工要戴严密的外科口罩。

14.15.10.5　HEPA 诊疗设备的使用

在没有负压气流区域和病人停留时间受限制的区域（如急诊科和消化内镜室）使用 HEPA 诊疗设备空气过滤系统，以减少传染性结核菌的数量。需要 HEPA 诊治设备及该设备的使用说明请拨打物资管理部库房电话，分机 XXXX。当使用 HEPA 诊治设备时要戴 N-95 呼吸面罩或 PAPRs。在物资管理部把呼吸面罩送达前要戴严实的外科口罩。

（1）HEPA 诊治设备的放置要求如下：

第一，设备送到病房并连接墙壁上的电源插座。

第二，设备要远离房间入口处，并在病人的背面。

第三，系统要设置让潜在污染的空气先吹过医务人员然后再吹过病人再进入 HEPA 设备。

第四，医务人员不要站在病人和设备之间。

第五，确保病房门窗关闭。

（2）HEPA 诊治设备的设置：

第一，设置循环模式。

第二，速度设置中速或高速。在允许忍受的噪音水平下，气流用最高速度。

病人需要住院时要通知住院处安排负压气流病房。

呼吸面罩使用后如不再使用时，需拨打物资管理部回收；设备的外表面不具传染性（一旦结核菌落在硬的表面不具有感染性的）并用医院批准的消毒剂擦掉；内部的过滤器根据 DCM 的需要进行更换。

14.15.10.6　门诊结核病人管理

除前述预防措施，下列步骤对于管理来医院的疑似或确诊的结核病人极其必要：

第一，病人来院后直接进入治疗、技术检查室，不要在公共等候区等候。

第二，向病人提供外科口罩和面巾纸，告知在咳嗽或打喷嚏时盖住口鼻。

第三，门诊确诊或疑似的结核病人如需要支气管镜检查，要直接到内镜检查室。HEPA 治疗设备放在房间内（参阅上述说明）。关闭所有门窗。

第四，病区护士（或指定人员）通知物资管理部立即送相应数量的 N-95 和 PAPRs 呼吸面罩。

第五，所有进入病房的医务人员、学生和医院员工要遵守呼吸防护程序，穿戴 N-95 或 PAPR，呼吸防护程序见安全和健康政策和程序手册。在呼吸面罩到达前要戴适合度好的外科口罩。

第六，直到病人不再传染后方可进行选择的技术操作。

第七，技术检查操作要在其他病人不在的时候和员工最少的时候进行。

第八，病人转送到其他科室时要戴贴身的外科口罩。

14.15.10.7　外科肺外结核病人管理

肺外结核病人无传染性，除非结核感染的部位开放以及冲洗操作造成细菌播散。对这些病人，在手术室要戴上 N-95 呼吸面罩。一旦完成技术操作或切口关闭，病人就不再具有传染性。

14.15.10.8　外科肺结核病人管理

需要手术的肺结核病人不再传染时方可手术，如必须手术，要采取下列措施，尽力减少传播的风险：

第一，如可能，病人要直接进入手术室。

第二，手术前，要戴适合的外科口罩，不要在公共等候区域内等候。

第三，技术操作时要关闭手术室的门，并尽量减少在房间内的走动。

第四，肺结核病人手术要尽量排在最后进行（如每天最后一例手术）。

第五，正压面罩如 PAPRs 在手术技术操作过程中受到限制，所以手术室内的所有人员要戴上 N-95 呼吸面罩。

第六，麻醉人员在手术室外进行插管和拔管时要戴 N-95 呼吸面罩或 PAPRs。

第七，肺结核病人的麻醉后恢复按下列次序操作：

①病人插管监护期间，为减少传播，尽可能在手术室内恢复，并将手术室门关闭。

②如手术室需要快速周转，病人也可在麻醉恢复室恢复。病人要在麻醉恢复室隔离岛内恢复并且要使用 HEPA 诊治设备以减少传染性空气微粒的数量（参阅上述"HEPA 诊治设备使用说明）。

③如果麻醉恢复室不能为肺结核病人提供相应水平的隔离，病人要转送到他们指定的住院病房。麻醉恢复室的护士要在病人安置的地点提供麻醉恢复服务直到病人满足出麻醉恢复室标准并由麻醉师签名，记录离开的时间。

④员工戴 N-95 呼吸面罩或 PAPR 提供麻醉后治疗。

⑤当病人从外科转到其他科室时要戴外科口罩。

14.15.10.9　病人入院后隔离程序

第一，进入结核病人病房，走廊的门要关闭，除非有人进出。

第二，护士要确保房间警报开启，并且指示表显示负压气流。

第三，除在负压气流病房，病人到任何地方都要穿戴外科面罩。

第四，指导病人在咳嗽或打喷嚏的时候用纸巾盖住鼻子和嘴。

第五，保持最小数量的探视人员。探视人员在病人房间的时候要戴外科口罩，并接受医务人员的指导。探视人员不穿戴呼吸保护装备，后果自负。由于提供和确保呼吸保护对儿童来说存在困难，因此，禁止儿童探视。

第六，由护士或指定人员通知物资管理部立即送足够数量的 N-95 呼吸面罩或 PAPRs 到病区。

第七，根据呼吸防护程序，所有进入病房的医务人员、学生和医院员工要穿戴 N-95 呼吸面罩和 PAPRs，呼吸防护程序见医院安全和健康方针和程序手册。在获得呼吸面罩前要戴上贴身的外科口罩。

第八，在病房门上贴上空气预防措施标志。要遵守标志上的要求。

第九，护士或指定的人员通知基建部确诊或疑似的结核病人正使用控制气流的房间。基建部确保对没有自动日间警报的病房检查负压气流。

第十，只有进行基本的临床检查时病人方可离开房间。

第十一，当病人被转送到其他科室的时候要戴上贴身的外科口罩。

14.15.10.10　病人入院后其他管理措施

第一，保持最少数量人员进入结核隔离病房。

第二，为减少员工暴露时间，每次进入隔离病房要尽可能完成所有的工作。

第三，疑似或确诊的具有传染性的人员要以最少的时间在病房外活动。隔离病房内提供的服务要在可行的范围内。病人必须在病房外进行技术检查，完成服务或技术检查后，要尽快返回隔离病房。

第四，如有可能，高危险或选择性的技术操作要在确认病人不具有传染性时进行。

第五，免疫抑制的护理人员（HCW）要避免暴露于确诊或疑似的结核病人。

第六，志愿者不得进入结核隔离病房。

14.15.10.11　高度危险的技术检查管理

（1）可导致确诊或疑似的结核病人结核分支杆菌气化的高度危险的技术操作

第一，气管镜。

第二，肺功能试验。

第三，尸检。

第四，引起咳嗽的任何技术操作，如雾化呼吸治疗或吸痰。

（2）预防检查导致的结核传染的操作

第一，对确诊或疑似的结核病人进行高度危险技术检查，要在结核隔离病房或带有 HEPA 治疗设备的房间进行。

第二，涉及此项技术的医务人员要戴 N-95 呼吸面罩或 PAPRs。

第三，病人转送到其他科室的时候要戴上合适的外科面罩。

14.15.10.12　工程控制管理程序

（1）结核隔离病房。按照 CDC 指南设计了针对确诊或疑似传染性结核病人的隔离病房，并由医院后勤部（基建部）维护。隔离病房满足下列规范：

第一，相对于走廊和周围区域为负压。

第二，空气直排到外面，远离进气口和人群区域。

第三，每小时换气次数≥12 次。

第四，住院病房满足上述规范的房间是 XXXX 病房。

第五，太平间满足上述规范的是 XXXX 房间。

（2）后勤部按下列计划对传染性结核工程控制进行检查、维护和监测：

第一，负压和换气常规监测，并向感染控制委员会报告监测结果。

第二，疑似或确诊的结核病人在没有自动报警的负压气流病房时，后勤部（基建部）要每天检查通风情况，确保负压气流。

14.15.10.13　实验室支持

（1）抗酸杆涂片报告。抗酸杆菌涂片要送到微生物实验室。微生物实验室在接受标本后要尽快报告抗酸杆菌涂片结果（阴性和阳性）。

（2）电话报告。微生物实验室发现阳性抗酸杆菌涂片，在确认后要立即电话通知下列人员：

第一，病人的责任护士和护理病区。

第二，病人的负责医师。

第三，感染控制部。

14.15.10.14　培训

本部分描述的措施适用于医院所有具有结核职业暴露危险的医生、学生和员工。

所有的护理人员在上岗前要接受培训并确保知晓下列内容：

第一，结核传染的模式、症状、体征、医疗调查、治疗以及防止传染控制措施的目的和正确应用。

第二，结核传染的基本概念、病理机制和传染途径，包括潜伏期结核感染和活动结核的区别，急性结核症状、体征以及 PPD 试验阳性人员再感染的可能性。

第三，如暴露于活动性结核或诊断活动性结核，要告知职业卫生局的重要性以便开始适当的关联调查。

14.15.11　职业卫生

14.15.11.1　护理人员结核筛查和预防程序

为防止医院病人和护理人员潜在暴露于结核分支杆菌，医院建立了结核筛查和预防程序。必要时，该程序将通过阳性 PPD 试验、PPD 转化试验或结核症状评估，进行活动性结核筛查并启动预防活动性结核的措施。该程序也允许对目前感染控制措施的有效性进行评估。

14.15.11.2　护理人员结核筛查

按照感染控制政策和目前国家 CDC 指南做结核皮肤试验（包括低反应和增强实验）判读及评估和管理阳性 PPD 试验和筛查活动性结核。在方便的时间和地点，免费给护理人员做结核皮肤试验。定位、结核试验判读要由有资质的人员实施。护理人员要进行 PPD 测试并对活动性结核进行评估。

14.15.11.3　聘任时结合筛查

除非新员工有 PPD 试验阳性史，员工健康部（职业健康部）对其上岗前要进行结核皮肤试验。对初次 PPD 试验结果阴性的员工和前 12 个月期间没有阴性结核皮肤试验结果的要实施两个步骤的 PPD 试验。第二次试验在第一次试验完成 1—3 周内进行。

14.15.11.4　周期性评估

医院住院和门诊区域为潜在结核暴露的低危险区域（参见前文危险评估）。首次结核皮肤试验在上岗时完成，以后按下列时间间隔检查：

第一，每年一次。

第二，如果工作区域内有 PPD 试验的聚集转化，实施进一步的评估。

第三，当记录显示暴露于活动性结核的病人或护理人员，做基础测量并随访 8 周。

第四，有活动性结核症状和体征。

PPD 试验的结果要在护理人员个人职业健康记录中记录，以便对每个区域或人群中获得新感染的危险进行定期分析。

皮肤试验记录阳性的员工或护理人员可以不再做结核菌素试验，但要由经过专职培训的医务人员监测确定是否有结核症状。

14.15.11.5　患有活动性结核或潜伏期结核的护理人员

患有肺或喉结核的护理人员在得到充分的治疗前以及症状、体征或痰涂片显示其不再传染前要停止工作。向员工健康部通报诊断和治疗计划，并要提供帮助确保护理人员保持有效的药物治疗时间，直到抗酸杆菌痰涂片阴性。患结核的护理人员在建议的治疗疗程结束前要停止工作直到符合上述要求。

记录的潜伏期结核和胸部 X 光阴性结果的护理人员无需停止工作，除非症状和体征提示结核复发。

14.15.11.6 问题评估

发生下列情况时要进行接触调查以及相应的随访：

第一，护理人员的 PPD 转换和活动性结核。

第二，可能的病人到病人结核传染。

第三，接触未诊断和未妥善隔离的结核人员。

如果评估显示，问题是由于病人检测、结核隔离措施或工程控制不当引起的，要实施相应的干预措施，直到两个连续 3 个月没有传染的证据。

如果没有可以确认的特殊问题或在干预后问题没有解决，要在该区域持续实施高风险计划，并且要咨询公共健康部和其他专家。

暴露接触导致结核皮肤试验转化或有结核症状，要进行评估并立即治疗，如需通知或帮助请联系公共健康部。

要告知所有的护理人员，严重免疫抑制人员结核暴露危险性会增加，其如有免疫抑制，要通知员工健康部（职业健康部），特别是如果他们工作在结核高度流行的科室并需遵守目前减少暴露危险的感染控制要求时。

有严重免疫抑制的护理人员要转到结核暴露危险极低的区域工作。有关护理人员的免疫状态、调转工作和随访要报告到员工健康部并由其保密管理。

14.15.12 社区服务工作的协调

14.15.12.1 公共卫生

临床试验室对所有诊断的活动性结核病例要报到市卫生局 CDC。

14.15.12.2 急诊应急员工

如果确定急诊应急员工暴露于活动性肺结核，要由感染预防和控制部或指定人员尽快在 48 小时内通知急诊应急人员的领导。

14.15.13 参考资料

《医院预防结核分支杆菌的传播指南》。

14.16 传染性非典型肺炎防治管理

14.16.1 目的

医院根据《中华人民共和国传染性非典型肺炎防治管理办法》对传染性非典型肺炎进行控制和管理，以控制该疾病的流行，确保公众健康安全。

14.16.2 管理程序

参阅《中华人民共和国传染性非典型肺炎防治管理办法》。

14.17 其他传染病暴露控制计划（略）

14.18 动物探视管理

14.18.1 管理目标

减少与治疗性和服务性动物有关的传染病的危险因素。

14.18.2 基本概念

治疗性动物：在医院、护理之家和其他治疗地点在其主人的监视下向顾客提供目标导引的私人宠物。

服务性动物：经过训练帮助残疾人进行工作或完成任务的动物，如导盲犬、听力或信号犬。必须准许由服务动物陪伴的残疾人员进入公共场所，包括医疗单位。

14.18.3 管理程序

由于事先不知道服务性动物或宠物要被带进医院，如有可能要遵循下列指南：

第一，动物要安静并无咬人等行为。控制动物人员负责动物的照看和行为管理。

第二，动物要拴上皮带或放在携带装置中。

第三，动物需经过训练。

第四，动物要干净整洁。

第五，动物要有许可证牌。

第六，病人和员工在处理动物后要洗手。

第七，病人、同房间的人员和员工要进行动物过敏评估。对动物过敏的人员要避免接触动物。

医疗上是否允许动物探视病人，由医务人员决定。根据需要咨询感染控制部或风险管理部。

14.18.4 参考标准及资料

（1）《医院感染控制指南》。

（2）JCI 标准参考：IC.4。

14.19 血源性病原体暴露控制计划

本计划按照《卫生部血源性病原体职业暴露》和国家《职业暴露于血源性病原体、针头和其他利器伤害》等法规编写，目的是确认医院减少或预防医务人员血源性病原体暴露的适当措施，也是医院血源性病原体控制措施。

感染控制部对本暴露控制计划每年评审和修订一次，并根据需要随时进行评审和修订，修订计划要报感染预防和控制委员会审批。

本计划是医院全面的暴露控制预防措施。为进一步解释和实施本文件，医院和科室制定了相应的规定和程序。暴露控制计划见《员工具有潜在职业暴露血液和体液的科室的安全健康政策和程序手册》。文件由感染预防和控制部保存。职业暴露于血液和体液工种列表也包括在本计划当中。

员工要遵守暴露控制措施和暴露控制计划中阐述的其他措施。否则将受到纪律处分甚至开除。

14.19.1　血源性病原体暴露的标准预防措施

由于病人或相关人员感染了 HIV、HBV、HCV 或其他传染病因常常不被发觉，因此在处理潜在传染性的体液时必须采取标准预防措施来预防感染。标准预防措施要求血液和病人体液要按传染性物质处理，并且要采取隔离预防如戴手套避免与其接触。传染性体液包括：血液、血液成分和血液制品、精液、阴道液、乳汁、脑脊液、滑膜液、胸膜液、腹膜液、羊膜液、牙科技术操作的唾液、任何可见血液污染的体液以及在鉴别体液有困难时的所有体液。

14.19.2　血源性病原体暴露的工程控制预防措施

工程控制是指从工作地点隔离或清除血源性病原体污染系统或设备。医院的工程控制方式有：

14.19.2.1　利器容器

利器容器为一次性、防漏并且抗防刺穿的容器。存在或者预期存在污染针头和利器的地方都要放置利器容器。利器容器为红色并带有生物危险警示符号。

利器容器至少要每天检查一次，装满四分之三时要更换。不准把手伸进含有污染物品的利器容器。

治疗车、静脉盘、护士站、检查或治疗室或手术区域的利器容器要根据护理部（或环境服务部）的要求进行更换。其他区域的利器容器（如实验室）由相关的指定人员更换。

更换利器容器时，容器盖要锁上并且将装满的容器放入或紧邻危险垃圾容器。

重复使用的污染利器要放在耐刺穿防漏的容器中储存和运输，在处理前要去除污染物。

14.19.2.2　预防溅洒

预防溅洒措施包括：关闭实验室分析设备的样品室；实验室玻璃树脂溅洒保护。

14.19.2.3　预防针刺的安全设备

第一，可收缩的手指针刺小刀。

第二，带有可收缩针头的周围静脉导管。

第三，肩背式无针静脉连接系统和静脉推注药物。

第四，带鞘管针的采血系统。

第五，带鞘管的蝴蝶针。

第六，带鞘管的血气针。

第七，安全引导针。

第八，安全血液转送装置。

第九，安全羊水诊断盘。

第十，安全脊髓 X 射线造影盘。

第十一，安全腹穿盘。

第十二，三腔中心导管盘。

第十三，安全外周中心静脉导管(PICC)盘。

14.19.2.4　安全设备管理

有些情况下没有适当、有效的安全设备。适当的设备是指根据合理的判断，在使用过程中不危及病人或员工安全也无医疗禁忌症的设备。有效的安全医疗设备是指基于合理判断，在其使用过程中不可能发生有关污染利器暴露的事件的设备。

物资管理部对已有的安全设备进行评估，如果确定这些设备对于减少职业暴露危险有效就采用这些设备。选择安全设备时要有直接负责病人诊治的非管理人员参与。预防针刺的安全设备的评估和记录包括：设备的型号和说明、品牌、选择的理由。

14.19.2.5 利器损伤日志

按照管理要求，利器损伤日志由风险管理部保存。日志包括污染利器造成的皮肤损伤的信息，信息至少要包括：

第一，涉及事故的设备型号和牌子。

第二，发生暴露事件的科室或区域。

第三，事故发生的说明。为受伤员工保守机密。

14.19.3 血源性病原体暴露的安全工作常规

14.19.3.1 利器处理

第一，在合适、有效的情况下使用安全针头或无针系统。

第二，使用后的污染针头要尽快丢掉，并且不要复帽、弯曲或损坏。

第三，如有些科室必须从注射器去掉污染的针头（如外科），要用止血钳等器械去除针头。某些情况下如需给污染的针头复帽，需用机械复帽装置或单手回套技术。

第四，要采取措施避免手手传递利器。

第五，没有被血液或其他潜在传染性物质污染的针头可以复帽。

14.19.3.2 标本处理

第一，所有标本容器均被认为含有潜在传染性物质。每个标本无需单独标记生物危险标签。

第二，可能污染或泄漏的标本容器要放在第二个防漏容器内。

第三，用于运输标本的辅助容器，如带鞘管的采血盘，要标上生物危险符号。

14.19.3.3 其他安全工作常规

第一，脱掉个人保护装备以及接触潜在传染性物质之后，用肥皂和清水或酒精基质的无水洗手液洗手。合理设置洗手装置便于员工洗手。如没有肥皂和流水，要使用抗菌的酒精基质的无水擦手液。

第二，在可能存在血液或体液的工作区域不要吃饭、喝饮料、吸烟、使用化妆品或唇膏或使用隐形眼镜。

第三，有血液或其他潜在传染性物质的地方不要在冰箱、冷冻器、架子、柜或柜台的上面储存或放置食物、饮料。

第四，员工要以减少暴露危险的方式从事可能引起血液或体液溅洒或喷出技术操作。

第五，禁止用口吸液、吮吸血液或其他体液。

14.19.3.4 个人防护装备

必要时，医院负责对防护血液和体液的个人防护装备的准备、清洗、修理或更换。医院免费向员工提供个人防护装备，装备使用人员在离开工作地点前要脱掉这些装备。一次性的个人防护装备丢弃在垃圾容器内。

医院预防血液和体液接触的个人防护装备包括手套、隔离服、实验服、围裙、面罩、口罩、保护性眼罩和复苏设备。N-95 呼吸面罩和 PAPR 用于预防 SARS 传染。

这些设备要有适当的型号并适合所从事的工作，并能有效预防血液和其他传染性体液渗透。

员工要使用防护装备，除非罕见的特殊情况如员工认为屏障的使用影响诊治操作或增加工人和同事的危险。

如果制服被血液或其他体液污染，由洗衣公司提供擦洗服务。如果人员衣物受到污染并且选择不在家里清洗，医院后勤部（环境服务部）负责洗涤。

（1）手套。在穿刺血管、处理污染的物品或表面时以及手可能接触潜在的血液或体液传染性物质、粘膜或不完整的皮肤情况下都要戴手套。为常规手套过敏的员工提供低敏手套。一次性手套如受到污染、撕破或刺破要更换，脱掉手套后要洗手。为控制感染，对不同病人或在治疗时从病人污染的部位移动到清洁的部位要换手套。一次性的手套不得清洗或重复使用。多用手套如无破裂、脱皮、刺破或磨损，没损害屏障功能，可以去污染后重复使用。

（2）防护服（如隔离服）。提供适当的保护服装以预防血液或其他潜在传染性物质穿透到衣物或皮肤。防护服由医院进行清洗和更换，员工离开工作地点前或在血液或其他潜在传染性物质穿透前要脱去这些防护服。如被污染，物品要放置在指定的重复处理或丢弃的容器内。如果预期头部或脚可能被大量污染就要戴外科帽子、头巾或鞋套。

（3）面罩、口罩、保护眼罩。如血液或其他潜在传染性物质可能溅洒、喷洒或泼溅到眼睛、鼻子或嘴的时候需要对面部、眼睛进行保护。显微外科手术时，如预期没有血液溅洒或泼溅，则不需要保护性眼罩。

14.19.3.5　清洁工作

"三证"齐全的医院消毒剂经医院感染控制委员会批准，用于去除环境污染和工作表面。这些表面在接触血液和其他潜在传染性物质后要常规清理和除污。

所有重复使用的箱柜、桶和类似的容器如有可能被血液或其他潜在传染性的物质污染，要由后勤部（环境服务部）定期检查和除污，可见的污染要尽快除污。

可能被污染的破碎玻璃制品或其他利器，采用机械方式如刷子、畚箕、钳子或镊子进行清洗。

先除去传染性物质，清理血液或其他潜在传染性体液的溅洒，然后采用医院批准的消毒剂消毒。较大溅洒联系后勤部（环境服务部）清理。在非临床区域，所有溅洒联系后勤部（环境服务部）清理。临床区域较小溅洒可由后勤部（环境服务部）或临床工作人员清理。

14.19.3.6　管制废物的处置

管制废物包括：液态或半液态的血液或其他潜在传染性物质；在液态或半液态的情况下如果受挤压可以释放血液或其他潜在传染性物质的污染物品；含有干燥血凝块或其他潜在传染性物质以及污染的利器和含有血液或其他潜在传染性物质的病理性和微生物性废物。

管制废物储存在防漏的红色袋子或利器容器内。移走这些袋子和容器之前要对其封闭，防止处理和运输废物期间发生溢出。按照国家法规处理管制废物。

14.19.3.7　医疗设备

所有医疗设备均被认为有潜在污染，并采用标准预防措施处理。医院所有医疗设备技术员要遵守此规定。潜在污染的设备送出去修理或工作时要标记上危险符号。

14.19.3.8　洗涤

污染的衣物不要在病人区域储存或浸泡。所有来自病人诊治区域的洗涤物要尽可能少搬动并要就地包装。蓝色防漏袋用于装运污染的衣物，防止液体浸透或外漏到外层。

医院洗涤服务部把来自病人区域的衣物都作为污染衣物并用标准预防措施处理。后勤部（环境服务部）的代表和感染预防和控制部对洗涤服务部至少每年检查一次，以评价该服务是否符合规定。

接触污染衣物的员工穿个人防护装备并每年接受一次防护装备使用培训。

14.19.3.9　生物危险警示信息

为警示员工存在潜在危险，采用专用生物危险符号标识并附上"生物危险"字样或用红色袋子或容器装盛。生物危险标志是荧光性橘黄色或橘红色并带有对比色的字母或符号，该标识应为容器整体的一部分或尽量紧密固定在容器上以防其脱落。

需要标识生物危险警示信息的容器和设备包括：装有血液或其他潜在传染性物质的冰箱和冰盒；用于储存、运输或邮寄血液或其他潜在传染性物质的容器；送去工作或修理的污染设备；采血盘。

不需要标识生物危险警示信息的容器和设备包括：血液或血液成分以及血液制品的容器，由于这些血液制品在发放前已经筛查了 HBV 和 HIV 并且标记上了成分，用于输血或其他临床用途；在储存、运送、邮寄或处理时放置在第二个标识的容器里的血液或其他潜在传染性物质的单个容器；标本容器，因为处理所有的标本时使用了标准预防措施；洗涤袋或容器，因为在处理所有的洗涤物品时使用了标准预防措施；去除污染的管制废物。

14.19.3.10　规章制度执行情况监控

规章制度执行情况监控的目的是确保员工遵守国家血源性病原体标准中描述的预防措施。安全例会上进行守规监控。安全例会后要把概括变异的报告提供给科室主任，科室主任负责随访。

14.19.4　员工培训

所有员工初次上岗前要经过培训，并且以后每年至少培训一次。培训由擅长该专业的人员提供，培训内容要适当并便于理解。培训要在正常工作时间、合适的地点免费提供。员工及培训教师之间要互动问答。

14.19.4.1　培训内容

第一，如何获取标准法规文本。

第二，血源性疾病的一般流行病学和症状以及传染的模式。

第三，本暴露控制计划及员工获得本计划方式的说明。

第四，识别血液或其他潜在传染性物质暴露的任务和活动的说明。

第五，工程控制、工作常规和人员防护装备的使用和限制。

第六，医院中使用的人员防护装备，正确选择、使用、放置地点，操作、除污和处理的信息资料。

第七，有关乙型肝炎疫苗的信息资料，包括其功效、安全性、管理方式、免疫的益处和获得免费疫苗的信息资料。

第八，假使发生暴露事件后的措施资料，包括报告和暴露后医疗随访。

第九，用于确认危险的标语、标签和法定颜色的说明。

14.19.4.2　培训记录

培训记录由人力资源部和本人所在科室保存三年，记录包括：培训课程的日期；培训的内容或总结；培训教师的姓名和资格；所有参加培训人员的姓名和工作职务。

14.19.4.3　暴露的预防、治疗和随访管理

员工健康部在适当时间和地点免费向员工提供医疗评估、预防、治疗和随访。

（1）暴露预防。除非员工以往接受过乙型肝炎系列免疫，且抗体检测显示产生免疫或有疫苗使用的禁忌症，在员工首次分派具有职业暴露危险工作的十个工作日内要提供乙型肝炎疫苗（和其他可以得到的预防措施）。如果员工首次谢绝使用乙型肝炎疫苗，要签署谢绝表，以后如仍在职业暴露危险中的情况下可以要求并接受乙型肝炎疫苗免疫。

（2）暴露评估和随访。发生职业血源暴露时，员工要立即除去身体的污染并向上级报告事件，同时填写相应的事件报告表。如果事件发生在夜班或周末，员工要就血源性危险评估表中的项目向医院急诊科报告。血源性暴露病原体的随访由职业健康门诊负责。随访包括员工乙型肝炎、丙型肝炎和 HIV 的实验室检查以及确定乙型肝炎、丙型肝炎、HIV 病人的危险状态。

（3）暴露后化学预防。暴露于 HIV 阳性或 HIV 高度危险人员的员工可能要接受化学预防治疗。白班时间员工须立即向职业健康门诊报告，夜班向急诊医学科报告以确定其暴露是否符合化学预防治疗的建议指南。化学预防治疗要在暴露于高危 HIV 后 1—2 小时给予。

14.19.5　血源性病原体暴露的危险评估

（1）确认是否发生血液或体液暴露（被污染物品刺伤，粘膜暴露或暴露于破损的皮肤——如开放伤口）。如确认发生血液或体液暴露，则评估是否需要立即处理：

第一，伤口是否需要缝合或清创？

第二，发生的溅洒是否溅洒到眼睛、粘膜或不完整的皮肤（开放性伤口）？

第三，病人是否具有乙型肝炎或表面抗原阳性？

第四，病人是否为 HIV 高危病人、感染了 HIV 或患有 AIDS？

如果上述四个问题都是"是"，员工要立即向员工健康部报告（白班），夜班或节假日向急诊科报告。血源性暴露的评价和管理的费用由医疗保险承担。

如果暴露不符合上述急诊标准，员工要在白班向员工健康部尽快报告以进行评估和管理。

（请注意：病房、利器盒或垃圾中针头和利器导致的暴露，白班员工向员工健康部尽快报告以进行评估和管理。）

（2）暴露人员的工作安排。人员可以重返工作岗位。必要时，员工健康部或医院急诊医师要给予特殊的工作限制。

（3）其他问题。请与员工健康部联系，电话 XXXX。

14.19.6　医疗记录保存

员工健康部要对每个职业暴露于血液和其他潜在传染性体液的员工建立和保存准确的记录，并保守秘密。没有员工的书面同意不得向任何人泄漏和报告，除非上级要求或法律有规定。这些记录在员工健康部至少要保存 30 年。记录包括：员工身份；员工应用乙型肝炎疫苗的诊断书复印件；事件的详细报告；检查、检验和随访结果的记录本；医院保留的医师书面意见。

14.19.7　血源性和传染性体液职业暴露的岗位举例

1 类岗位：员工接触血液和体液的岗位。

2 类岗位：员工不接触血液和体液的岗位。

表 14.15　血源性和传染性体液暴露的有关岗位

工作岗位	类别
院长办公室人员	2 类
人力资源部人员	2 类
财务部人员	2 类
医务部人员	1 类
护理部人员	1 类
感染预防和控制部人员	2 类
病案室人员	2 类
信息部人员	2 类
洗衣房人员	2 类
收款处人员	1 类
挂号室人员	2 类
住院处人员	2 类
导诊人员	2 类
门诊办公室人员	2 类
药剂科人员	1 类
咖啡厅人员	1 类
食堂人员	1 类
后勤设施管理人员	1 类
后勤环境服务人员	2 类
安保人员	1 类
医技技术人员	2 类
临床医务人员	2 类
太平间管理人员	2 类

14.20　医院生物恐怖事件预案

本预案作为医院灾难预案的附件，将定期评审和更新。

14.20.1　内部应急人员职责及联系方式

表 14.16　医院内部应急人员职责

科室、人员	电话号码	职责
院长	座机：×××× 手机：××××	全面指挥
安全副院长	座机：×××× 手机：××××	事件指挥、协调
感染预防和控制部主任	座机：×××× 手机：××××	诊断、治疗和控制疾病；应急协调。
感染预防和控制协调员	座机：×××× 手机：××××	疾病控制；电话通知；协助应急。
临床实验室主任	座机：×××× 手机：××××	通知微生物实验室检验和标本处理；安排实验室应急人员；尸体处理；协助应急。
药剂科主任	座机：×××× 手机：××××	提供所需的药物；安排应急的药剂人员；提供抗微生物制剂和疫苗；协助应急。
员工健康部	座机：×××× 手机：××××	支持、通知和治疗暴露员工。

启动上述生物恐怖事件的电话号码和灾难计划，请拨打医院接线员：XXXX.

14.20.2 病人住院决策

表 14.17 医院生物恐怖事件中病人住院决策

炭疽（怀疑或确诊）	病人在医院急诊确诊	病人由紧急管理系统或在社区确诊	接受外部医院的转院
接受病人住院	是	是	是
启动生物危险电话表	是	是	是
启动灾难计划	是	是	是
肉毒（怀疑或确定）			
接受病人住院	是，如果有足够的危重治疗能力和通风支持。	是，如果有足够的危重治疗能力和通风支持。	是，如果有足够的危重治疗能力和通风支持。
启动生物危险电话表	是	是	是
启动灾难计划	是	是	是
天花（怀疑或确定）			
接受病人住院	只有具备负压气流病房（病人入院前，联系住院处。如果医院没有负压气流病房，联系健康部和查阅本地区负压气流病房）。	只有具备负压气流病房（病人入院前，联系住院处。如果医院没有负压气流病房，联系健康部和查阅本地区负压气流病房）。	否，病人应该在其当地医院严格隔离，防止空气传播。
启动生物危险电话表	是	是	是
启动灾难计划	是	是	是
鼠疫（肺炎）（疑诊或确诊）			
接受病人住院	是	是	是
启动生物危险电话表	是	是	是
启动灾难计划	是	是	是

启动上述生物恐怖事件的电话号码和灾难计划请拨打医院接线员：**XXXX**。

启动本地区灾难计划请拨打医院接线员：**XXXX.**。

14.20.3 生物恐怖事件常规应对方案

14.20.3.1 目的

本方案作为灾难计划的一部分，描述医院所在地区发生生物制剂释放事件的一般反应实施方案。该方案包括故意和非故意事件导致的空气、水或食物污染等，如工业事故、交通事故或恐怖事件等。

14.20.3.2 管理目标

本地区发生生物紧急事件时，医院要尽力利用一切资源，帮助减轻事件的负面反应。医院要24小时都保持小规模和批量消毒能力。应急科室要做到：

第一，确保准备了所有本科室所需要的设备。

第二，确保所有参加的员工已得到培训并能有效减少负面反应。

第三，根据需要参加训练。

14.20.3.3 应急资源表

表 14.18　生物恐怖事件中应急资源

科室	人力资源	设施资源	设备/辅助	职责
感染控制部	感染控制协调员、感染控制护士	感染办公室		疾病限制，电话通知；反应协调
传染病	感染控制医疗主任、传染病医师	3 号会议室		诊断、治疗和疾病限制，反应协调
实验室	微生物主任、技术员	生物实验室、标本接受区、标本传送区	实验室设备	协调实验室检验、标本处理；尸体解剖、反应协调
QSHE 办公室	主任、副主任、培训经理	QSHE 办公室会议室	消毒、监测设备、放射线、PAPRs	支持反应、作为去污染预备队 PAPR 培训、指导训练
药剂科	药剂师	发药处	抗菌制剂	提供治疗和预防所需的药物，帮助获得药物和疫苗；协调反应
急诊科	医生、护士长、护理人员、急诊技术人员	分诊室 去污染区域 急诊治疗区域	PPE、通风、HEAR 放射、紧急管理系统计算机	疑似和确诊、联系总机启动电话号码、协调并提供初步治疗、组织去污染
住院办公室	员工	办公室		与急诊科和感染控制部一起安置病人
员工健康部	职业健康护士和医生	检查室		支持、通知和治疗暴露的员工
后勤部	主任	气体处理单元	气流监测和可行性控制	评估、限制与环境有关的暴露危险，包括气体和水供给
安保部、设备部和信息部	交通控制、急诊安全员工	入口控制、派遣人员	手提式放射计量仪、派遣人员、资源 HEAR、放射线计量仪、EMS 计算机系统控制	建立 EOC、机动车交通控制、病人通往急诊科拥挤控制、锁门、隔离
护理	急诊护理人员、急诊辅助员工、重症治疗单元、带有负压气流的房间	护理中心办公室、员工办公室	隔离房间、通风、重症治疗床、儿科床、个人防护装备	建立护理 EOC、急诊员工、护理区域 NAC 协调急诊反应活动、NAC 与 EOC 交流
院办公室	主任	新闻发布区域	交流设备	协调报纸发放
总机	接线员、通讯系统总监	总机区域	通讯机软件	启动呼叫号码
物资管理部	主任	设备清理和储藏区域	PAPRs、PPE	提供医疗支持、PAPRs、PPE
呼吸机小组	主任、急诊支持人员		呼吸机	RT 员工对重症治疗、其余提供呼吸机
后勤部	主任、急诊支持人员	废物储存区域、排除污染区域	XXX 牌消毒产品	病人治疗区域的排除污染和清理、污染废物的处理
病理科	病理医师	太平间	冰箱尸体储存空间	完成尸体解剖、为尸体提供空间

14.20.4 生物恐怖事件的类型及临床资料

表 14.19 生物恐怖事件的临床资料

疾病	体征和症状	培养时间（范围）	人到人传播	隔离	诊断	成人（除孕妇外）暴露后预防	成人（除孕妇外）治疗
炭疽杆菌 吸入	流感样症状(发热、乏力、肌肉酸痛、呼吸困难、干咳、头痛)、胸痛。可能 1-2 天改善，然后快速呼吸衰竭和休克。可发展成脑膜炎。	1—6 天（直到 6 周）	无	标准预防	见 CDC 建议。对吸入炭疽杆菌人员做临床评估。	见 CDC 建议。传染病科会诊。	见 CDC 建议。传染病科会诊。
皮肤	剧烈的瘙痒，继而无痛性丘疹样病变，然后血管病变，在水肿周围发展成焦痂。	1—12 天	皮肤接触病变可致感染。	接触预防	见附录 CDC 建议对皮肤接触者做临床评估。		
胃肠	腹痛，恶心和呕吐，严重腹泻，胃肠出血和发热。	1—7 天	无	标准预防	培养血和大便。		
肉毒素 吸入	不发热，喉咙过多粘液，吞咽困难，口喉干燥，眩晕，然后眼睛运动困难，轻度瞳孔扩大和眼球震颤，间歇性下垂，言语不清，步态不稳，极度对称性下降虚弱，软弱性麻痹，通常神经状态正常。	12—80 小时	无	标准预防	用抗菌素前取血清、大便、胃液和可疑食物，送 CDC 指定实验室检查。鉴别诊断包括脊髓灰质炎、肌无力、瞬间麻痹、CVA、脑膜炎、球菌性脑膜炎、Pentavaient 毒素（类型 A\B\C\D\E）0.5ml 可从国家有关部门获得，用于调查产物	从公共疾病控制部门获得肉毒抗毒素。支持治疗和呼吸机治疗。避免使用氯洁霉素和氨基糖甙类。传染病科会诊。	
食物		12—72 小时（2—8 天）					
肺鼠疫	高热、咳嗽、咯血、胸痛、恶心呕吐、头痛。进展性疾病：皮肤紫癜病变、大量水样痰火脓痰，1—6 天内的呼吸衰竭	2—3 天（2—6 天）	是，雾滴	雾滴预防直到 48 小时有效的抗菌素治疗	对淋巴结、吸出物、脑脊液 Gram 染色、Wayson 或 Wright 染色可以做出初步诊断，Gram 染色呈阴性双极染色。	强力霉素 100mg 口服 12 小时一次或先锋霉素 500mg 每 12 小时口服。	链霉素 1g，12 小时一次或庆大霉素 2mg/kg，然后 1 到 1.7/kg，8 小时静脉注射。替代：强力霉素 200mg 口服，然后 100mg 每 12 小时口服或先锋霉素 400mg 静脉注射，每 12 小时一次。传染病科会诊。

疾病	体征和症状	培养时间（范围）	人到人传播	隔离	诊断	成人（除孕妇外）暴露后预防	成人（除孕妇外）治疗
天花	前驱期：不适、发热、寒战、呕吐、头痛和背痛。2—4天后，出现皮肤病变和逐渐进展成斑点、丘疹、小泡刀脓泡，大多数在脸、颈部、手掌、脚底，接下来到躯干	12—14天（7—17天）	是，空气滴核或直接接触皮肤病变或分泌物，直到所有的痂分离和脱落（3—4周）	空气传播需要PAPP，负压病房需要接触预防	囊泡液体或痂拭纸培养送到高级生物实验室。所有的病变表现相似并且同时进站，形成与水痘相反。电子显微镜可以鉴别天花病毒和水痘病毒	早期给予疫苗是关键（4天以内）。电话告知 CDC 疫苗免疫。特殊病例需要球蛋白，可以拨打国家 CDC。传染病科会诊	支持治疗。疫苗免疫不能终生免疫。Cidovir 潜在作用。传染病科会诊
土拉菌病	腺溃疡、腺体肉瘤、眼腺体、肺/伤寒，肺土拉菌病肺炎和伤寒样是最常见的靶器官	平均 3—5天，但也可以是 1—14天。	人—人传播极其少见	标准预防	血培养，受损组织的吸出物，最好活检组织或刮溃疡，告知实验室怀疑土拉菌病。需要特殊安全预防	强力霉素100mg 每日两次口服或四环素500mg 每日一次口服。划痕法应用活减毒疫苗，传染科会诊	链霉素，30mg/kg im qd，分成 bidX，10 到 14 天。传染病科会诊

14.20.5 生物恐怖事件的报告程序及处置决策

表 14.20 生物恐怖事件的报告程序及处置

生物恐怖事件报告程序	去除这些物质的污染
1. 首先拨打紧急号码 XXXX。 2. 如果怀疑犯罪活动，拨打安保 23333 和公安局 110。 3. 参阅电话号码簿。 4. 更多的生物恐怖信息资料可从下列网址查阅和下载： 　　网址：XXXX	1. 把疑似受害者的衣服放在密闭塑料袋中保存，作为法律证据。 2. 用肥皂和水冲洗受害者。 3. 对上述环境消毒，使用漂白剂（标准 6.0%—6.15%次氯酸钠）0.6%浓度（1 比 9 水）。对于肉毒素、鼠疫和天花，可用医院批准的杀菌清洁剂替代。 4. 所有床上用品和衣物必须用高压灭菌或热水清洗和消毒。 5. 医疗服务人员在清除炭疽杆菌、鼠疫时应该戴个人防护设备（隔离服、手套和口罩）。 **暴发的检测** 流行病学策略决策 1. 快速发生的疾病事件。 2. 看病的人数突然增多，特别是发热、呼吸系统或胃肠系统症状。 3. 以少见的方式快速出现的地方病。 4. 室内人员之间发病率较低。 5. 来自同一地方的聚集性发病。 6. 大量快速致命性病例。 7. 病人具有相对少见和潜在生物恐怖疾病的表现。

14.20.6　可能吸入炭疽人员的临床评估

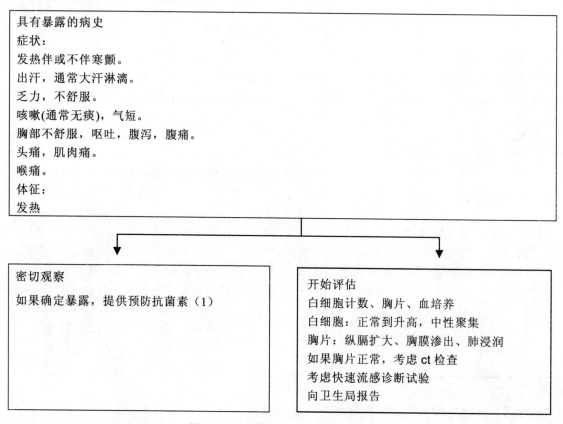

具有暴露的病史

症状：

发热伴或不伴寒颤。

出汗，通常大汗淋漓。

乏力，不舒服。

咳嗽(通常无痰)，气短。

胸部不舒服，呕吐，腹泻，腹痛。

头痛，肌肉痛。

喉痛。

体征：

发热

密切观察

如果确定暴露，提供预防抗菌素（1）

开始评估

白细胞计数、胸片、血培养

白细胞：正常到升高，中性聚集

胸片：纵膈扩大、胸膜渗出、肺浸润

如果胸片正常，考虑 ct 检查

考虑快速流感诊断试验

向卫生局报告

图 14.1　感染炭疽人员的临床评估

14.20.7　炭疽的治疗方案及本市负压病房信息

参阅中华人民共和国卫生行业标准《中华人民共和国传染病防治法规定管理的法定传染病诊断标准》，以及 CDC 公布的本市负压病房分布信息。

14.20.8　医院生物恐怖应急预案简介

医院认识到知晓和防范生物恐怖重要性。根据国家有关法规，医院制定了生物恐怖应急预案。

本预案并非生物恐怖的详细资料，而是医院应对生物恐怖的工具，并与已有的灾难预案和其他紧急管理计划形成一个整体。这些内容可以用于确认和应对社区其他传染病暴发。医院确定了针对生物恐怖需要准备的措施，如拨打 110、把受影响病人转移到相应的应急诊疗医院、启动大规模、全面的通讯和管理网络等。

医院和门诊可能首先发现并启动与生物恐怖有关的暴发应急措施。医院建立了相应的感染控制政策，如授权流行病学专家、感染控制委员会主任或指定人员快速实施预防和控制措施。一旦怀疑生物恐怖事件，必须启动通讯网络通知感染控制人员、医疗管理人员、公安局和 CDC。通过演练方案，实施年度灾难预案训练可改进团队反应能力。

14.20.8.1　可疑生物恐怖事件报告的要求和联络信息

医院可能是发现和应对生物恐怖事件的最初的地点。如果怀疑生物恐怖事件，要启动地方紧急体系。按照规定的联络方式（查阅内部和外部电话号码），立即通知包括地方感染控制人员和医院管理人员并迅速通知地方政府和卫生局、公安局和医疗紧急救助部门。

生物恐怖疾病包括：炭疽、肉毒、鼠疫、天花和土拉热，并且这些疾病的病因请参阅国家法定传染病诊治标准。

14.20.8.2　可疑生物恐怖事件中检测生物恐怖制剂

生物恐怖事件可以秘密发生，只有发现少见的疾病或症状聚集时才怀疑生物恐怖事件暴发。

生物恐怖事件有时也由恐怖分子在事前公开和威胁警告。国际上已发生许多公开恐怖事件，有些系骗局。医院的生物恐怖预案要管理两种类型事件：可疑与机密事件的生物恐怖的潜在暴发和公开的生物恐怖事件或威胁。生物恐怖事件的可能性要在公安局和卫生局的协助下进行排除。

（1）症状标准。要迅速应对生物恐怖的暴发必须尽快确诊。因疾病进展及传播迅速，不能等待实验室确诊才做出反应，有必要根据危险症状启动反应。各种特殊病因的症状描述（如典型的临床疾病表现症状的集合）可警示潜在暴发生物恐怖。

（2）流行病学特征。必须应用流行病学原理评估病人症状和体征是否属典型的流行疾病或是需要注意的少见事件。警示医务人员发生潜在生物恐怖暴发的流行病特征包括：

第一，正常人群中疾病发生率快速增加（如在几小时或几天内）。

第二，流行病学曲线在短时间内上升或下降。

第三，求治病人数量不正常增加，特别是发热、呼吸道或胃肠道病人。

第四，地方性疾病在非特定时间内或以不正常的方式快速增加。

第五，与户外活动病人相比，室内人员，特别是带有空气过滤或密闭通风系统内的人员发病率较低。

第六，病人聚集现象来自同一个现场。

第七，大量快速致命的病例。

第八，病人有少见疾病的表现以及具有潜在生物恐怖（如肺炭疽、土拉热或鼠疫）的症状和体征。

14.20.8.3　病人管理中的传染控制

（1）隔离预防措施。针对疑似或确定生物恐怖事件的病人，必须详细制定计划并进行演练。强有力的领导和有效的沟通是最重要的传染控制措施。生物恐怖致病源一般不在人与人之间传播；这些致病源不可能重新气溶胶化。医疗设施内的所有病人，包括疑似或确诊的与生物恐怖相关的病人，要用标准预防措施进行管理。标准预防措施的目的在于减少医疗设施内识别和不识别的传染源传播，因此无论病人的诊断或感染状态如何，所有病人都要应用标准预防措施。某些疾病或症状（如天花和肺鼠疫）尚需要其他预防措施以减少传染的可能性。标准预防措施防止直接接触所有体液（包括血液）、分泌物、渗出液、不完整的皮肤（包括疹子）以及粘膜。医疗人员实施的常规标准预防措施包括：

第一，洗手。接触血液、体液、排泄物、分泌物或这些体液污染的物品后，无论是否戴手套都要洗手。脱去手套后、检查两个病人之间要立即洗手，避免微生物传播到其他病人和环境。按照医院管理规定可使用普通肥皂或使用含有抗菌素的肥皂。

第二，手套。当接触血液、体液、排泄物、分泌物或这些体液污染的物品时要戴上清洁、非灭菌的手套。在接触粘膜和不完整的皮肤前要戴上无菌手套。工作时以及同一病人操作期间如接触到污染物质要更换手套。脱去手套后以及离开病人诊疗区域前要迅速洗手。

第三，口罩、眼保护或面罩。在血液、体液、排泄物或分泌物可以溅洒的技术操作中以及病人诊疗活动时要戴上口罩和眼保护面罩以保护眼、鼻和口腔粘膜。

第四，隔离服。在血液、体液、排泄物或分泌物可以溅洒或喷洒的技术操作中以及病人诊疗活动期间要穿上隔离服保护皮肤并防止弄脏衣物。要根据工作的类型和可能遇到的体液量选择隔离服和隔离服材料。弄脏的隔离服要迅速地脱去并洗手，避免微生物传播到其他病人和环境中。

（2）病人安置。小规模事件中实施常规病人安置和感染控制措施。当医院的病人数量太多而无法实施常规分诊和隔离策略（如果需要）时，必须用有效的替代方法，如把同时发病、症状相似的病人集中放到指定的门诊、急诊区域或指定的病房或放置到独立建筑的应急中心。事故指挥人员要咨询设施工程人员并根据气流和通风方式、有无充足的下水和废物处理能力以及安全处理大量病人的能力来确定共同安置地点。分诊和共同安置地点的入口要进行控制以减少医院内传播给其他不直接参与管理暴发的病人和员工的可能性。同时，要保证关键诊断服务设施如影像科室检查。

（3）病人转送。大多数与生物恐怖致病因素相关的感染不从病人到病人传播。对于特殊潜在生物恐怖病原体病人的转送要求要单独制定。一般来说，生物恐怖相关感染的病人的转送和移动，包括流行病学上重要的感染的病人（如肺结核、水痘、麻疹），要限制病人治疗过程中的基本运动，以减少医院内传播微生物的机会。

（4）设备、环境的清理、消毒和灭菌。标准预防原则要普遍应用到病人诊疗设备管理和环境控制中。

第一，除了设备和其他经常接触的物品表面和设备，对于常规诊疗、环境表面、床和床上用品的清洁消毒工作，医院制定了完善的程序，这些程序要得到执行。

第二，病人诊疗区域备有医院批准的杀菌清洁剂，用于清除污染物质的溅洒和对非关键设备消毒。

第三，病人诊疗设备如果被弄脏或污染了血液、体液、分泌物或排泄物时，在使用中要防止暴露于皮肤粘膜，避免污染衣物并尽可能减少微生物传播到其他病人和环境。

第四，确保重复使用的设备在得到清理和处理之前不用于其他病人的诊疗，并确保一次性病人物品得到正确丢弃。

第五，所有进入正常无菌组织或通过血流的设备或仪器要进行灭菌。

第六，与生物恐怖有关的传染病房和床旁设备要使用与所有病人一样的标准预防程序进行清洁，除非感染的微生物和环境污染要求特殊清洁。除了充足的清洁，对于床旁设备和环境表面如有迹象表明有某种能在无氧环境中生存一段时间的微生物污染时，清洁的方法和频率以及使用的产品要遵照医院管理规定。

第七，病人的织物按照标准预防措施处理，虽然织物可能被污染，但如果以避免微生物传染给其他病人的方式处理、转送和洗涤，疾病传播的危险可以忽略不计。医院制定处理、转送和洗涤被弄脏织品的去污措施。

第八，污染的废物要按照国家、省市有关法规和医院的制度进行储存和丢弃。

第九，预防职业伤害和暴露于血液病源体的预防管理政策要遵照标准预防措施和相应的通用预防措施。

14.20.8.4　病人出院管理

病人出院要根据传染病医师的医嘱，最好是在病人不再传染时才出院。根据暴露和疾病，对病人进行家庭诊治指导，包括使用适当的预防措施屏障、洗手、废物管理以及病人物品的清洁和消毒的指导。每例病人出院时要提供家庭护理指导。

14.20.8.5 死亡后料理

标本送检前要提前通知病理科和临床实验室所发生的传染暴发。尸体解剖要仔细操作，按照标准预防措施使用全部个人防护装备和操作标准，包括预期产生气溶胶或体液溅洒时使用口罩和眼镜防护。丧葬指导说明要按照国家有关规定进行。

14.20.8.6 暴露后管理

（1）病人和环境的消毒。是否需要消毒取决于暴露情况。大多数情况下不必要消毒。

潜在暴露于生物恐怖病原体后消毒的目标是减少病人对外部污染的范围和限制污染进一步播散。只有在大量污染的情况下才考虑消毒。消毒的决策要咨询国家和地方卫生局。为保证提供诊疗过程中病人和医务人员的安全，暴露人员入院前要进行消毒。

（2）病人暴露于炭疽和鼠疫需要消毒。这些病人需要护送到急诊科污染区域并脱去衣物，放进不渗漏的塑料袋中，袋子要封闭并且贴上标签。如果需要帮助，脱下衣物。病人衣物处理人员要穿戴手套、隔离服和动力气体纯化呼吸面罩。在脱掉污染衣物后，要指导（或必要的帮助）病人立即用肥皂和水进行淋浴。潜在危险的操作，如用漂白粉溶液洗澡是不必要的而且应该避免。建议使用清水、盐溶液或商品眼药水清洗眼睛。淋浴后，病人要穿上清洁的衣物。

所有的消毒工作要由公安局协调。公安局可能需要收集暴露的衣物和其他潜在的证据送到公安局或预防实验室，以协助暴露调查。

（3）预防和暴露后免疫。预防建议由 CDC 提供，并且随着研究的进展而经常变化。目前对于暴露后预防和免疫的建议参见关于潜在生物恐怖病原体部分。然而，最新的信息要通过咨询地方卫生局以及 CDC 获得。为确认并管理暴露于传染病病人的健康工作人员，医院制订了适当的职业医学和环境医学规定。一般来说，保持准确的员工健康记录有助于对潜在暴露的健康工作者进行确认、联系、评估和暴露后诊治。

14.20.8.7 大规模暴露和可疑暴露的分诊和管理

一旦怀疑或确定生物恐怖事件，要启动医院外部灾难计划，对潜在大量的受到影响的人员进行分诊和提供诊疗。应对活动要经社区灾难计划网络协调。医院外部灾难计划载明的步骤有助于：

第一，建立主管部门所要求的协调现场诊治的通讯网络和指挥线路。

第二，取消非紧急服务和程序的计划。

第三，对病人进行高效评估和出院计划管理。

第四，确定是否具有并准备了其他紧急大规模诊治所需要的医疗设备和物品（如呼吸机）。

第五，大规模事故情况下稀有设备分配和再分配计划（如终末病人呼吸机支持期间）。

第六，在病理科的帮助下，确认科室管理现场突然增加尸体数量的能力。

第七，有关问题可咨询健康管理部门，如确认提供疫苗、免疫球蛋白、抗生素和肉毒抗毒素的资源能力；非传染性或需要其他地点治疗的病人的出院指导（包括详细说明是否需要复诊以及什么时候需要复诊或他们是否需要医疗随访等）。

14.20.8.8 生物恐怖的心理干预（联系危机干预人员）

这些干预由危机干预人员协调。发生生物恐怖事件后，病人和医疗人员都可能产生害怕和惊恐的心理。生物恐怖事件后的心理反应包括恐惧、愤怒、惊恐、不切实际的担心，害怕传染、偏执、社会隔离或情绪低落。必要时请专家提供必要的帮助。

（1）针对病人和一般公众的恐惧心理，实施如下工作：

①清楚地解释危险、提供认真但快速的医疗评估、治疗并避免不必要的隔离或检疫隔离，最大限度地减少恐惧；

②治疗具有躯体症状的非暴露人员的焦虑（如采用反复确认或用安眠类抗焦虑药物治疗那些对反复确认无效的人员）。

（2）针对医务人员的恐惧实施如下工作：

①生物恐怖预案教育，包括坦然讨论潜在的危险和保护医疗人员的计划；

②邀请积极分子、志愿者参与生物恐怖预案计划过程；

③鼓励参加灾难训练；害怕或焦虑的医疗人员可从社会资源支持中受益，或要求完成有益的工作（如在分诊区作为志愿者）。

14.20.8.9 实验室支持和确认

医院实验室要执行国家 CDC 制定的特殊事件诊断策略。本市 CDC 的生物恐怖事件紧急联系电话号码是 XXXX。

（1）获得诊断样本。参阅每种病原体的诊断取样的专门指南，取样要遵照标准预防措施。所有可疑生物恐怖病例都要收集急性期血清样本进行分析、倍数分割并储存以便与康复后的血清样本进行比较。

（2）处理潜在生物恐怖病原体的实验室标准。根据实验室对生物恐怖病原体检测和处理的能力把实验室分成四级。

一级实验室：系指临床实验室，极少确定病原体（医院实验室属于此类实验室）。

二级实验室：系指能够确认、证实敏感性实验的国家、省或其他实验室。

三级实验室：系指国家和其他有先进检验能力的较大的实验室，如某些分子实验室。

四级实验室：系指 CDC 或国防实验室的科室，如生物安全等级（BSL）三级、四级具有特殊能力和先进的分子分型技术的实验室。

（3）标本转送。标本的包装和转送必须由卫生部门和公安局协调。应该从收集标本时开始记录系列监管记录。在与各医院临床实验室合作中，要确认相应的包装材料和转送介质。

14.20.8.10 病人、探视人员和信息发布管理

生物恐怖暴发期间，要严格地限制探视。医院为病人、探视人员和普通公众建立了炭疽、鼠疫、肉毒、天花和土拉热的事实表，提供一致的、清晰的信息。通知及信息发布由事故指挥员指定公共关系人员负责。

14.21 生物恐怖炭疽杆菌生物资料

14.21.1 病原学

炭疽是由炭疽杆菌（形成芽孢、革兰氏阳性细菌）引起的一种急性传染病，最常见于羊、山羊和牛等进食污染的土壤中的芽孢而患病。人可通过皮肤接触、消化系统或从感染的动物或动物的产物吸入炭疽杆菌的芽孢（如"羊毛工病"暴露于山羊毛发）。吸入疾病不发生人与人之间的传播。直接暴露于皮肤炭疽病变的血管的分泌物可导致继发性皮肤感染。

14.21.2 临床症状及体征

根据暴露的途径，人类炭疽感染有三种形式：肺、皮肤或胃肠道。这些形式中，肺炭疽与生物恐怖暴露于气溶胶芽孢有关。每种形式的炭疽临床表现不一。

（1）肺部感染的临床表现如下：

第一，在吸入传染性芽孢后出现流感样症状的非特异性前驱症状。

第二，可短期内改善。

第三，首发症状 2 到 4 天后，突然暴发呼吸衰竭和循环衰竭，可伴影像学胸腔渗出和纵隔扩大，提示纵隔淋巴结病和出血性纵隔炎症。

第四，通常在疾病头两三天内，血培养见革兰氏阳性细菌生长。

第五，早期前驱症状期可治疗。呼吸道症状发作后尽管使用抗菌素治疗，死亡率也极高。

（2）皮肤感染的临床表现如下：

第一，局部皮肤直接接触芽孢或细菌。

第二，常见于头部、前臂或手。

第三，局部瘙痒继而变成血管性红斑病变，并在 2—6 天内进展成黑色焦痂。

第四，如采用抗菌素治疗，通常不会发生致命的危险。

（3）胃肠感染的临床表现如下：

第一，进食污染食物（通常是肉食）后发热、腹部疼痛、恶心、呕吐。

第二，血性腹泻，呕血。

第三，发病两三天内血培养革兰氏阳性细菌生长。

第四，疾病进展成毒血症和败血症后常致命。

14.21.3 传染方式

炭疽杆菌的芽孢生命力持久。作为生物恐怖病原体，其可以气溶胶方式传播。炭疽杆菌的传播方式包括：吸入芽孢、皮肤接触芽孢或被芽孢污染的物质，进食污染的食物等。

14.21.4 潜伏期

暴露于炭疽杆菌后的潜伏期从 1 天到 8 周（平均 5 天），取决于暴露的途径和剂量。

肺暴露后 2—60 天，皮肤暴露后 1—7 天，进食后 1—7 天。

14.21.5 传染期

炭疽杆菌不发生人与人之间传播，也无空气传播，但直接接触皮肤病变可导致皮肤传染。

14.21.6 预防措施

（1）疫苗。灭活的炭疽疫苗（XXXX 公司出品）可通过 CDC 购买或请领。

（2）免疫指南。常规给予军队人员疫苗免疫，但对城市人口不建议进行常规免疫。

（3）病人管理中的常规感染控制。具有疑似或确诊的炭疽杆菌感染症状的病人要按照针对疾病状况指南进行管理。本文件不包含化学药物治疗。其他问题可联系当地卫生局以及 CDC 生物恐怖紧急号码 XXXX。

14.21.7 隔离预防措施

炭疽杆菌感染病人的治疗使用标准预防性措施，包括接触不完整皮肤，如包括疹子和皮肤病变，要使用手套。

14.21.8 病人安置

炭疽病人无需安置在单人病房，不发生空气传播炭疽。皮肤病变可传染，但必须是直接皮肤接触。

14.21.9 病人转送

炭疽杆菌感染病人的转送和移动应采用标准预防性措施。

14.21.10 设备和环境的清洁、消毒和灭菌

标准预防性措施的原则要用于病人诊治设备管理和环境控制。

14.21.11 出院管理

无特殊的出院指导，医疗人员指导家庭对所有病人使用标准预防性措施（如更换服装）。

14.21.12 死亡后的料理

死后料理使用标准预防性措施。在预期产生体液气溶胶或溅洒时，标准预防性措施包括穿戴适当的个人防护设备，如口罩和眼保护。

14.21.13 暴露后病人、环境消毒管理

在故意投放炭疽杆菌芽孢或存在少量或大量的炭疽杆菌芽孢的地方，炭疽杆菌重新气溶胶化的可能性非常低。在炭疽杆菌芽孢大量存在的危险情况下，皮肤的清洗和潜在传染的媒介（如衣物或环境表面）可减少皮肤和胃肠道发病的危险。暴露于炭疽的病人消毒如下：

第一，指导病人脱去污染的衣物并储存在标记的塑料袋中。

第二，处理衣物时最大限度地避免扰动。

第三，指导病人用水和肥皂彻底淋浴（并提供必要的帮助）。

第四，在处理污染的衣物或其他污染的媒介时，指导有关人员遵守标准预防措施，穿戴适当的防护屏障（如手套、隔离服和呼吸保护）。

第五，使用医院批准的杀芽孢、杀菌制剂或 0.5% 含氯溶液进行环境表面消毒。

14.21.14 预防治疗及暴露后免疫

预防指南经常得到修订。确诊的炭疽暴露要进行预防治疗。

表 14.21　炭疽杆菌暴露后预防治疗建议（举例）

抗菌制剂：成人/儿童
口服下列之一的喹诺酮制剂
环丙沙星 500mg　bid　　　　　20-30mg/kg 分成两次服用
左旋氧氟沙星 500mg　qd
氧氟沙星 400mg　bid
儿科用喹诺酮制剂和四环素制剂时必须权衡致命疾病危险和药物的副作用。如确定炭疽杆菌暴露，必须进行青霉素敏感性试验。如果怀疑，暴露的儿童可采用口服阿莫西林 40mg/kg 体重/天，每 8 小时一次（不要超过 500mg，每天三次）。

预防治疗要到排除炭疽杆菌暴露后方可终止。如果确认暴露，预防治疗要持续 8 周。炭疽暴露后，除预防治疗外，需要使用灭活、无细胞的炭疽疫苗进行免疫。如有疫苗，暴露后 0、2、4 周给予三个剂量的疫苗。在使用疫苗的情况下，暴露后预防治疗可以减少到 4 周。

14.21.15　大规模暴露、潜在暴露的分诊和管理

14.21.15.1　事先计划要包括确认：

第一，计划好预防用抗菌素资源，并根据便捷的通知方式取药。

第二，确定地点、人员需求以及给予大量暴露人群预防性的暴露后诊治方案。

第三，提供电话随访信息和其他公共通讯服务方式。

14.21.15.2　重症监护管理人员需要提前考虑：

第一，在大量肺衰竭病人到达时如何调配有限的呼吸机。

第二，如何获得其他的呼吸机。

第三，如呼吸机严重短缺，终末病人是否及时停止呼吸机支持。

14.21.15.3　大规模病人管理的详细内容另行制定。

14.21.16　实验室支持和确认

由生物二级实验室空气培养来来确诊炭疽。诊断样本包括：血培养、冰冻急性血清，如怀疑胃肠道疾病进行大便培养。

（1）实验室选择。处理临床标本要与当地的卫生局协调，并由生物安全二级或三级实验室检测。公安局要协调收集证据并把司法鉴定的标本送到公安局或 CDC 实验室检测。

（2）标本转送。包装和转送标本时必须与当地的卫生局以及公安局联系。从收集标本开始就要对各项操作及处置进行记录。需要特殊操作指南时，请联系 CDC 生物恐怖应急办公室，电话号码是 XXXX。事前要做好计划，包括相应的包装材料的确认和各医院临床实验室合作的转送中介。

14.21.17　病人、探视人员和信息发布

为病人和家属准备好炭疽事实表，解释近期暴露于炭疽杆菌的病人不传染但可能需要预防治疗药物；给予药物时要清楚地解释剂量信息和潜在副作用；讲清楚消毒的程序，如彻底用肥皂和清水淋浴洗澡以及环境清洁，使用 0.5%的含氯溶液。

14.22　生物恐怖肉毒杆菌生物资料

14.22.1　病原学

肉毒杆菌(Clostridium Botulinum)是厌氧革兰氏阳性细菌，可产生大量的神经毒素、肉毒素。对人类而言，肉毒素抑制乙酰胆碱的释放导致特异性松弛麻痹。肉毒杆菌产生的芽孢遍布世界，存在于土壤和水沉积物中。食物源性的肉毒素是成人感染的最常见的形式。肉毒也有可能通过吸入感染。生物恐怖制剂肉毒素暴露可以这两种形式发生。

14.22.2　临床症状及体征

食物源性的肉毒中毒都有胃肠道症状。吸入肉毒和食物源性肉毒可能有如下症状：

第一，缺少发热的反应性病人。

第二，对称性颅神经症状（眼睑下垂、咬合无力、吞咽或讲话困难）。

第三，视力模糊和复视（由于眼外部肌肉麻痹）。

第四，由近到远的对称性下降无力（首先是手臂麻痹，继而呼吸肌肉，然后是腿）。

第五，由于呼吸肌肉麻痹导致的呼吸衰竭或由于声门无力导致的气道梗阻。

第六，无感觉障碍。

14.22.3　传染方式

肉毒素通常通过进食毒素污染的食物传染。肉毒素气溶胶传播已经描述并且可能是生物恐怖的一个方式。

14.22.4　潜伏期

1. 食物源性肉毒神经症状在进食后 12—36 小时出现。

2. 在暴露于气溶胶后吸入肉毒 24—72 小时发生神经系统症状。

14.22.5　传染期

肉毒不发生在人与人之间传播。

14.22.6　预防措施

1. 疫苗的购买及请领。CDC 已经开发毒素疫苗。联系电话：XXXX。

2. 免疫指南。不建议对公众以及医务人员进行常规免疫。

3. 病人管理中常规感染控制。具有疑似或确诊的肉毒中毒症状病人要按照当前的指南进行管理。治疗建议不包含在本文件中。有关治疗的最新信息和建议请联系 CDC 或国家卫生部。

14.22.7　隔离预防措施

肉毒中毒病人采用标准预防措施。

14.22.8　病人安置

肉毒中毒无人与人之间传播。病房选择和治疗要符合医院的规定。

14.22.9　病人转送

肉毒中毒病人的转送和病人的移动要应用标准预防措施。

14.22.10　设备和环境的清洁、消毒和灭菌

标准预防措施的原则要用于管理病人诊疗设备和环境控制。

14.22.11　出院管理

无特殊的出院指导。

14.22.12　死亡后的料理

死亡后的料理采用标准预防措施。

14.22.13　暴露后管理

如疑诊发生单一的肉毒中毒病例，要立即警惕同时分享污染食物人员的潜在暴发，要与 CDC 和当地卫生局合作，尽力确定污染的食物源的地点和已暴露的人。如疑诊人员暴露于肉毒素就要认真监测呼吸系统的合并症。

14.22.14　病人、环境的消毒

肉毒污染不产生皮肤暴露或重新气雾化危险，因此不需对病人消毒。

14.22.15　预防和暴露后免疫

卫生局或 CDC（电话：XXXX）备有三价的肉毒抗毒素，可联系购买。马血清产品过敏反应 <9%。注射前请遵照包装说明进行皮肤过敏试验。

14.22.16　大规模暴露、潜在暴露的分诊和管理

肉毒中毒病人具有呼吸衰竭的危险，可能需要机械通气。一般需要呼吸支持 2—3 个月后，神经肌肉才能恢复并允许无辅助呼吸。大规模肉毒素暴露可造成医院机械通气的治疗能力不足，要

与相邻医院事先协调，做好病人转院预案。

14.22.17　实验室支持和确认

1. 诊断样本。常规实验室检查对诊断肉毒中毒价值有限。血清、大便样本或胃液中可能检测出毒素。如何正确进行标本采样请咨询卫生局或 CDC（食物源性和腹泻病分部，电话：XXXX）。

2. 实验室选择。处理临床标本要与当地卫生局协调。公安局要协助收集证据和转送标本到公安局指定的实验室。

14.22.18　转送要求

包装和转送标本时必须与当地卫生局以及公安局联系。从收集标本开始，要对各项操作进行记录。针对性的指南请联系 CDC 应急办公室，号码：XXXX。事前的计划包括相应包装材料的确认以及各医院临床实验室合作的转送介质。

14.22.19　病人、探视人员和公共信息

为病人和家属准备好肉毒事实表，解释近期暴露于肉毒杆菌的病人不传染；清晰描述症状，包括视觉模糊、眼睑下垂、气短，以及如果出现这样的症状进行报告、评估和治疗的指导建议。

第15章 放射安全管理

本章依据国家关于放射管理的相应法律法规以及医院的实际情况编写。违反相关规定，医院可能遭到起诉、罚款或吊销放射许可证，相应的医院授权用户和放射工作人员也要受到医院放射QSHE管理委员会或QSHE办公室的警告和处分。

本章包括的内容有：第一，放射安全紧急事件处理程序；第二，阐明放射安全管理的组织结构和相应的职责；第三，阐明放射性物质接收、使用、转送和处理的程序以及放射计量测定、仪器使用、警告标志要求等；第四，有关定义、部分放射核素资料和放射安全表格。

15.1 放射安全紧急事件处理程序

发生放射安全紧急事件要立即向医院QSHE办公室或总值班报告如下内容：

第一，报告人姓名。

第二，报告人所在的位置。

第三，涉及的放射性核素和工作。

第四，报告人的联系电话号码。

电话：医院QSHE办公室内线XXXX；总值班内线：XXXX。

表15.1 放射安全紧急事件处理程序

事件	程序
放射性溅洒	1. 通知室内所有人员。 2. 限制溅洒扩散。液体溅洒可用吸纸覆盖。粉末溅洒用湿巾或纸覆盖。 3. 立即电话向医院QSHE办公室或总值班报告。 4. 室内人员不得离开所在区域。 5. 严重污染的衣物要立即脱去。 6. 皮肤受到污染要立即用温水彻底冲洗。
空气污染	1. 通知其他人员迅速撤离房间。 2. 关闭空气循环装置。 3. 关闭所有门窗。 4. 撤离房间。 5. 立即向医院QSHE办公室或总值班报告。 6. 房门关闭贴上封条等待专家危险评估及指导。
怀疑放射剂量过高（>5rad）	电话向医院QSHE办公室报告。
放射源丢失	立即向医院QSHE办公室报告。
院外紧急事件	院外放射紧急事件反应见放射紧急事件计划。
误用	立即电话向医院QSHE办公室报告。

15.2 放射安全管理组织及职责

15.2.1 医院放射管理委员会职责

根据《中华人民共和国放射性污染管理法》、《放射性废物管理条例》以及 XXXX 市有关规定，为确保医院在诊断、治疗、研究和教学时使用放射性物质和放射性设备过程中严格执行职业防护和限制放射性污染，医院建立了相应的管理组织、管理程序和实施办法，并对实施的结果进行调研、评估和改进，同时根据国家、XXXX 市的要求进行定期检查以确保医院符合国家的有关规定。

放射管理委员会是负责医院安全处理放射性物质的管理机构。

放射管理委员会成员至少由三人组成，包括每种类型核素的授权的使用者，放射安全官、护理人员和一个非其他人员。

放射管理委员会至少每季度要召开一次会议，负责下列事务：

第一，确保使用、处理放射性核素的人员经过正规培训，并获得资质。

第二，确保定期评审相关人员与科室遵守了由放射安全委员建立的放射安全标准。

第三，确保医院使用的所有放射性物质的接收、储存、使用、转移及最终处理都有记录。

第四，确保使用放射性物质和设备的人员、区域以及放射性设备得到定期检查、评估和记录。定期评审职业放射剂量记录，并对个人和集体如何使放射剂量达到合理的最低的方法提出建议。

第五，对工作常规以及相应的程序进行修订。

第六，在使用、储存放射性物质或产生放射性线的实验室和房间建设之前以及这些建筑物进行改造、装修之前要进行评审并提出建议以确保：烟道的通风、流量和过滤符合要求；安装了适当的放射防护装置；建筑材料符合要求；家具符合要求并被抛光；定期评审所有的放射性物质和放射线设备事件；代表放射安全官对放射性物质和放射线设备使用进行日常评审、审批。这些评审和审批要经 QSHE 管理委员会会议审批。

放射管理委员会会议需达到规定人数，至少一半的委员会成员出席，其中包括管理者代表。

放射管理委员会的政策是鼓励并促进安全处理辐射。为达此目标，放射 QSHE 管理委员会制定了放射安全程序以帮助使用者解决在放射使用中遇到的问题。该程序使个人授权使用者避免了许多麻烦并可以保存多方面的记录。程序也为放射工作人员提供了必要的符合放射安全标准的大多数服务。按照医院的放射安全规定，使用者最终负责放射安全。

放射管理委员会也负责控制放射线设备的使用，如 X 射线机器、电子显微镜等。使用放射线设备的人员须经放射 QSHE 管理委员会认定其具有使用和操作该类设备的资格后方可使用此类设备。

15.2.2 医院放射安全委员会职责

放射 QSHE 管理委员会的工作是通过 QSHE 办公室的放射安全官来管理的。放射安全官是在放射安全领域具有经验、相关教育背景和资质的全职专业人员。

15.2.3 放射安全委员会主任职责

放射安全委员会主任负责执行由放射 QSHE 管理委员会签发或同意的规章制度，并就适用国家、地方法律向放射 QSHE 管理委员会提出建议和帮助。

放射安全委员会的职责如下：

第一，医院放射安全程序的实施、管理和监督。

第二，解释放射源管理的法规并发布放射安全信息。

第三，建立并保持医院现行放射安全法规和程序。

第四，监督所有的放射保护程序，建立并保持这些程序。

第五，协调放射线剂量测定服务，保持人员暴露记录，及时通知过度暴露的人员和相关法规机构。

第六，评审所有的放射核素采购要求，以确保符合放射性核素的拥有和使用规定。

第七，保持所有放射性物质的目录。

第八，监督放射性废物的处理程序。

第九，保持放射性核素处理记录。

第十，指导员工和学生根据适当的程序处理放射性物质、限制区域内的放射性以及有关放射暴露、暴露预防、保护装备和相应的法律等健康防护问题。

第十一，对密封的放射源进行泄漏检测。

第十二，根据需要校正便携式检测和调查设备。

第十三，根据医院的规章，向有关部门报告应当上报的放射事件和过度暴露事件。

第十四，由放射 QSHE 管理委员会授权 QSHE 办公室有权停止任何不安全使用放射的项目以及违反法律法规的活动，直到放射 QSHE 管理委员会做出评审结果。

15.2.4 授权用户职责

由放射安全委员会授权的放射性物质使用者负责监督人员安全使用放射核素和放射源。授权使用者的责任如下：

第一，确保遵守有关放射性物质的国家、省、地方和医院自身的法律、法规和规章制度。

第二，确保根据管理要求对员工和学生提供指导。

第三，根据需要配戴个人放射剂量计，如果使用碘则需监测甲状腺以及遵守预防个人污染的保护性规定。

第四，确保在放射性物质使用的区域不进食、不喝饮料、不做饭、不储藏食物、不使用化妆品或吸烟。

第五，确保试验和正确操作的计划并确保充分遵守安全预防措施。

第六，根据要求保留放射性核素的接收、使用、储存和处理记录。

第七，由其自己或在其授权下，由放射工作人员保持实验室调查记录。

第八，根据放射安全官的专门要求定期递交放射核素目录。

第九，实验室没人时，需保证放射性核素存放安全。

第十，完成有关放射使用或安全的年度培训。

第十一，当发生放射性核素丢失或事故时，立即向放射安全官报告。确保溅洒清除达到可接受的水平。向放射安全官通报小事故。

第十二，与放射安全官就设备的变化、人员的增加与删减、项目的更改等进行交流。

第十三，及时回复放射 QSHE 管理委员会或放射安全官的询问，采取措施改进有关不足或改正违反法规问题。

15.2.5 放射工作人员职责

使用放射性核素的每个人员均需遵守医院及相关规章制度。他们的责任包括如下方面：

第一，禁止在放射性核素使用的地方吸烟、进食、喝饮料、做饭或使用化妆品。

第二，根据放射 QSHE 管理委员会要求，在离开实验室之前要检测手、鞋、身体和衣物的放射性。

第三，对工作区域进行污染检查，如需要则进行去污染程序检查。

第四，立即向授权使用者和放射安全官详细报告溅洒、其他事故或放射性物质的丢失或偷窃等情况。

第五，根据需要佩戴个人剂量计并遵守有关这些剂量计的规定。

第六，使用建议的或要求的保护措施，如保护性的衣物，呼吸保护，远程吸液设备、通风玻璃盒或通风烟道和面罩。

第七，根据放射性物质的使用时间、距离和屏障原则，保持人员暴露射线达到 ALARA 标准。

第八，遵守防护管理制度，防止个人污染。

第九，根据需要参加生物分析项目。

第十，正确存放放射性废物，并且保留处理记录。

第十一，在使用和储存过程中保证放射核素的安全。

第十二，完善有关放射使用或安全的年度培训。

15.3 放射性物质使用管理程序

15.3.1 使用放射性物质许可的首次授权

使用放射性物质或放射线设备的研究必须由放射 QSHE 管理委员会通过医院 QSHE 办公室专门授权。负责研究的人员，即授权用户，填写拥有和使用放射性物质的申请表，并交放射安全官和放射安全委员审核。使用或监督放射性物质使用的人员，必须具备以下资格：

身份。取得授权使用放射性物质的人员必须是正式医务人员、教学人员。其他人员经放射 QSHE 管理委员会认真考虑，也可得到授权。

培训和经历。临床上给人应用放射性物质的人员必须符合第三章第五节所要求的培训和经历标准。

体外使用放射性物质、为研究动物而使用放射性物质或在医院进行体外诊断性化验而使用放射性物质的监督人员必须满足下列要求：

第一，提供在其他单位通过放射安全课程的证明。

第二，通过医院放射安全委员会书面考试。

第三，通过医院放射安全课程。

第四，如果申请人认为其不需授权使用者培训，则应向放射 QSHE 管理委员会提交正式申请。放射安全委员会对其申请进行评审以判定该申请是否能充分证明其具备使用放射性物质的能力。如果放射 QSHE 管理委员会批准该请求，申请人无须参加此类培训。否则，申请人必须参加培训。需参加放射安全培训的人员，从申请之日起直至开始参加课程期间，应在放射安全官的监督下工作。

第五，对于计划使用的放射性物质，要提供相应的经验证明。仅根据工作经验不得批准使用放射性物质。

负责人签字。授权使用者、申请者部门的负责人必须在申请上签字。该签字表明负责人要：

第一，共同负责确保所从事的所有工作符合政策。

第二，在授权使用者离开医院而没有处理其目录上的放射性核素时，负责人负责最后的处理。

15.3.2 项目批准

需要使用放射性核素的项目要根据申请者的放射性核素培训和经历进行可行性评估。放射QSHE 管理委员会负责确定该项目是否对操作人员、实验周围的工作人员或普通人群存在危险。项目申请者要提供资料详细描述所使用的放射性物质的试验程序、实验室废物储存的数量、试验目的以及为什么需要同位素、同位素的数量。除上述外，资料必须证明项目需要放射性物质。

某些情况下，所处理的标记物质的化学形式比存在的放射性物质对人产生的危险大。如果所使用的物质的类型存在非放射性危险（如病毒性物质、致癌物质、病理物质、爆炸物等），项目方案中需描述处理这些物质的程序。其他指南参阅第三章第四节。

有两种类型的项目申请表（动物、体外应用申请以及人体使用申请）可在医院 QSHE 办公室领取。

"动物、体外应用放射性物质申请"，向医院 QSHE 办公室提出，经其评审。申请人要特别注意填写申请的项目内容，如资料不全，审批时间将延长。

人体应用放射性物质研究项目申请，向医院 QSHE 办公室提出，经其评审。

常规临床应用不需要另行申请。根据第三章第五节中满足培训和经验标准，对临床放射性物质的使用者进行授权。

对于人体研究，项目需得到放射 QSHE 管理委员会和人体试验委员会(Human Subject Committee)的批准。医院 QSHE 办公室收到该项目申请后，应把项目申请人姓名、协同研究人员姓名及该项目名称报到人体试验委员会。该项目申请由放射 QSHE 管理委员会成员审阅。如果人体试验委员会收到了有关放射性物质研究申请，但没有得到医院 QSHE 办公室关于该申请的通知，则人体试验委员会需通知医院 QSHE 办公室有人申请使用放射性物质进行人体研究。人体试验委员会须在得到放射 QSHE 管理委员会拟批准该项目的情况下才予以批准。人体试验委员会批准后，放射 QSHE 管理委员会才能批准授权在人体使用放射性物质。

15.3.3 科室批准

科室应用放射性物质需经放射安全管理人员和放射 QSHE 管理委员会批准。为得到授权应用放射性物质，你必须具备相应的空间并需提供下列材料：

第一，位置：建筑、房间号。

第二，图纸：包括烟道的位置、水池、工作台、外部、内部墙壁、窗、门、设备和储藏室。

第三，工作区域的设计上能满足处理放射性物质的需要，并且表面容易清洁和更换。使用未封闭的放射源必须在防渗透的吸纸上进行。挥发性物质须在实验室通风罩内使用。

第四，操作同位素必须在专门设计的通风罩内进行。查询各排烟罩的位置及使用情况请联系医院 QSHE 办公室。

第五，房间设计要排风良好、充足并且"尘埃俘获"区域最小以保证清洁工作。

15.3.4 设备批准

为确保在相应的条件下安全使用放射性核素，放射 QSHE 管理委员会可能要求必须使用一些特殊的设备或设施，包括专门的屏障、处理用的工具或镊子、警报和警报设备、取样设备和其他此类仪器。

放射性物质项目的玻璃器皿和器具清洁后需放在工作区域并正确地标记以备将来同样性质的项目使用。如果不能确定设备有无污染，最好进行处理避免冒险使用而毁掉敏感的实验。

处理未封闭的源，需提供具有保护性屏障功能的衣物。在应用放射性物质的地点要穿上实验服，离开时要将其脱掉。当处理未封闭的放射性物质时需戴橡胶或塑料手套，如果是可重复使用的手套不要让其里面受到污染。当使用能够穿透手套和皮肤的未封闭的放射性化合物，特别是氚水，要戴两副手套，并且经常更换。每次离开指定工作区域都要脱去手套。

对于那些高能量的 Beta 射线，如来自磷 32，要使用低 Z 屏障，如 LUCITE（路塞特有机玻璃）、耐热有机玻璃。使用铅屏障防止 Gamma 射线和 X 射线。在剂量很大的情况下，LUCITE（路塞特合成树脂）套袖可用于含有 Beta 射线的注射器。

15.3.5 放射性物质许可的修订

为修订现行放射性物质许可，根据不同的情况需要递交不同的资料。如：

（1）增加、减少房间。如要增加房间，需向医院 QSHE 办公室递交相关资料。如要撤销已经授权的房间，需首先清理所有废物和放射性物质，然后请医院 QSHE 办公室做最终调查。

（2）增加化学物品。向医院 QSHE 办公室提供下列资料：

第一，放射性核素。

第二，化学、物理的形式。

第三，最大拥有量。

第四，操作常规。

增加或修订操作常规，向医院 QSHE 办公室申请并备案。

15.3.6 放射性物质许可的更新

授权使用者的放射性物质许可每两年更新一次。在有效期满之前两个月，授权使用者要递交许可更新申请。申请要说明有关人员、设施、项目和放射性核素的变化。放射安全官和放射 QSHE 管理委员会根据与原始授权申请一样的标准进行评估和调查授权的更新。

放射安全管理人员在放射性物质许可期满前接受的许可更新请求被视为及时更新状态。授权使用者可继续使用放射性物质直到放射 QSHE 管理委员会做出新的批准。如有效期之前没有提交更新申请，则放射许可在期满时终止，放射性物质可能被没收。

15.3.7 放射性物质许可证的终止

在不再需要放射性物质许可或在离开医院之前，每个授权使用者必须完成下列工作：

第一，以书面形式通知医院 QSHE 办公室，特别说明在医院的最终日期。

第二，所有库存放射性物质与医院 QSHE 办公室交接处理，可交接给另一个现场的授权使用者，或运送到非现场的地点或作为放射性废物处理。

第三，检查实验室并清洁发现的所有污染。向医院 QSHE 办公室递交最终的检查报告。

第四，终止或转移人员监测。

15.3.8 授权使用者休假时的工作安排

在授权使用者公休日期间，替代或继任授权使用者要负责其公休期间的操作。

15.3.9 放射工作人员的培训和经验标准

放射工作人员。在使用或在放射物质附近工作的所有实验室人员必须符合下列条件之一：

第一，提供在其他单位通过放射安全课程的证据。

第二，通过由医院 QSHE 办公室举办的实验室人员的放射安全课程。该课程可以采取自学的方式。自学人员要通过常规课程中的所有考试。

如果有人认为可以不参加培训，需向放射安全官提交正式的无需参加培训的申请，放射安全官要对其申请进行评审以确定此人是否满足操作放射性同位素的基本要求。

所有使用或在放射性物质周围的工作人员必须参加年度更新培训。

15.3.10 警示标志的张贴和标记

15.3.10.1 警示标志的张贴

总体讲，所有的放射标志必须包括放射状的三叶符号并以黄色的背景配上紫色、品红或黑色的字印刷。这些标志可以向放射安全官领取。在使用或储存放射性物质的区域张贴下列标语：

"注意——放射性物质"。如果使用或储存放射性物质要张贴此标语。

"注意——放射性区域"。如果一个人在距离放射源 30 厘米内或从任何放射穿透表面一个小时能够接受的放射剂量等同于 5 个毫雷姆的，则需张贴该标语。

"注意（或危险）——高放射性区域"。此标语用于人距离放射源 30 厘米内或从任何放射穿透表面一个小时能够接受的放射剂量超过 100 毫雷姆时。诊断性 X 射线设备房间或区域不是高放射区域。

"注意（或危险）——X 射线。长期装置有 X 线机（如 X 线衍射单元）的区域需张贴该标语。

多处张贴表格 RH-3 复印件，即"员工须知"，提醒放射性工作人员在工作中遵守相应的规定。至少要在授权使用放射性核素的实验室之一张贴。如果授权使用者的放射性核素实验室在同楼多个楼层中或分别在几个楼中，则所有实验室的公共区域都要张贴"员工需知"。

15.3.10.2 警示标志标记要求

第一，所有贮藏空间的储存容器（如冰箱）必须贴有"放射性"标签，这些标签可在医院 QSHE 办公室请领。容器标签须标有放射性核素名称、容器内放射性物质总量、储存日期和授权使用者的姓名。

第二，所有设备（如烧杯、移液管等）都要标记上存在放射性物质或放射性污染。

第三，临时储存放射性物质的设备以及不经常有放射性物质的设备（如离心机）在储存放射性物质期间需张贴"放射性"标签。

第四，放射性工作常规设备以及被污染的设备（如孵育器）要永久张贴"注意——放射性物质"的标签。标签上要载明放射性核素名称、污染的位置和必须遵守的特殊预防措施（如孵育器里面污染了"S-35，要一直戴手套"）。

医院 QSHE 办公室提供标记了标准放射符号的标签和贴在工作区域、20 加仑桶、箱子、塑料衬里和塑料罐上的标志。

15.3.11 放射性计量和泄露测试

15.3.11.1 便携式仪器及测量仪器的校正

用于实验室放射性检查和剂量测定监测的设备和仪器每年常规校正一次，在修理后也必须进行校正。每个用于定性测量的检查仪器由使用者在每次使用时利用标准放射源进行检测校正。

如果设备放置在储藏室，必须贴上标签或标记载明"储存当中，使用前须进行校正"，并且载明设备储存的"日期"。

实验室购买新设备后要通知 QSHE 办公室。

15.3.11.2　密闭放射源的泄漏测试

封闭的源每 6 个月进行一次泄漏测试，或按照医院放射性物质许可中的说明检测容器有无泄漏。下列封闭源不需要进行泄漏检测：

第一，只含气体放射性物质的封闭源。

第二，小于或等于 100 微居里 Beta 或 Gamma 射线物质封闭源。

第三，小于或等于 10 微居里 Alpha 射线物质封闭源。

第四，储存没有使用的封闭源。

第五，尼龙条带上包住的 Ir-192 种籽。

一般许可的物质的泄漏检测须由购买人员安排检测（如 Ni-63 源进行气体色层分析），也可安排医院 QSHE 办公室员工进行泄漏检测。

如果泄露检测显示有 0.005 微居里或更大剂量的可清除的污染，必须立即停止使用密闭源直到将其修理完毕或更换。

15.3.12　实验室放射性检测

15.3.12.1　要求

根据医院放射物质许可要求，定期检测实验室放射性污染。要对使用放射性非密闭源的实验室每月检测一次放射性污染。下列情况除外：

第一，没有放射性物质使用的月份不需实验室放射性检测。

第二，如果发现污染（$>220dpm/100cm^2$），该区域必须被清理和检测。下次使用放射性物质前，必须重新进行一次工作区域的检测。

15.3.12.2　记录、操作

所有的监测结果，无论是阳性还是阴性，必须记录本底资料、监控日期及显示所监测区域的图。原件递交到医院 QSHE 办公室，复印件存档。医院 QSHE 办公室提出下列步骤帮助你进行放射性物质检测：

第一，画出你实验室的平面图，并将实验室分成几部分进行编号。

第二，使用空白擦拭测量本底。

第三，如研究中使用液体荧光计数器分析放射性样本，就可用它去分析调查的样本。采用湿的滤纸擦拭各个部分，每个滤纸单独放到计数瓶中，加入荧光液体后震动并对计数瓶计数，本底擦拭方法应一致。

第四，如使用 Gamma 计数器分析研究样本的放射性，那么就使用同一个计数器计数擦拭，并使用诸如 Geiger-muller 检测计量器检测放射水平。建议使用带有声音信号的检测计量器进行此类检测。声音信号反应迅速并且允许检测者查看检测的区域而不用查看显示表。要缓慢地在工作区域移动探针（1/2 以上），并且计量表反应监测的信号的增加。对于高能量的 Beta 射线和 Gamma 射线建议使用此类型检测。

第五，强烈建议在每次使用放射性物质后对工作区域进行监测。监测结果有助于隔离放射性同位素操作过程中可能出现的问题。检查放射性同位素使用、处理和目录的记录。记录要用明显的方法。放射安全人员也要检查实验室放射水平和污染。

第六，有关监测程序或记录保存方法等问题，请咨询医院 QSHE 办公室。

15.3.13 人员监测

15.3.13.1 防护因素

离子型辐射使用者必须使其自己和周围的人处于尽可能低的放射暴露环境中 ALARA(As low as reasonably achievable)。减少放射暴露可操控因素有：

第一，增加和放射源的距离。

第二，在放射源和人之间增加屏障。

第三，减少暴露时间。

第四，减少放射性（活度）。

第五，使用不易挥发和不易被皮肤吸收的化学形式。

15.3.13.2 放射监测程序

第一，医院制定放射工作人员最大许可剂量表。

表 15.2　最大许可暴露极限剂量

身体暴露部位	缩写	极限（mrem）	时间周期
怀孕妇女的胎儿	DPW	500	怀孕期
整个人体	DDE	5000	每年
眼睛晶体	LDE	15000	每年
皮肤（浅薄）	SDE-WB	50000	每年
四肢（最大）	SDE-ME	50000	每年
总器官剂量平衡	TODE	50000	每年

注释：

（1）未成年人（18 岁以下）限制到这些值的 10%。

（2）怀孕妇女在整个怀孕期间为限制到 500mrem；如果自受孕起已接受了 500mrem，那么，余下的孕期可接受 50mrem 剂量。

（3）权重因子用于计算有效剂量当量。权重因子（Weighting Factor，W_T）是用来表示各组织器官的相对危险度。全身均匀照射的总危险度为 $165 \times 10^{-4} \cdot Sv^{-1}$。则各组织器官的权重因子为：

$$W_T = \frac{\text{组织或器官 T 接受单位当量接收剂量的危险度}}{\text{全身均匀照射单位当量剂量的总危险度}}$$

表 15.3　人体各组织和器官的权重因子和危险度

组织和器官	效应	权重因子（W_T）	危险度（$10^{-4} \cdot Sv^{-1}$）
性腺	严重的遗传性疾患（最初二代）	0.25	40
乳腺	因癌致死	0.15	25
红骨髓	因白血病致死	0.12	20
肺	因癌致死	0.12	20
甲状腺	因癌致死	0.03	5
骨表面	因癌致死	0.03	5
其他	因癌致死	0.30	50
全身		1.00	165

第二，国家规范规定必须向任何可能接受 10%的应用极限的人员提供监测设备。

第三，尽管医院使用放射性物质或放射线设备的大多数人达不到需监测的值，但医院也应为个人提供监测设备。

第四，放射剂量监测牌由具有国家资质的销售商加工制造。放射剂量监测牌的类型（季度、月、永久、继发整个身体）根据所在科室以及应用放射的类型提供。

15.3.13.3　可以合理达到最低水平（As low As Reasonably Achievable，ALARA）

所有人员暴露要保持在尽可能低的范围，即使目前的职业人员暴露的危险非常低，也要尽量避免非必要的放射暴露。医院放射保护程序的理念就是要使职业暴露远远低于放射暴露的最低极限。该理念注重国家法规并参照了 ALARA，对每个产生放射剂量的工作程序仔细检查以确定减少剂量的方法。为此，医院建立专门的指南启动通知和调查程序。表 15.4 为启动的剂量当量：

表 15.4　ALARA 调查极限

水平	Mrem/月
水平 1	50
水平 2	400

15.3.13.4　放射监测程序的登记

工作时间可到医院 QSHE 办公室登记放射监测程序，填写必要的表格，并获取放射监测剂量牌。

15.3.13.5　胎儿监测程序的登记

怀孕放射工作人员自愿参加胎儿监测项目需与医院 QSHE 办公室联系，提供怀孕声明表，放射安全官要用该声明表计算从其受孕开始直到声明日期已经接受的放射剂量，并确定剩余孕期所允许暴露极限。

怀孕声明表的复印件和胎儿监测剂量牌要尽快提供给声明怀孕的妇女。与戴在领口或胸前的标准的全身计量牌相反，胎儿监测剂量牌要戴在腕部。如果使用铅围裙，胎儿剂量牌要戴在围裙下而全身剂量牌要戴在围裙外的衣领上。

整个怀孕期，放射安全官需紧密地评估胎儿监测剂量牌的暴露水平。如果胎儿 ALARA 水平被超过，要立即通知声明怀孕的妇女。

在怀孕末期，声明怀孕的妇女要与放射安全官联系，告知预产期并中断胎儿剂量监测牌。

15.3.13.6 终止参加放射标记程序

当放射暴露工作需终止时，通知医院 QSHE 办公室。

15.3.14 生物分析

15.3.14.1 I-125 和 I-131

I-125 和 I-131 的使用量大于 0.1mCi 需要进行甲状腺生物分析。甲状腺生物分析就是简单测量甲状腺中碘的活度。该活度代表碘的吸入、进食或通过皮肤吸收的量。

利用表 15.5 确定甲状腺生物分析是否必要。例如，如果你在通风柜中操作 5mCi 的蒸发性碘，就要进行生物分析。处理放射碘的所有工作人员在或超过表 15.5 的特殊极限，或充分接近可能摄入的过程，必须参加生物分析程序。

生物分析必须在完成超过表 15.5 活度水平的工作后 6—72 小时内完成。

表 15.5 I-125 和 I-131 生物分析活度水平*

操作类型	处理非封闭形式放射源必须进行生物分析的活度**	
	蒸发形式	非蒸发形式
打开房间或工作台	0.1mCi	1.0mCi
通风柜	1.0 mCi	10.0 mCi
手套箱	10 mCi	100.0 mCi

这些数量可作为一次单独应用的数量或周期超过三个月程序的综合使用的总数量。

操作人员在三个月周期内处理的累积数量。

当处理的放射活性物质是化合物或处理诸如 I-125 或 I-131 时要保持非蒸发形式并稀释到小于 0.1mCi/mg 的非蒸发试剂，可用右侧栏中的数量。胶囊（如用于对病人进行诊断的胶囊）可以认为含有非游离形式的放射碘，除非胶囊意外打开（如坠落或掉下），不必对胶囊进行生物分析。然而，当知道某正常结合的复合物释放放射碘且此种放射碘正在处理过程时，可以应用左边栏目里的数量。在那些只使用 I-125 放免试剂盒进行工作的实验室，I-125 的数量非常小并且少于蒸发的形式，这样，生物分析需根据右侧栏目的数量进行判断。在室内打开试剂盒进行简单操作的过程中，诸如倾倒液体溶液，则上述表格不适用。当员工在开放的形式（如打开瓶子或容器）下操作超过 50 mCi 的 I-125 或 I-131 要进行生物分析。

不鼓励在开放的房间或工作台上常规使用 I-125 或 I-131。可行的情况下，装有超过 0.1mCi 或更多的 I-125 或 I-131 封闭的容器打开时，至少在开始的时候，通风柜中的风速要达到 100ft/分钟或更多。

15.3.14.2 2H-3

一次处理或每个月处理的总量超过本部分表 15.6 中氚的形式时候要进行生物检测。

在上述的特殊的条件下（在处理的周围）涉及处理氚的所有工作人员要参加生物监测项目。授权使用者负责对其监督下的工作人员实施 H-3 生物检测。授权使用者必须确定生物检测的频率和工作人员参加检测的计划。放射安全官通知授权使用者生物检测结果。

只要使用氚，人员进入需要生物检测区域后 72 小时内至少留取 100ml 尿样本，以后每两周进行一次。如不经常使用氚（少于每两周的频率），在处理氚期间的第 10 天末要进行生物检测。

表 15.6　氚生物检测的活度水平*

操作的类型*	HTO**和其他氚化合物(包括核素前体)	氚（HT 或 T2）***气体在封闭的处理管****
在开放的房间或工作台处理可能从使用的管子中挥发的氚。	0.1Ci	100 Ci
在具有适当设计、风速和操作可靠性的通风柜内处理时可能挥发的氚。	1Ci	1000 Ci

* 在操作期间存在的氚的数量（<10kg）作为人员一次处理的数量或在一个月内进行处理的放射性的数量。

** HTO 是水分子的化学符号，其中氚原子（T）替代了正常的氢原子（H）。

***包含两个氢原子的氢气体分子。其中的任何一个原子可以被 T 替换成 HT 的形式或两个 T 原子可能结合成 T2 气体形式。

****假设已经建立了适当的气体监测并且没有氚泄漏或在摄入前没有主要的氚气体被转化为 HTO。

15.13.14.3　其他放射性核素

如果其他使用的放射性核素在一个月内超过 10 mCi，则需逐例进行生物检测。

15.3.15　放射性物质的控制

15.3.15.1　编码

项目号（例子：ZM-1252）。当授权使用者递交了项目申请，就分配给一个项目号。号码分成两部分：前面的字母是人员名字的汉语拼音缩写，后面的四个数字代表同位素的原子重量（三个数字）根据活度后面跟随的数字排列确定放射性同位素的危险性，"1"是最低，"3"是最高。如果标记的化合物的化学形式被认为是危险的（如碘化钠），则在四个数字后面标记"C"。

包装身份号。含有放射性物质的包装要指定号码。

15.3.15.2　记录保持

每个授权使用者必须保持接收、使用、处理放射性物质详细目录以及监测记录。

接收。当 QSHE 办公室接收到一包放射性物质时，签署"放射性核素订货通知"的复印件作为接收记录。

使用。每次运输放射性物质需在"放射核素订货通知"上记录。

处理。针对放射性活度的处理记录，参考每次放射性物质被处理的日期和化学、物理形式。

详细目录。具有放射性物质的授权使用者完成放射性核素的目录文件，其中总结了使用和处理情况。

监测。常规实验室污染和放射水平检测记录，以及由放射安全人员送达的监测结果。

处理任何上述记录时要与医院 QSHE 办公室联系。

15.3.15.3　存货清单

必须始终保持放射性同位素存货清单。本存货清单必须说明由授权使用者或指定人员拥有或处理的所有放射性物质接收、使用、处理和储藏。授权使用者必须确保存货清单正确，确认存货清单中的物品都在实验室中保存并且实验室中所有的放射性物质都被列在存货清单报告中。

对存货清单进行报告的频率要根据订货的频率、维持的活动和过去的存货清单的报告情况来决定。授权使用者须每周、每月或每季度提交存货清单。

存货清单报告完成后其复印件必须送到医院 QSHE 办公室。授权使用者也必须保存存货清单的复印件。这些报告组成了放射性物质累积使用和处理的记录，所有授权使用者须保留这些记录以备国家检查。

15.3.15.4 放射性物质的安全存放

授权人和实验室人员必须保持直接控制和持续检测放射性物质或他们必须防止这些物质在未经授权的情况下被移动。授权使用者应该检查钥匙保管控制、房间的上锁系统和放射性物质的内部转移等情况，以确保它们的有效性以预防未经授权移动这些物质。放射性物质不要储存在走廊，在其他不安全的区域存放时，冰箱或冷冻箱要上锁。

15.3.15.5 放射性物质的转移

放射性物质的运输必须遵守国家法律法规中对运输的数量、屏障和标记等规定。放射性物质的运输由医院 QSHE 办公室处理以确保该人员或医院已得到授权可拥有放射性物质。

在医院内的转运。在医院内的转运可由放射 QSHE 管理委员会授权，拥有放射性物质的授权人执行。在转送物质之前和医院 QSHE 办公室共同检查以确保接收物质的人员已得到放射 QSHE 管理委员会的授权拥有相应的同位素、化学形式和数量。转送的通知必须由转送人和接受人完成，并在两个工作日内将通知的正本送回医院 QSHE 办公室。

医院外的转运。医院外的转运要遵守下列步骤：

第一，接收人要有相关机构的书面证明，说明其可以拥有该物质。信件必须在运输前递交给放射安全官。

第二，在泄漏保护容器内准备样本并贴上具有全部信息的标签，如同位素名称、活度和参考日期。如果可能，把样本、初次接受物质的运输容器送到医院 QSHE 办公室，放射安全官或放射保护专家要检查密封、包装和标签及转送方法的说明。

第三，填写说明表格并将物品发出。

15.3.16 操作放射性物质时的人员安全制度

第一，不要在使用、储存未封闭放射性物质的实验室内抽烟、喝饮料或进食。

第二，不要在这些区域使用化妆品。

第三，不要在这些区域储存食物或饮料。

第四，不要在这些区域使用个人物品。

第五，穿着适当的外衣预防皮肤污染。

第六，经常洗手。

第七，千万不要用嘴吸取吸液管中的放射性液体。

第八，不需要的设备不要放在工作区域内。

第九，正确地标记容器如分析日期、放射性核素、活动和化学形式。

第十，（处理放射性物质时）用最少的物质和时间，但要最大的距离和屏障。

第十一，把放射性废物与正常废物分开处理，并且要按照标准处理程序在专门的放射性废物容器内处理。

第十二，保持正确的监测、使用和处理记录。

第十三，如果给你分配了放射剂量计，要在身体的同一部位持续佩戴并且当你一旦进入可能有放射性危险的区域时就要带上它。

第十四，采用适当的仪器检测项目。如手脚发生污染要进行监测。

第十五，如果怀疑溅洒，立即隔离避免污染扩散。所有的溅洒都要向医院 QSHE 办公室报告。遵守第二章第十二节的溅洒程序。

15.3.17 给予了放射性药物的动物的照看

给予动物放射性核素后，必须对其进行妥善照料预防其他动物或实验污染。授权使用者负责预防污染扩散到动物照料人员、其他人员和其他实验。

在放射 QSHE 管理委员会批准使用动物项目之前，必须取得动物应用与关怀委员会（IACUC）的批准。

在动物被注射了放射性物质后，笼子和设备要系上警示卡，内容包括：

第一，标准的放射性符号。

第二，授权使用者、联系人、电话号码。

第三，放射性同位素。

第四，同位素使用的量（μCi）。

第五，给予的时间。

第六，任何特殊的说明。

第七，项目终止日期。

除另有说明，笼子、床、废物（以及某些情况下的肢刑架）和房间须视为有放射活性的污染并按放射性污染处理。在实验设计中必须考虑到所有这些可能。发生任何问题，如动物笼子和设备的污染，请与医院 QSHE 办公室联系。

在警示标签去掉前，笼子和其他设备必须用标准程序去除污染。

15.3.18 放射废物处理

13.3.18.1 固体放射性废物的处理

第一，污染的吸纸、玻璃器皿、手套等作为固体放射性废物必须按固体废物处理程序处理。

第二，在转送到废物收取点之前，干燥的废物和固体废物必须被装进 20 加仑圆筒内（黄色放射性符号）或箱子里（标记上放射性符号）。圆筒、箱子在放入固体废物前必须衬以厚的塑料袋。袋子必须系紧或用胶带系上，并且关紧盖子或用胶带封住箱子。

第三，如果固体废物被残余液体浸湿，必须与干燥的废物分开并且装进衬有两层塑料袋的圆筒或箱子内。

第四，只要箱子耐用并标有放射性废物标签，也可以使用较小的箱子。废物标签可以从 QSHE 办公室领取。其要用两层塑料袋作为衬里。只有干燥废物才可以放入箱子中去。确保箱子在转送到废物收集点之前用胶带封好。

（注：铅锭不要与固体废物混合。）

13.3.18.2 液体放射性废物处理

液体废物有两种形式——一种在允许的情况下可以通过公共下水道处理，另一种是混合型废物，由 EPA 管理的化学废物和放射性物质组成。由于处理混合型废物的耗费高，强烈鼓励授权使用者尽最大可能避免产生混合型的废物。

必须收集所有的液体废物并将其送到放射安全部进行处理，除非另有书面许可允许用其他的方法处理。液体废物，除非不相容，必须储存在由 QSHE 办公室提供的带有"注意放射性物质"标记的白色的 1 加仑罐中，并确保不要溢出罐，液面距容器的顶部保留 2.5cm 的空间。

适合下水道处理的液体废物必须满足下列标准：

第一，Ph 值在 5 到 9 之间。生产者负责调解废物的 Ph 值。如果需要，从医院 QSHE 办公室可领取中和物质。罐中的活性通过记录确定或通过分析罐中的样本确定。确保在取样前充分地混合罐中物质。

第二，不得含有管制类型的化学废物，如腐蚀、反应性、易燃和毒性或专门列出的废物。

第三，化学物质必须容易在水中分散。

第四，本地法规不禁止通过公共下水道系统处理。

这些标准的其他信息，参阅医院危险废物管理程序。

15.3.18.3　混合性废物

混合废物是含有危险废物和放射性废物的液体废物。送到医院 QSHE 办公室进行处理的混合废物除要有同位素名称和活度资料外，还必须有主要化学成分和浓度（百分比）资料。

注：按照危险废物管理规定，装满混合型废物的容器在实验室存放不得超过三天，并且实验室中每个废物只许有一个装满的容器。罐中的活度能够通过记录确定或通过分析罐中的样本确定。取样前确保罐中物质充分地混合。

13.5.18.4　液体闪烁废物（LSV）

液体闪烁废物有管制废物和非管制废物，可根据使用的液体闪烁混合物的特性分为生物降解类或危险类。其通常存放在小玻璃瓶内。

玻璃和塑料闪烁瓶可以在 20 加仑的圆筒内处理，筒的底部衬上 4ml 带有吸收物质的袋子。该圆筒只用于大的玻璃和塑料瓶，与固体废物桶分开。玻璃瓶可以带到放射性废物收集点的空间。空间无需连在一起。

非管制的 LSV：

第一，非管制的 LSV 是 H-3 和 C-14 玻璃瓶，浓度小于 $0.05 \mu Ci/gm$。

第二，如果液体闪烁混合物被分成危险或生物降解的，这些玻璃瓶必须被送到放射性废物收集点进行处理，并按照销售商收取的处理费用标准收取处理费。

第三，如果液体闪烁混合物被划分为非危险或生物降解类，可以通过公共下水道处理该物质。玻璃瓶在清洗后，按管制的垃圾处理。按这种方式处理的放射性活度必须根据周期目录进行计算。

管制的 LSV：

第一，管制的 LSV 是含其他放射性核素和 H-3、C-14 的玻璃瓶，其中的浓度大于 $0.05 \mu Ci/gm$。

第二，这些玻璃瓶必须到放射性废物收集点进行处理。这类瓶子的处理不收取费用。对于管制玻璃瓶的放射性同位素没有隔离的要求。

15.3.18.5　含有放射性物质的动物（生物）废物

需要处理含有放射性物质的动物必须到医院 QSHE 办公室规定的场所处理。在送动物之前需确认有接收人员在岗，必须填写放射性动物处理的表格。动物被带到医院 QSHE 办公室加热室或放射性废物收集点后，其必须用双层塑料袋装载并被标记如下内容：

第一，授权使用者的姓名。

第二，标准放射性符号。

第三，处理日期。

第四，放射性同位素。

第五，处理的物质的总数量（总的 μCi 和 μCi/gm）。

第六，活度参考日期。

15.3.18.6 含有放射性物质的利器废物

所有针头和其他利器必须放置在硬质、耐穿刺的容器内。此类容器可在库房领取。此类容器千万不要在 20 加仑的圆筒内处理，必须送到医院 QSHE 办公室接收点或放射性废物收集点进行处理。

15.3.18.7 废物的分离

按照废物最少的操作原则，医院建立了存储废物衰变的程序。储存衰变程序减少了放射性废物处理科室内待处理的废物。废物经过充足数量的半衰期（至少 10 个），由放射安全人员监测以确保达到本底水平。此时，废物可以作为管制的垃圾进行处理。为实施储存衰变程序，实验室必须按下列半衰期分开处理容器内所分别储存的废物：

第一，半衰期小于或等于 30 天的废物（如磷 32）。

第二，半衰期大于 30 天但小于或等于 61 天的废物（如 I-125）。

第三，半衰期大于 61 天但小于 90 天的废物（如 S-35）。

第四，半衰期大于或等于 90 天的废物（如 H-3, C-14）。

15.3.18.8 废物的标记

所有的放射性废物必须被标记上"放射性物质"。包装必须标记如下内容：

第一，标准的放射性符号。

第二，包装的放射性同位素。

第三，包装中物质的数量（μCi）。

第四，参考或分析日期。

第五，授权使用者的姓名。

第六，化学形式（如果是液体废物，列出罐中所有的化学物质）。

（注：错误包装、错误标记废物可能导致法律制裁。）

15.3.18.9 废物的储存

储存在实验室中的放射性废物必须安全，防止未经授权将其移动。请牢记：已经发现明显标记了放射性物质标签的包装、箱子等垃圾有时被人当作普通垃圾处理。废物必须在人员暴露最小的地方储存。如果废物存在额外的放射危险，必须使用屏障预防非必要的暴露。蒸发性的放射性物质必须被储存在通风罩内。

15.3.18.10 放射性废物的处理

放射性废物的收集点以及废物收集的时间需计划好。废物收集的计划要送给所有的放射性物质授权使用者。如有问题，请与医院 QSHE 办公室联系。

放射性废物需有人看管。如医院 QSHE 办公室人员在规定的时间不在废物地点，要把废物带回实验室并与医院 QSHE 办公室联系。

15.3.18.11 处理记录

当放射性物质被转运到放射安全部门进行处理时，必须填写各栏目的"处理"记录。

第一，同位素的名称：处理的放射性同位素的符号和数量。

第二，计算同位素的活度：进行处理的放射性废物的活度特殊单位（如μCi）。

第三，日期活度的计算：报告上的活度日期必须是准确的。

第四，化学、物理形式：说明化学物质（如甲苯、二甲苯、苯）或物理（如纸、移液管等）废物形式，标记上特殊的致癌、毒性、生物危险或可燃性。

15.3.19 违反标准的处理

15.3.19.1 改进措施

任何违反标准的事件，均须处罚。

15.3.19.2 纪律处分

第一次违反季度记录。书面通知授权使用者不符合项并且给予一周改正时间。该通知包括未改正的违纪结果（参阅项目B-2）。要把通知的复印件送给放射QSHE管理委员会成员。

第二次违反季度记录。授权使用者要受到察看三个月的处分。察看的条件要根据违反的性质来确定。要书面通知授权使用者，把通知复印件送给放射QSHE管理委员会成员及有关的主任。

察看期间的第一次违反。收回使用放射性物质的授权。当前目录中的放射性物质必须转移到医院QSHE办公室储存，直到授权使用者向放射QSHE管理委员会提交有关的改进措施并确保不再重复违反。在放射QSHE管理委员会检查和批准后，对授权使用者进行察看，按照目录B-2中要求，送达书面通知及其复印件。

察看期间的第二次违反。除察看期要延长6个月外，与B-3项目相同。

察看期间的第三次违反。除了授权使用者的授权吊销三个月外，与B-3项目相同。

15.3.20 放射性物质事件的紧急程序

放射性物质使用过程中可能会发生事故或事件，造成放射性物质的播散超出工作区域，导致人员污染、放射性物质的丢失或由于医院的污染导致的财产损失。使用放射性物质的工作人员的职责要求其必须认真工作，确保安全，避免此类事故发生。

本手册没有详细描述可能发生的所有类型事件以及阐述每个事件的处理方法。下面为几种事件及其控制的方法。当发生放射性物质扩散或人员过度暴露、放射性物质丢失或财产损害时，应立即与医院QSHE办公室联系。夜间与总值班联系。

发生紧急事件，要报告下列内容：

第一，紧急事件的类型。

第二，你的名字。

第三，位置。

第四，放射性核素名称和活度。

第五，电话号码。

表 15.7　放射性物质紧急事件的处理程序

事件	程序
放射性溅洒	1. 通知室内所有人员。 2. 限制溅洒扩散。液体溅洒可用吸纸覆盖。粉末溅洒用湿巾或纸覆盖。 3. 立即电话向医院 QSHE 办公室或总值班报告。 4. 室内人员不得离开所在区域。 5. 严重污染的衣物要立即脱去。 6. 皮肤受到污染要立即用温水彻底冲洗。
空气污染	1. 通知其他人员迅速撤离房间。 2. 关闭空气循环装置。 3. 关闭所有门窗。 4. 撤离房间。 5. 立即向医院 QSHE 办公室或总值班报告。 6. 房门关闭贴上封条等待专家危险评估及指导。
怀疑辐射剂量过高（>5rad）	电话向医院 QSHE 办公室报告。
辐射源丢失	立即向医院 QSHE 办公室报告。
院外紧急事件	院外放射紧急事件反应见放射紧急事件计划。
误用	立即电话向医院 QSHE 办公室报告。

15.3.21　人体使用放射性物质的管理制度

15.3.21.1　人体使用放射性物质

在人体使用放射性物质要先获得批准。详细内容请与放射安全官联系。放射性物质的药理质量和含量测定未经检验不得用于人体。

15.3.21.2　病人离开医院

临时需埋植 Ir-192 或 Cs-137 治疗的病人在放射源取出之前不得离开医院。

永久埋植封闭源的病人当其放射水平在 1 米处低于 5Mr/小时可以离开医院。

给予病人短半衰期物质（<30 天）的治疗剂量（如 I-131，Sm-153 或 P-32）必须在残余体内的活度小于 30 毫居里或 1 米处的放射水平等于或小于 5mr/小时的时候才可离院。

无论是采用永久的封闭的源埋植治疗还是放射性药物治疗的病人都要给予出院安全指导。

15.3.21.3　对医疗、护理人员的指导

给予治疗剂量放射性物质须向护理人员特殊说明，以确保其本人以及其他人员的安全。这些说明要张贴在病房门上，详见第三章第六节。

不需要向护理人员说明诊断程序。

15.3.21.4　尸体解剖放行和说明

对放射性超过 5 个毫居里的尸体进行解剖需咨询放射安全管理人员后进行。

如果尸体活度等于或小于 30 毫居里的放射性物质，尸体可交给丧葬处进行标准的尸体处理。

含有超过 30 毫居里的放射性物质的尸体必须有书面安全说明。

15.3.22　接受放射性物质的病人的医疗护理指南

15.3.22.1　诊断

诊断水平的放射性物质（如核医学科的 Tc-99m）由于病人用量少且半衰期非常短，无需特殊护理。

有关病人接受诊断剂量的放射性物质的问题，请与医院 QSHE 办公室联系。

15.3.22.2　治疗——未封闭的源

治疗剂量的未封闭的源（口服或静脉给予的源）需要特别的照料以预防放射性物质从病房播散。护理人员遵守的工作预防措施要由医院 QSHE 办公室张贴在病房门上（参阅第三章第六节）。

最近接受了治疗剂量的放射性物质的病人如发生呕吐、出血或切口渗漏等事件要立即向住院医师和放射安全官报告。没有放射安全官员的指导不要清理这些体液。

15.3.22.3　治疗——封闭的源

封闭的放射物质的埋植和植入没有污染的危险，但源有可能被取出。源可能非常小。由于这些原因，床上用品和衣物必须保存直到对其检测后或直到源已经取出 24 小时后。这样将有时间计数所有的源。

如果护士怀疑源丢失或改变了位置，要立即呼叫放射肿瘤科的住院医师和主管医师并告知"发生紧急事件"。

15.3.22.4　远达射线治疗（Co-60 或 X 光）

采用 X 光或 Co-60 远达治疗的病人对护理人员没有危险，因为采用这些治疗方法病人没有放射性。

15.3.22.5　医院病房的位置

正在治疗的病人要尽可能安置到远离其他病人的病房。如可能，建议使用角落的房间。如没有这样的房间，临近病房的病人要给予注意，即使有间隔墙也要离开病人至少 2 米。有些病人需要更大的间隔距离，并且该信息要向病人特殊说明。在放射水平超过 2 毫居里/小时的公共走廊，要设立屏障并且张贴警示标语。

15.3.22.6　安全预防措施

员工要按照房间门上张贴的图表在指定的时间距离病人 1 米处工作。如果人员在房间内停留的时间必须超过允许的时间范围，须通知医院 QSHE 办公室。

建议轮班看护病人以使暴露达到最低水平。

15.3.22.7　探视人员预防措施

不允许怀孕妇女和青少年（18 岁以下）探视接受目录 B 或 C 治疗项目的病人。

允许成人探视病人，但要与病人保持平均 1.5～2 米的距离，并要求其按照房间门上张贴的时间表进行探视。

15.3.22.8　病人出院管理

间隙或腔内有铱或铯的病人离院前必须取出放射源。

短半衰期治疗剂量的病人（如，I-131）活度要达到 1 米处等于或低于 30 毫居里或 5Mr/小时方可离院。病人离院须得到医院 QSHE 办公室批准。

15.3.22.9　紧急事件

所有的紧急事件要立即向住院医师和医院安全副院长报告。

15.3.23　X 线设备管理

放射 QSHE 管理委员会负责放射线设备的放射安全。购买放射线设备前，须咨询医院 QSHE 办公室有关法律事宜。下列要求和信息形成书面文件以满足 X 线设备使用者要求。

15.3.23.1　X 线设备的注册

设备的类型。任何产生离子放射线的机器必须在购买 30 天内到医院 QSHE 办公室和市健康环境部门注册。注册的事项包括：

第一，医疗和牙科 X 光设备，包括荧光镜。

第二，X 光衍射设备。

第三，电子显微镜。

第四，粒子加速器。

第五，任何能产生离子射线危险的设备。

登记信息。注册内容包括：

第一，设备的类型。

第二，制造商。

第三，型号。

第四，序列号。

第五，最大 kVp。

第六，最大 mA。

第七，位置。

15.3.23.2　X 线设备的使用

除放射科或心脏导管室人员外，其他人员要操作 X 光设备必须事前得到放射安全官批准。准备使用 X 线设备人员在证明其能安全使用设备后方可向其颁发使用许可。

15.3.23.3　个人保护

总则。QSHE 办公室人员必须对墙壁、天棚和地板进行检查以确保临近区域人员不过度暴露于离子照射。为了在暴露期间保护操作者，控制台必须设在屏障隔离区域。安全人员要评估工作负荷以确定使用设备的人员是否需要佩戴放射剂量牌。在暴露期间，X 线室内的人员必须穿戴围裙。疑有机器故障，必须中断使用，直到对其进行检查并经有资质人员批准后方可继续应用。要监测有无放射泄漏，请与医院 QSHE 办公室联系。

透视。在机器和房间内的人员之间要用至少 0.25 毫米的铅板屏障隔开。如果身体任何部位受到照射，要穿上相当于 0.5 毫米的铅屏障。不操作的人员要尽量远离 X 光球管和病人。为减少病人和操作者的暴露，照射要准确到技术操作的最小区域。

搀扶病人。在 X 光暴露期间，建议不要搀扶病人或把持胶片盒。然而，当必须要搀扶病人或保持胶片盒时，必须遵守下列事项：

第一，放射工作人员不要在 X 光暴露期间搀扶病人。搀扶病人或把持胶片盒由其他人员来做。

第二，尽可能使用机械搀扶设备或辅助支持设备。

第三，搀扶病人或把持胶片盒的人员必须使用相当于 0.5 毫米的铅屏障避免直接照射，使用至少 0.25 毫米的铅屏障防止散射。铅围裙可以提供足够的屏障。

第四，要尽量采取措施避免身体其他部位受到直接照射。

第五，怀孕的员工不要作为搀扶者。

15.3.23.4　新建筑物

新建筑物中的教室或研究实验室是否使用放射源必须由科室主任书面说明。根据此说明，医院 QSHE 办公室要与建筑委员会会商并就有关放射源使用的事项提供咨询，提出的建议要以书面形式递交给委员会和相关科室主任。新建筑的计划和说明包括实验室家具说明，在得到批准和发出标书前，必须提交给放射安全官进行评审并给予必要修订建议。计划如被认可，则可批准。批准后，必须实施有关放射源使用的计划和说明，不得做任何改变，除非向放射安全官递交新说明并得到批准。

15.3.24 非离子放射

出于研究目的，使用 3b 和 4 类激光（不包括人体课题研究）要得到放射 QSHE 管理委员会的批准。在临床和研究中，对人体使用 3b 和 4 激光必须得到医院激光 QSHE 管理委员会的评估和批准。

15.4 临床应用放射性物质的培训和经验标准

15.4.1 在其他单位取得放射性物质授权的用户医师培训要求

确认为授权用户的医师、牙医或骨科医师在其他单位取得了放射性物质授权可不再参加培训。

15.4.2 医师的培训要求

15.4.2.1 摄取、稀释和排泄研究的培训。授权使用者必须满足下列要求：

卫生局注册的执业资格范围为核医学、放射放疗、临床医学以及实验室。完成使用、制备、处理放射性药物的课程和实验室训练，并按下列要求监控临床实践：

第一，30 学时的理论培训和实验室培训，包括：辐射物理和设备基础知识、辐射防护知识、有关使用放射性活度测量的数学方法、放射生物学、放射药物化学等。

第二，在授权使用者的监督下，20 小时的临床实践，包括：①检查病人或人体研究课题并且对病例的病史进行评估确定它们对放射性同位素诊断的适合性、限制或禁忌；②给予病人或人体研究受试者剂量并使用注射器放射屏障；③选择适合放射性药物并计算和测量剂量；④与授权使用者一起解释放射性同位素实验的结果；⑤病人或人体研究课受试者的随访。

第三，完成为期 6 个月的研究生培训项目中的核医学培训项目，包括理论和实验室培训、工作经验以及上述临床实践。

15.4.2.2 显像和定位研究培训。授权用户必须满足下列要求：

卫生局注册的执业资格范围为核医学、放射放疗、临床医学以及实验室。完成使用、制备、处理放射性药物、发生器和试剂盒的技术、课程和实验室训练，并按下列要求进行临床实践：

第一，100 学时的理论培训和实验室培训，包括：辐射物理和设备基础知识、辐射防护知识、有关使用放射性活度测量的数学方法、放射生物学、放射药物化学等。

第二，在授权使用者的监督下进行 500 小时的放射性操作实践，包括：①安全订购、接收和打开放射性物质包装并且进行相关的辐射调查；②校正剂量校准器和诊断仪器并对调查仪表适当检查；③计算并安全地准备病人或人体研究受试者的放射性药物的剂量；④使用管理控制预防副产品物质的误用；⑤安全操作限制副产品物质溅洒并使用正确的去污染程序。从发生器系统洗脱锝-99m，测量和试验洗脱钼-99 和铝污染，以及处理洗脱用试剂盒准备锝-99m 标记的放射药物。

第三，在授权使用者监督下进行 500 小时的临床实践，包括：①检查病人或人体研究受试者并且评估他们的病史，确定他们的放射性诊断的适应性、限制或禁忌；②选择适当的放射性药物计算并测量剂量；③给予病人或人体研究课题的剂量和使用注射器放射防护屏障；④与授权使用者合作解释放射性同位素实验结果；⑤病人或人体研究课题随访。

完成为期 6 个月的研究培训项目中的核医学培训项目，包括理论和实验室培训，工作经验以及上述临床实验。

15.4.2.3　使用未封闭源副产品物质的治疗培训。该项目的放射性药物授权使用者必须是满足下列标准的医师。

卫生局注册的执业资格范围为核医学、放射放疗、临床医学以及实验室。完成下列应用治疗性放射性药物的处理技术和监督下的临床实践的理论课程和实验室培训：

第一，80 学时的理论培训和实验室培训，包括：放射物理和设备的基础知识、放射防护知识、使用放射性活度测量的数学方法、放射生物学等。

第二，在授权使用者的监督下的临床实践，包括：①使用 I-131 进行甲状腺功能诊断和甲状腺机能亢进的治疗或心脏功能衰竭各 10 例病人；②使用 I-131 治疗 3 例甲状腺癌病人。

15.4.2.4　甲状腺机能亢进治疗培训。对于甲状腺机能亢进的 I-131 治疗，授权使用者必须是具有治疗甲状腺疾病特殊经验的医师，其应用 I-131 治疗甲状腺机能亢进的理论和实验室培训并监督临床实践如下：

第一，80 学时的理论和实验室培训，包括：放射物理和设备知识、放射防护知识、使用和测量放射性活度的数学方法、放射生物学知识。

第二，在授权使用者的监督下的临床实践，包括使用 I-131 诊断甲状腺功能和治疗 10 例甲状腺机能亢进病人。

15.4.2.5　甲状腺肿瘤治疗培训。对于甲状腺癌的 I-131 治疗，授权使用者必须是具有甲状腺疾病治疗特殊经验的医师，应得到放射性同位素处理技术应用于 I-131 治疗甲状腺癌的理论和实验室培训，并在监督下进行如下的临床实践：

第一，80 学时的理论和实验室培训，包括：放射物理和设备知识、放射防护知识、使用和测量放射性活度的数学方法、放射生物学知识。

第二，在授权使用者的监督下使用 I-131 治疗 3 例甲状腺癌病人。

15.4.2.6　近距离放射治疗源培训。近距离治疗源的授权使用者必须在卫生局注册为核医学、放射诊断学或放射学、临床医学以及实验室执业资格医师，应得到近距离放射源应用于治疗的理论和实验室培训，并在监督下进行如下临床实践：

第一，150 学时的理论和实验室培训，包括：放射物理和设备知识、放射防护知识、有关使用和放射性活度测量的数学方法、放射生物学等。

第二，在授权使用者的监督下进行 500 小时的临床实践，包括：①安全订购、接收和打开放射性物质的包装并从事有关的辐射学调查；②正确操作调查仪表；③准备、实施和移动封闭的放射源；④随手保存物质的运转目录；⑤使用管理控制去预防副产品物质的误用；⑥使用紧急程序控制副产品物质。

第三，3 年监督下的临床实践，包括 1 年的正式培训项目，即研究生培训项目及另外两年在授权使用者监督下的放射治疗临床实践，包括：①检查人员和评估他们的病史，决定他们的短距离治疗的适应症、限制或禁忌；②选择适当的短距离放射治疗源和剂量及给予的方法；③计算剂量；④与授权使用者一起进行给药后的随访和评估。

15.4.2.7　眼科使用锶-90 治疗培训。只用锶-90 进行眼科放射治疗的授权使用者须是放射治疗学或眼科医师，并且具有放射性同位素操作技术应用于锶-90 进行眼科放射治疗的理论和实验室培训基础，并在一段时间内得到如下内容的眼科放射治疗培训：

第一，24 小时的理论和实验室培训，包括：放射物理和设备知识、放射防护知识、使用和放射性活度测量的数学方法、放射生物学知识。

第二，在授权使用者监督下的临床眼科放射治疗培训，其中包括使用锶-90 治疗 5 例眼科病人，检查每个准备治疗的病人，计算给予的剂量，剂量的给予，对每个病例病史随访和评估。

15.4.2.8　使用封闭的放射源进行诊断的培训

封闭源的授权使用者必须是医师、牙医等，卫生局注册执业范围为核医学、放射诊断学或放疗学、临床医学以及实验室等。

完成 8 小时使用放射性同位素处理技术专门的理论和实验室培训，包括：放射物理、有关放射活度的测量和使用的数学方法和设备知识、放射生物学知识、放射防护知识、针对所用设备的使用培训。

15.4.2.9　远达治疗培训

远达治疗科室封闭源的授权使用者必须是医师，其在卫生局注册的执业范围须是核医学、放射诊断学或放疗学、临床医学以及实验室。

远达治疗科室的封闭放射源的理论和实验室培训、监督下的临床实践内容如下：

第一，150 学时的理论和实验室培训，包括：放射物理和设备知识、放射防护知识、使用和放射性活度测量的数学方法、放射生物学等。

第二，在授权使用者的监督下进行 500 小时的工作，包括：①评估所有的矫正测量和周期点检查；②准备治疗计划和计算治疗时间；③使用管理控制，预防误用；④实施紧急程序以便让不正常操作远达治疗的科室或操作台人员遵循；⑤检查和使用调查仪表。

第三，3 年监督下的临床实践，其中有一年的正式培训项目即研究生培训项目及另外两年在授权使用者的监督下的放射治疗学临床经验，包括：①检查病人并评估他们的病史，决定他们的远达治疗的适应症、限制或禁忌；②适当的剂量的选择以及给予的方法；③计算远达治疗剂量并与授权使用者评估病人或人体研究受试者的程序，并考虑需要修正原始描述剂量作为通过病人或人体研究课题对放射反应的证据；④与授权使用者一起给予放射治疗后的随访和病史评估。

附录 1　部分放射性核素资料

一、氚(H-3)

（一）物理资料

最大 Beta=0.01MeV(100%)

空气中最大范围=4.7mm

半衰期=12.28 年

（二）放射保护程序

1. 特殊设备或程序

（1）使用移液管、溅洒盘和吸收覆盖物限制污染。

（2）蒸发性的化学形式要在经过认证的通风罩内处理。

（3）使用实验室服装和一次性手套。

（4）根据需要常规检测并更换手套。

（5）常规检测和迅速去除污染的工作表面。

（6）限制污染并保持照射达到合理的尽量低剂量（ALARA）。

（7）选择适合于处理的化学物质手套。

2. 屏障防护要求

不需要。

3. 表面污染调查

（1）擦拭调查是监测 H-3 污染的一个方法。使用擦拭和液体闪烁计数的可去除的污染调查和交叉参考图记录。

（2）擦拭调查污染的极限是 220dpm/100cm^2。

（3）如发现区域的污染，必须去除，并且调查本底水平。

4. 生物分析要求

三个月期间使用超过 100 毫居里时需要进行尿液分析。

5. 放射剂量学

由于氚低能量的 Beta 射线发射不能穿透皮肤外层死皮，因此没有外照射的危险。氚摄取的关键器官是全身的水。在摄取后的 3 到 4 小时，氚化的水被均匀地分布到周身体液中。平均来讲，氚化水在十天生物半衰期内清除。清除率随着水摄入的增加而增加。

（三）废物处理

1. 固体

H-3 废物除了可以与 C-14 废物混合外，在清楚标记的容器中废物要与其他核素分离。

2. 液体

（1）如果是容易溶解或在水中可分散的物质，不是 EPA 管制的废物，并且事先得到 QSHE 办公室的批准，可以通过公共下水道丢弃。

（2）QSHE 办公室确定一天内可以处理的最大 H-3 总量。

（3）必须保持下水道处理的日志。

3. 玻璃瓶

（1）必须把含有非生物性液体的闪烁液体玻璃瓶转移到医院 QSHE 办公室。

（2）含有生物降解闪烁液体的玻璃瓶如果满足上述液体要求可在公共下水道处理。用水清洗玻璃瓶并在规定的盘子内处理玻璃瓶。然而，如果你愿意，医院 QSHE 办公室也可为你收集它们，但是需收取费用。

（四）调查计量表

使用 H-3 工作不需要便携式计量表。

（五）调查频率

放射安全管理人员确定你的 H-3 使用调查频率。一般一个月检查一次。然而，如果你使用的数量大或你的实验易引起污染，则需要每周或每天调查一次。

（六）人员监测

1. 使用 H-3 工作不需要全身放射剂量牌。

2. 使用 H-3 工作不需要四肢环状放射剂量牌。

（七）衰变表

由于 H-3 半衰期长，不提供衰变表。

二、碳-14

（一）物理资料

最大 Beta=0.156MeV(100%)

空气中最大范围=22mm

半衰期=5730 年

（二）放射保护程序

1. 特殊设备或程序

（1）使用移液管、溅洒盘和吸收覆盖物限制污染。

（2）蒸发性的化学形式要在认证的通风罩内处理。

（3）使用实验室服装和一次性手套。

（4）根据需要常规检测和更换手套。

（5）常规检测和迅速去除污染的工作表面。

（6）限制污染并保持照射可合理达到的尽量低剂量（ALARA）。

（7）选择适合于处理化学物质的手套。

2. 屏障防护要求

不需要。

3. 表面污染调查

（1）两种类型的调查可以用于监测 C-14 污染。薄窗 Geiger-Muller 检测器可以用于监测使用后的工作表面；使用擦拭和液体闪烁计数的可去除的污染调查，并用交叉的参考图记录。

（2）擦拭调查污染的极限是 220dpm/100cm^2。

（3）如有发现区域的污染，必须去除，并且调查本底水平。

4. 生物分析要求

不需要常规进行。

5. 放射剂量学

由于 C-14 低能量的 Beta 射线发射不能穿透皮肤外层角化，无外照射危险。对 C-14 标记的碳酸盐摄取的关键器官是骨。摄取其他化合物的关键器官是脂肪。大多数 C-14 标记的化合物是快速代谢并且放射性核素以 $^{14}CO_2$ 形式吸入。某些化合物和它们的代谢物通过尿液排出。大多数化合物的保守值的生物半衰期从几分钟到 35 天乃至 10 天。

（三）废物处理

1. 固体

C-14 废物可以与 H-3 混合，在清楚标记的容器中废物与其他核素分离。

2. 液体

（1）如果是容易溶解或在水中可分散的物质，且不是 EPA 管制的废物，并且事先接到 QSHE 办公室的批准，则可以通过公共下水道丢弃。

（2）QSHE 办公室确定一天内可以处理的最大 C-14 总量。

（3）必须保持下水道处理的日志。

3. 玻璃瓶

（1）必须把含有非生物性降解液体的闪烁液体玻璃瓶转移到医院 QSHE 办公室。

（2）含有生物降解闪烁液体的玻璃瓶如满足上述液体要求可通过公共下水道处理。用水清洗玻璃瓶和在规定的盘子内处理玻璃瓶。然而，如果你愿意，医院 QSHE 办公室也可为你收集它们，但是需收取费用。

（四）调查计量表

1. 使用 C-14 工作需要计量表。

2. 薄窗 Geiger-Muller 检测器是监测 C-14 必需的。对于 C-14 的效率是 10%。

（五）调查频率

放射安全官确定你的 C-14 使用调查频率。典型的一个月一次。然而，如果使用的数量大或你的实验易引起污染，则需要每周或每天调查一次。

（六）人员监测

1. 使用 C-14 工作不需要全身放射剂量牌。

2. 使用 C-14 工作不需要四肢环状放射剂量牌。

（七）衰变表

由于 C-14 的半衰期长不提供衰变表。

三、磷-32

（一）物理资料

最大 Beta=1.71MeV(100%)

空气中最大范围=6mm

水中的最大范围=7.6mm

半衰期=14.29 天

（二）放射保护程序

1. 特殊设备或程序

（1）使用移液管、溅洒盘和吸收覆盖物限制污染。

（2）蒸发性的化学形式要在认证的通风罩内处理。

（3）使用实验室服装和一次性手套。

（4）根据需要常规检测和更换手套。

（5）常规检测和迅速去除污染的工作表面。

（6）限制污染并保持照射可合理达到的尽量低剂量（ALARA）。

（7）选择适合于处理的化学物质手套。

2. 屏障防护要求

（1）操作毫居里或更大数量的剂量要使用 1.2cm 以上厚度的透明合成树脂类型屏障。

（2）储藏毫居里或更大数量的废物要使用 1.2cm 以上厚度的透明合成树脂，外面附上 0.3cm 到 0.6cm 厚的铅屏障。

3. 表面污染调查

（1）两种类型的调查可以用于监测 P-32 污染。

a.薄窗 Geiger-Muller 检测器可以用于监测使用后的工作表面。

b.使用擦拭和液体闪烁计数的可去除的污染调查并且用交叉参考图记录。

（2）擦拭调查污染的极限是 220dpm/100cm^2。

（3）如发现任何区域的污染，必须去除，并且调查本底水平。

4. 生物分析要求

不需要常规进行。

5. 放射剂量学

骨骼是摄取可运输的 P-32 化合物的关键器官。磷的代谢复杂，30% 快速排出体内，40% 具有 19 天的生物半衰期，并且其余 30% 通过放射性衰变减少。肺和低位大肠是独立吸入和消化非运输 P-32 化合物的关键器官。高能量 Beta 射线的发射对皮肤具有潜在的危险。P-32 的多毫居里数量产生的显著次级辐射（称作 bremsstrahlung）存在外照射危险。第二层用铅防护屏障能减轻 bremsstrahlung 照射。

（三）废物处理

1. 固体

在清楚标记的容器中废物与其他核素分离。

2. 液体

（1）如果是容易溶解或在水中可分散的物质，且不是 EPA 管制的废物，并且事先得到 QSHE 办公室的批准，则可以通过公共下水道丢弃。

（2）QSHE 办公室确定一天内可以处理的最大 P-32 总量。

（3）必须保持下水道处理的日志。

3. 玻璃瓶

所有 P-32 液体闪烁废物必须通过 QSHE 办公室处理。

（四）调查计量表

1. 使用 P-32 工作需要便携式计量表。

2. 薄窗 Geiger-Muller 管或薄窗晶体钠盐监测器是监测 P-32 必需的。

（五）调查频率

放射安全官每个月一次确定你的 P-32 使用调查频率。然而，如果使用的数量大或你的实验易引起污染，则需要每周或每天调查一次。

（六）人员监测

1. 当一个人接受或可能接受在一年内职业剂量达到全身 500mrem 时，需要全身放射剂量牌。

2. 使用 P-32 工作，建议用四肢环状放射剂量牌。

（七）衰变表

P-32 半衰期=14.29 天

表 15.8　放射性核素磷-32 衰变表

天	0	1	2	3	4	5	6	7	8	9
0										
10										
20										

天	0	1	2	3	4	5	6	7	8	9
30										
40										
50										
60										
70										
80										
90										

四、碘-125

（一）物理资料

Gamma=0.035MeV

Ka x 射线=0.027 MeV

Kb x 射线=0.031 MeV

半衰期=60.14 天

铅屏障半值层=0.02mm

（二）放射保护程序

1. 特殊设备或程序

（1）使用移液管、溅洒盘和吸收覆盖物限制污染。

（2）蒸发性的化学形式要在认证的通风罩内处理。

（3）使用实验室服装和一次性手套。

（4）根据需要常规检测和更换手套。

（5）常规检测和迅速去除污染的工作表面。

（6）限制污染并保持照射可合理达到的尽量低剂量（ALARA）。

（7）选择适合于处理的化学物质手套。

2. 屏障防护要求

（1）操作毫居里或更大数量废物要使用大约 3mm 厚的铅屏障。

（2）储藏毫居里或更大数量废物要用大约 3mm 厚的铅屏障。

3. 表面污染调查

（1）两种类型的调查可以用于监测 I-125 污染。

a. 薄晶体碘化钠检测器可以用于监测使用后的工作表面。Geiger-Muller 检测器除了对大量污染外太不敏感。

b. 使用擦拭和液体闪烁计数的可去除的污染调查，并且用交叉的参考图记录。

（2）擦拭调查污染的极限是 220dpm/100cm^2。

（3）如发现区域污染，必须去除，并且调查本底水平。

4. 生物分析要求

人员操作大于 1 毫居里的 I-125 后必须进行甲状腺的监测。在使用 I-125 前需要进行基线研究。

5. 放射剂量学

甲状腺是摄取 I-125 的关键器官。每个人的摄取和代谢变化很大。推测甲状腺可以积累 30% 的可溶性放射性碘摄取并且保留碘 138 天生物半衰期。可以推测体内所有放射性碘经尿液排出。

（三）废物处理

1. 固体

在清楚标记的容器中，废物与其他核素分离。

2. 液体

（1）如果是容易溶解或在水中可分散的物质，且不是 EPA 管制的废物，并且事先得到 QSHE 办公室的批准，则可以通过公共下水道丢弃。

（2）QSHE 办公室确定一天内可以处理的最大 I-125 总量。

（3）必须保持下水道处理的日志。

3. 玻璃瓶

所有 I-125 液体闪烁废物必须通过 QSHE 办公室处理。

（四）调查计量表

1. 使用 I-125 工作需要计量表。

2. 薄窗薄晶体碘化钠检测器比 Geiger-Muller 检测器对检测 I-125 更敏感。

（五）调查频率

放射安全官确定你的 I-125 使用调查频率。典型的一个月一次。然而，如果使用的数量大和/或你的实验易引起污染，则需要每周或每天调查一次。

（六）人员监测

1. 当一个人接受或可能接受在一年内职业剂量达到全身 500mrem 时，需要全身放射剂量牌。

2. 建议使用 I-125 时，需要四肢环状放射剂量牌。

（七）衰变表

I-125 半衰期=60.14 天

表 15.9　放射性核素碘-125 衰变表

天	0	1	2	3	4	5	6	7	8	9
0										
10										
20										
30										
40										
50										
60										
70										
80										
90										

附录2　放射衰变计算

公式　　　　$A = A_0 e^{-(0.693/T_{1/2})t}$

字母含义：　A=活度

　　　　　　A_0=原始活度

$T_{1/2}$=核素半衰期

t=时间

举例：

研究者获得的 P-32（半衰期=14.3 天）。10 天后活度是多少？

A_0=5mCi

t=10 天

$T_{1/2}$=14.3 天

$A = 5\,e^{-(0.0048)\times10}$

A=3.1mCi

附录3　放射性核素实验室分类

本节的目的是介绍由放射 QSHE 管理委员会批准的一系列类型、数量和形式的放射性核素的操作标准。表 15.10、15.11、15.12 和 15.13 中的资料是必须遵循的指南。科室申请授权使用放射性物质的人员应说明工作地点的设施和设备防护设施符合这些指南。辐射安全官要评估申请、设施和设备。

根据三个因素对实验室危险进行分类：一是应用核素的相对放射性毒性；二是在区域内储存或使用的最大活度；三是按照处理程序的相对危险的使用类型。

表 15.10 对常用放射性核素根据内部剂量的有关的相对放射性毒性进行分类。放射性同位素的危险性在于核素在身体或器官中的有效半衰期、射线类型和能量、物质的物理和化学形式以及最大浓度的器官。

表 15.11 对于正常使用情况下，按照实验室中的各种类别的核素总的活度对实验室进行分类。根据危险类别和存在活度，给出三种实验室分类（低，中，高）。一旦实验室使用的核素超过一种，要按照全体核素的总和来分类。

表 15.12 说明指定实验室类型中允许使用的核素的数量可根据使用程序增加或减少。在高事故危险的操作中，在分类中允许的数量减低。简单地说，相对安全的操作，在指定分类中数量可以增加。作为指导，表中的修正因素可用于确定允许的活度的数量是增加还是减少。

表 15.13 对每个实验室类型给出了设计、设备、设施和保护服的说明。在设计新区域时，研究者要咨询辐射安全官讨论专门的科室要求。

表 15.10　放射性核素危险组分类

非常高	高	中等		低
Pb-210	Na-22	Cr-51	C-14	Tc-99m
Ra-226	Cl-36	S-35	P-32	H-3
Cf-252	Sr-89	K-42	Ca-47	In-113m
	I-125	Ca-45	In-111	
	I-131	Fe-55	I-123	
	Sr-90	Co-57	Mo-99	
	Co-60	Zn-65	Fe-59	
	Cs-137			

表 15.11　实验室的类别和最大许可活度

工作区域类型	低水平实验室	中等水平实验室	高水平实验室
危险组	小于	之间	大于
非常高	10μCi	10μCi-1mCi	1mCi
高	1mCi	1mCi -100mCi	100mCi
中等	10mCi	100mCi-10Ci	10Ci
低	10Ci	10Ci-1000Ci	1000Ci

表 15.12　修正的因素

储藏（储存溶液）	X100
非常简单湿操作	X10
正常化学操作	X1
复杂湿操作带有溅洒危险	X 0.1
干燥有尘操作	X 0.1

表 15.13　放射性核素实验室设计、设备和服装说明

设计、设备和服装	低水平实验室	中等水平实验室	高水平实验室
要求的设备和设施	无特殊的设施或设备	通风柜或手套箱 去除污染物品 放射计量计 相应的调查表	通风柜或手套盒 特殊去除污染设施 更换房间 放射剂量牌 相应的调查仪表 空气监测器（如果适合）
要求的保护服装	实验服 建议的轻手套	实验室服装 手套 建议使用鞋套	覆盖物、厚手套、鞋套、头套 呼吸面罩
地板	平滑、无吸收	平滑、不渗水、容易移动、保护性底层、无裂纹	平滑、不渗水、容易移动、保护性底层、无裂纹
墙壁	刷过，平滑	平滑、不渗水、如果可能可剥离	平滑、不渗水、如果可能可剥离
工作表面	平滑、封闭的外罩 用吸纸覆盖	平滑、不吸收 可移动的覆盖（吸纸）	平滑、不吸收 可移动的覆盖（吸纸）
通风	任何	负压房间 建议过滤	无循环空气 使用木炭和/或 HEPA 过滤器 负压房间
通风柜	任何管道 流速：每分钟 100 线性尺	"放射性化学通风罩"单向 从通风罩到屋顶 所需要的过滤器 流速率：100+每分钟线性尺	"放射性化学通风罩"单向 从通风罩到屋顶 所需要的过滤器 流速率：100+每分钟线性尺
其他	根据需要便携式、定位的屏障防护	考虑建筑防护屏障特殊处理	考虑建筑防护屏障特殊处理

第16章　有关设备维修维护的安全管理

16.1　能量风险控制

16.1.1　管理目标

加锁装置管理及警告标记管理的目的是防止员工在维修维护工作期间遭受意外能量（电、液压、压缩空气、重力、压力和储存的能量）伤害。设备正常运行时，防护装置提供防护功能。如果对设备维修维护，这些防护装置可能被拆除，从而导致进入设备运行区域的员工受到危害。能量控制管理旨在在这些情况下为员工提供防护，免受能量伤害。凡是需要接受加锁装置管理和警示标记管理培训的科室、员工或学生，必须参加培训并遵守规定。否则，不得从事暴露于非控制能量危险的工作。

在维修机器或设备时，要对所有能源设置加锁装置和警示标记。设置加锁装置、警示标记的目的在于员工从事任何维修工作之前，锁定确保机械或设备停止运转并与所有潜在危险电源断开，避免意外能量或设备突然启动造成的伤害。

本管理规定只适用于医院或科室所拥有的机械和设备。外部合同方的员工工作时要咨询其领导或医院 QSHE 办公室。

16.1.2　内容

危险能量控制或加锁装置警告标记管理目的在于防止员工在设备维护期间遭受意外能量释放导致的伤害。加锁装置警告标记管理有三部分内容：

第一，能量控制管理。需要评估维修或维护的所有设备，确定所有潜在的电源。在维修维护期间要按照能量控制管理断开这些电源。

第二，培训。对所有的员工都要进行能量控制管理的安全培训。"被授权"的员工要接受识别能量和应用能量控制管理的培训。

第三，定期检查。"责任人"至少要每年检查一次，确保能量控制管理得到正确应用并有效控制所有电源。

第四，科室负责员工参加初始培训并定期检查书面记录。科室每年度要向医院 QSHE 办公室递交一次这些文件的复印件。

第五，在加锁装置警告标记管理实施期间，所有的员工要遵守国家法律法规和医院的规章制度。员工负责其本人和附近工作人员的安全和健康以及环境保护。

16.1.3　基本概念

授权的员工：是指设备维护期间对设备执行加锁装置警告标记管理的员工。只有经过培训并得到授权的员工才可执行加锁装置警告标记管理。

受影响的员工：受影响的员工是指在加锁装置警告标记管理实施中需要操作机器的员工或在加锁装置警告标记活动相关的区域工作的员工。

能量隔离设备：机械设备如开关、电路中断器、线路阀门、封堵设备等，这些隔离设备在物理上防止电力、机械、液压、热力、化学或任何其他类型能量的释放。按钮、开关和其他控制电路类型的设备不是能量隔离设备。

加锁装置：采用可靠的方式如挂锁或与链子结合的挂锁、制动块或适配器插头保持能量隔离设备在安全位置，防止为机械或设备提供能量的设备起动。

维修维护：工作现场的活动如建筑、安装、设置、调试、检查、修整和维护或维修机器或设备。这些活动包括对机器或设备的润滑、清理或去除阻塞并进行调试或工具更换，在此员工可能遭遇意外能量、设备突然启动或危险能量释放。

警示标记设施：明显的警示设施，如对用尼龙绳系上的警示标记设施，禁止操作能量隔离开关、电路断开器，阀门、阻塞物等。警示标记必须标有授权员工名字以及警示的内容。

零能量状态：零能量状态是指所有潜在储藏的危险或残留的能量已经被释放、放掉或分流以便机器或设备不再移动或释放能量。维修工作中要确保处于"零能量状态"。如果能量可能再积聚储存并达到危险的水平，要持续确认"零能量"直到完成工作任务。

16.1.4　能量控制

所有非预期能量或机器设备启动导致维修维护期间员工伤害的情况，都要应用一般加锁装置警示标记。

对所有需要维修维护的机器或设备进行评估，确认所有潜在的能源和确定所有的能源是否应用加锁装置警告标记有效地隔离。经评估把设备分成下列三类：

第一，绝缘电线和插座。员工维护绝缘电线和插座供电的设备时，可拔出设备插座并使插座受控。"插座受控"是指携有（如放在手上或衣袋里），或在手臂达到的范围并在视觉范围内或具有加锁装置警告标记设备放在插座上（插座靴）。

第二，单一能源。相关规定中列有需要加锁装置警告标记的单一能源的设备目录。加锁装置由授权维护人员安装到能量隔离设备。

第三，多个能量源。加锁装置警告标记只可由授权的维护工作人员操作。加锁是确保处于维修期间的设备与其能量源隔离的基本方式。加锁管理程序规定挂锁要是钥匙型并且是单独开起类型。加锁装置警告标记程序的每个挂锁都要有印有授权人员身份的标签。每个挂锁必须有两个钥匙。被授权的员工保存一个，第二个钥匙由"责任人员"持有和控制。第二个钥匙只在紧急情况下使用。"责任人"负责第二个钥匙使用前填写表格以及加锁装置警告标记设施去除的记录。

标记本身不提供加锁装置警告标记程序中要求的保护程度。因此，只有在物理上不能放置加锁设备的情况下才使用标记警示。如果在维修维护期间必须单独使用标记程序，则负责标记设备的授权员工有责任通知受影响员工和工作区域的主管。工作区域主管负责确保标记设施得到应有的重视。

当机器、设备大修、更新或改装时，如果机器或设备的能量隔离装置没有安装加锁装置，要安装加锁装置。

当购买设备时，"负责人"要确保机械或设备具有能量隔离装置，并且该装置可被安装加锁设备，并且随机提供的维修维护手册中要有详细的加锁装置警告标记说明。

授权设备维护员工的直接上级负责实施这些管理。

16.1.5 通用加锁装置警告标记管理

16.1.5.1 控制措施的应用

第一，在加锁装置警告标记管理实施前，通知所有的受影响的人员准备应用加锁装置警告标记管理，然后修理该设备。

第二，授权员工要确认所有能源的类型和强度。能源可包括电、液压、压缩空气、动力（重力）、压力和储存的能量。

第三，设备操作人员或其他有资质的人员应通过正常的操作程序关闭或关掉机械或设备，如使用正常的操作控制、开关等。

第四，对每个能量源确认能量隔离装置。

第五，设备修理程序确认的每个隔离装置要使用加锁装置警告标记装置。附上加锁装置以便保持能量隔离装置在"关"或安全位置。附上标记装置以便任何准备操作能源隔离装置的人员都能直接看到。

第六，在完成所有加锁装置警告标记后，被授权的员工应尽力正常操作控制开关机械或设备以确定是否达到能量隔离的目的。检验后要把控制开关返回到"关"的位置。

第七，在维修维护工作期间要释放、放掉或分流有潜在危险的储藏或残余的能量，以便机器或设备保持在"零能量状态"。如果储存能量有可能再积聚到危险水平，确认保持"零能量"直到工作完成。

第八，维修维护中要使用相应的安全程序和个人保护设备。

16.1.5.2 停止使用加锁装置警示标记

第一，在能量重新恢复到设备维修之前，被授权的员工要对工作区域进行检查，目的是确保所有的操作设备组件完整无缺，所有的操作控制或开关都处于"关"的位置，并且员工处在安全的位置或从工作区域清退。

第二，维修维护工作完成并且准备撤除加锁装置要通知所有相关员工。

第三，设备使用人员负责拆除加锁装置警告标记装置。正常情况下，只有应用加锁装置警告标记装置的雇主才可以清除该设备。

第四，撤除加锁装置、警告标记装置后，设备操作人员或被授权的人员要操作机器确认维修维护成功并且设备又处于正常工作状态。

16.1.6 非常规管理程序

16.1.6.1 设备测试或定位。如必须暂时从能量隔离装置、有能量的设备或机器上拆除加锁装置警示标记装置进行测试和定位，要遵循下列步骤：

第一，清理机器、工具设备等。

第二，通知相关员工。

第三，撤除加锁装置警示标记装置。

第四，加能量并进行测试和定位。

第五，当测试或定位完成后，放掉所有系统能量并且重新应用能量控制措施。

16.1.6.2 团队加锁装置警示标记。当维修维护由团队、科室或其他人员操作时，要采用下列

程序：

第一，监督人员负责监督在一组加锁装置警示标记设施保护下授权员工的工作。

第二，指定的主管人员要确定该组成员使用有关加锁装置警示标记的机器或设备的情况。

第三，得到授权的员工在开始工作时，要把个人加锁装置警告标记装置附到团体加锁装置或团体锁箱。当该员工停止维修维护的机器或设备时，要撤除这些装置。

16.1.6.3　倒班或人员轮换。在倒班或人员轮换期间要采用下列程序确保持续实施加锁装置警告标记。

第一，通知新班次所有相关人员有关设备正在使用加锁装置警告标记程序进行修理。

第二，得到授权的接班人员要在前一班员工除锁之前，把自己的锁固定上。

16.1.6.4　外部合同方。当外部服务人员准备从事本标准范围覆盖的工作和应用本标准进行工作时，现场施工方和外部施工方要相互通知其各自的加锁装置警示标记程序。现场施工方要确保其员工理解并遵守外部施工方能量控制程序的限制和工作限制。

16.1.7　培训

所有员工均要参加加锁装置警示标记程序安全培训。员工得到许可使用加锁装置警示标记程序之前或涉及该程序之前要经过培训。每个"得到授权"的员工要接受识别危险能量源的培训，了解能量的类型和强度以及需要能量隔离和控制的方式和方法。下列情况下，也需培训：

第一，修订加锁装置警告标记程序时。

第二，增加或更改设备或机械时。

第三，定期检查发现程序有缺陷时。

第四，"责任人"确定必要的其他培训，以保证程序的持续有效。

16.1.8　定期检查

"责任人"要确保至少每年一次对能量控制程序进行评估，以符合这些政策。检查工作由得到授权员工负责，使用能量控制程序的人员不负责检查工作。

检查者和得到授权的员工，加锁控制能量时，需对实施能量控制程序员工的职责进行检查和评估。

如标记用于能量控制，检查包括对检查者、每个监管人员以及得到授权的可能对能量控制程序有影响的员工的评估。检查者要确定员工是否理解标记装置的目的、标记装置的局限性。

检查需完整记录。记录由"责任人"评估能量控制程序的有效性并对所发现的任何变异或错误进行改正。改进措施要记录并附在检查记录上。完成的记录由"责任人"保存至少5年。

16.1.9　总结

总而言之，加锁装置警示标记管理程序有5个要求：

第一，要求医院执行和保持书面的加锁装置警示标记管理程序。保证实施加锁装置警告标记管理程序的所有员工和学生能够方便地获得该程序文件。

第二，医院所有的机器和设备必须得到评估以确定潜在的能源和维修维护程序中隔离能源的方法。

第三，必须向所有可能实施加锁装置警示标记管理程序的员工和学生提供定期培训。医院QSHE办公室要提供初始培训和总论部分的培训。员工或学生所在科室要进行针对本科室区域的培训并做好培训记录。针对科室所在区域的特殊信息的年度评审由指定的科室安全代表做记录。

第四，人力资源部要保存每个员工的安全培训记录。各科室保存本科室历年更新培训记录。

第五，熟悉设备的"责任人"至少每年进行一次定期检查。定期检查要确保能量控制程序符合这些政策。

16.1.10　书面管理程序文件的获取

医院 QSHE 办公室提供本管理程序书面文件供学习参考，地点：XXXX；电话：XXXX；工作时间：XXXX。各科室或部门也要保留副本，以便科室及与本管理程序有关的所有人员能够得到。

16.2　拆除加锁装置警示标记装置记录

16.2.1　安装加锁装置员工的主管需要完成的记录表

医院的政策是：拆除加锁装置警示标记装置的人必须是装上该装置的人。

除了按本政策要求完成本表，A 和 B 部分由安装装置的员工主管完成。

必须回答下列所有问题：

A 部分

一、为什么装置必须他人拆除而不是由装置人员拆除？

二、你确定安装装置的人不在科室吗？（必须回答"是"才可继续）

三、你是否尽最大努力联系得到许可的员工或通知他们加锁标记装置要被撤除？（必须回答"是"才可继续）

四、联系"责任人员"和索取锁上物品的备用钥匙。如果没有备用钥匙，设施（门闩切割器等）可被强行拆除，但只是作为最后的手段。

五、一旦拆除该员工的锁，立即安装上你本人的加锁装置和标准的警示标签，或者验证确认使用该机器设备和系统的员工安装了加锁装置警告装置，并且熟悉该程序的要求。

B 部分

一、确保拆除加锁装置警示标记的员工在设施恢复工作前知晓加锁装置警示标记装置被拆除。

二、把加锁装置警示标记装置归还首先使用的员工。

（注释：倒班或人员变化必须保持有效保护加锁装置警示标记。在其他员工附上加锁装置警告标记装置之前，员工不要拆除个人加锁装置警示标记装置。）

16.2.2　定期加锁装置警示标记的检查表

地点，日期。

1. 确定需要进行检查的机器。

2. 访问的被授权的和相关的员工。

签名：

3. 储藏的能源和容量。

4. 缺陷注释。

本表填写完成后要递交给安全管理人员。填写完成的表至少需要保存 3 年。

16.2.3　加锁装置警告标记单个能量源列表

能源隔离设备列表（略）。

16.2.4 加锁装置警示标记程序列表

设备描述程序号（略）。

16.3 医院加锁装置警示标记管理程序

16.3.1 管理目标

本管理程序建立了能源隔离设备加锁的最低要求，用于在员工从事任何维修维护时确保所有有潜在危险的能源被锁上。

16.3.2 管理要求

要求所有的员工在使用加锁装置警告标记管理程序期间遵守其管理规定。只有得到授权的员工才被允许按照本程序从事加锁。员工在维护时不要试图开启、给电或使用被锁上的机器或设备。按照医院的制度，不遵守规定将受到纪律处分包括开除处分。

16.3.3 加锁的顺序

16.3.3.1 建立能量隔离

第一，口头通知所有相关员工和员工上级在其区域内进行服务或维护，并必须关上和锁上机器或设备才能进行维护。

第二，得到授权的员工要确认能量源的类型和容量，并且要知晓能量的危险和控制能量的方法。被授权的员工要确认所有的能量源、类型和容量。

第三，如果机器正在运行，操作者或得到授权的员工要使用正常的停止程序，关闭该机器。

A.

B.

C.

D.

第四，安装能量隔离装置，以便隔离所有能量。

A.

B.

C.

D.

第五，加锁能量隔离装置。需要的能量隔离装置。

A.

B.

C.

第六，消除或抑制储存的或残余的能量。

A.

B.

第七，首先检查确保设备与能源断开，没有人员暴露于能源，然后通过操作开关按钮或正常操作控制台或通过测试确认隔离的设备不再运行。

（注意：确认设备隔离后把控制钮返回中间或"关"的位置。）

16.3.4　恢复设备工作的步骤

当维修维护完成并准备把机器或设备返回到正常的运行状态时，要采取下列步骤：

第一，检查机器、设备和现场，确保已经去除在维护中使用的工具和设备，并且机器组件有效、完整，准备启动。

第二，检查工作区域，确保所有的员工处于安全的位置或离开工作区域。

第三，确认操作控制台在"中间"或"关"的位置。

第四，去除加锁装置并重新给机器能量。

第五，通知相关员工已完成维修维护，并且机器或设备准备启用。

16.4　医院限制区域进入管理计划

16.4.1　管理目标

医院员工或学生进入限制危险区域必须遵守限制区域管理计划。

16.4.2　必要的说明

限制性空间可能引起特殊类型的危险甚至导致严重的伤害或死亡。这种限制空间被定义为"需要许可的限制空间"。需要许可限制空间存在下列危险：

第一，含有或潜在含有危险空气。

第二，具有潜在淹没进入人员的物质。

第三，内部结构可能导致进入人员陷入困境或窒息死亡。

第四，下坡地面并逐渐变细直至较小的横断面。

第五，含有其他严重的安全或健康风险。

16.4.3　计划的范围

限制空间管理计划涵盖有关职业安全和健康管理的限制空间的管理，同时该计划提供有关医院调查程序、监测、暴露水平和员工培训的信息。

16.4.4　基本概念

随同人员：在需要许可的限制空间外面，监控得到授权进入人员；履行所有程序规定职责的一个或多个人员。

得到授权的进入人员：由医院授权进入许可空间的员工。

限制空间：空间结构足够大并且员工身体可以进入从事相应工作，如储罐、容器、青贮窖、储藏柜、贮液槽、地下储藏室和地窖以及员工不常使用的空间。

淹没：液体或相当细的固体物质（面粉）导致人员受困，这些液体或固体物质进入呼吸系统可以导致死亡或其通过绞窄、压缩或挤对身体并施加足够力量从而导致死亡。

进入许可：指允许并控制进入许可空间活动的书面文件。

进入监管人员：负责确定准备进入的许可空间是否具备条件，并按管理要求授权进入、监测进入操作、中止进入等。

（注释：进入监管人员即可作为随从人员或作为得到授权进入人员，只要其按要求得到培训并且具备本节所要求的装备。同样，进入监督人员在进入操作时，其职责可以移交给另外一个人。）

危险空气：是指可导致暴露员工死亡、自救能力受损、身体伤害或急性疾病（即如果没有救助不能从许可的空间逃生）的空气。

对生命或健康的直接的危险：指导致直接或延迟危及生命或可造成不可逆转健康损害或要干预人员从许可空间逃生的任何条件。

要求许可的限制空间（许可空间）：指具有下列一项或多项特征的限制空间。

第一，含有或具有潜在含有危险的空气。

第二，含有潜在淹没进入人员的物质。

第三，具有内部限制如内部覆盖墙或向下的斜坡地板并且逐渐缩小为较小的横断面等可能使进入人员卡住或窒息的结构。

第四，含有任何其他严重的安全或健康危险。

16.4.5 医院限制空间进入管理规定

医院要对所有的工作空间进行评估以确定是否属于需要许可的限制空间。

医院要告知员工这些空间的位置以及在空间的入口张贴危险标志。未经培训，员工不得进入这些空间。

进入要求许可限制空间的医院员工要遵守管理程序。

进入限制空间前，要首先取得监管人员的许可。

进入工作期间，进入许可要张贴在要求许可的限制空间入口或入口附近。

进入工作完成后，限制空间进入许可由科室主管保存至少 3 年。

16.4.6 计划有效性评估标准

第一，符合相应的医院、地方、国家的制度、法律法规和指南。

第二，全员参加强制性需要许可的限制空间进入培训。

第三，至少每年评估一次需要许可的限制空间和进入项目。

第四，采用标准方法定期进行人员和区域空气监测。

第五，空气中的毒性物质要低于限制水平或提供相应的保护。

16.4.7 培训程序

医院要对新员工进行安全培训，且每年更新培训一次。在危险调查、安全会议期间和在年度更新期间要评估工作人员此方面的知识。每个科室、单元负责确保其人员得到相应的培训并且能够以对同事、病人、探视人员最小的暴露方式在限制的空间从事工作。

16.4.8 职责

员工有责任学习限制空间工作所要遵守的医院、地方、国家法律法规。科室要确保员工得到适当的培训并且科室的活动符合医院、地方、国家法律法规。QSHE 办公室和其他委员会负责促进科室和员工的培训和使工作符合医院、地方、国家法律法规。

16.4.9 相关的和支持性的文件

当计划一个要求许可的限制空间活动时，要遵循下列政策：

第一，危险能量的控制（加锁、标记）。

第二，摔倒保护。

第三，消防安全。

第四，危险通知。

第五，人员保护装备。

第六，呼吸保护。

医院限制空间管理计划是根据 GB/T28001-2011 标准制定：

第一，需要许可的限制空间。

第二，需要许可的限制空间判断决策流程图。

第三，空气测试程序。

第四，需要许可的限制空间项目举例。

第五，进入限制空间前的检查表。

第六，进入下水道系统。

16.4.10 限制空间评估

下面是 QSHE 办公室已经评估过的某些区域限制空间目的列表。这些区域应用 OSHA 标准中定义的"限制空间"和"要求许可的限制空间"来分类。

所有这些区域要进行空气监测。这些区域在监测的时候均无危险空气（如易燃、缺氧、一氧化碳或硫化氢、下水道气体）。

QSHE 办公室负责制定进入这些区域的所要遵守的程序。QSHE 办公室有权根据定期检查和清单调查的结果对任何限制空间重新分类成一类、二类和三类。

一类*：图书馆大厅、礼堂大厅。

二类**：来自"A"地下室和下水道出入口的地道。

三类***：通往下水道的出入口。

*一类为最小危险的限制区域。

**二类为具有潜在热压力和其他安全中心的限制区域。

***三类为由于其潜在危险的空气发生，作为需要许可的限制区域。

16.4.11 一类限制空间进入安全管理

第一，进入所有的限制空间前要根据下列指南进行评估。人员在进入限制空间前要进行适当的培训。

第二，需要适当的人员保护装备（如安全帽、呼吸器、手和脚保护等）。

第三，根据需要沟通的方法。

第四，根据需要遵守加锁、标记程序。

第五，充足的照明。

16.4.12 二类限制空间进入安全管理

对于二类指定的区域，在遵守一类限制空间规定的同时还有如下要求：

第一，完成进入前的检查表。根据这些调查结果 QSHE 办公室可重新把二类空间分类为三类。

第二，适合所从事工作类型和时间的机械通风。

第三，解除热压力事宜。

第四，解除高温工作事宜。

16.4.13 需要许可的三类限制空间的进入管理

进入需要许可的限制空间要遵守下列程序：

第一，进入空间须有许可。

第二，进入之前以及进入者在空间内的时候，要根据需要由 QSHE 办公室人员进行初次和定期的空气监测。根据这些结果该空间可以被重新划分为两类。

第三，需要救生、急救设备。

第四，需要机械通风设备。

第五，随从人员。

第六，完成限制空间进入许可。

16.5　进入限制空间的培训

16.5.1　培训目的

医院员工在下列情况下要经过培训：安排在限制空间工作任务之前、在安排的工作任务变化之前、当在许可的空间操作有变化时、存在有关员工以前没有培训过的危险的情况下、医院有理由相信偏离了要求的许可空间进入程序或员工的知识不足或使用这些程序不足。

所有的培训都要在培训证书上记录，包括员工的名字、培训者的签字或签名以及培训日期。

主管人员负责确认工作在限制空间的员工具有从事这些任务所需的知识和技能。

16.5.2　得到授权的进入者的职责

第一，知晓在进入期间可能面对的危险，包括暴露的方式、症状或体征以及结果。

第二，正确使用所有的设备。

第三，根据需要与随同人员交流，让随同人员能监测进入者的状态并让随同人员能警示进入人员需要逃离工作的空间。当发生下列情况时警示随同人员：进入者发现任何暴露于危险状况的警示症状和体征；进入者检测到禁止的条件。

第四，当出现下列情况时要尽可能迅速地从许可空间中出来。随同者或进入者的监督人员发出逃离的命令；进入人员发现任何暴露于危险状况的警示症状和体征；进入人员检测到禁止的条件或启动逃离警报。

16.5.3　随同人员职责

知晓在进入期间可能面对的危险，包括有关暴露方式、症状或体征以及结果。

注意得到授权的进入者危险暴露的行为效果。

准确计数在许可空间的授权进入者，并确保核对哪些得到授权的进入者在许可空间内。

在进入操作期间坚守在许可空间外面直到有其他随同人员接替。

根据需要与随同人员交流，让随同人员能监测进入者的状态并让随同人员能警示进入人员需要逃离。

监测空间里面和外面的活动，确定进入者停留在里面是否安全以及命令得到授权的进入者在下列情况下立即逃离许可空间：

第一，如果随同人员检测到禁止的条件。

第二，如果随同人员感测到得到授权进入者危险暴露的行为效果。

第三，如果随同人员检测到空间外部可能危及其他得到授权的进入者的状况。

第四，如果随同人员不能有效地和安全地从事所有本部分救援描述的职责时和可能需要帮助逃离许可空间危险的紧急服务时。

发现有未得到授权人员接近或进入许可空间时要采取下列措施：

第一，警告未被授权的人员必须远离许可的空间。

第二，如果他们已经进入了许可的空间必须劝其立即离开。

第三，如果未被授权的人员已经进入许可的空间通知得到授权的进入者和进入监督人员。

按照医院的救援程序进行非进入救援，不要干涉随同人员监护和保护得到授权的进入者的责任。

16.5.4 进入监督人员的职责

知晓在进入期间可能面对的危险，包括有关暴露的方式、症状或体征以及结果。

通过检查根据许可中规定内容，确认许可要求的所有测试已经完成并且许可中要求的所有程序和设备在实施前已经妥当。

终止进入并取消许可。

确认可以得到救援服务并且可行。

在进入时，清走未授权的进入或试图进入许可空间人员。

一旦可进入空间操作的责任发生转移并且在空间内有危险和操作要求的间隔期间，确定进入操作与许可保持一致并且接受进入的条件得到保持。

16.6 医院对合同方的安全管理

16.6.1 管理目标

合同工作是指医院与外部公司签订服务合同，由外部公司从事的工作。在施工过程中，特别是在使用的建筑物中施工，可能存在影响医院员工和周围环境安全和健康的状况或条件。医院也要负责向员工、病人、探视人员提供安全和健康的工作环境。与医院签订合同的公司要充分认识到医院环境中存在独特的危险，要遵守相应的国家、省市法规以及医院的管理规定，包括职业安全和健康管理（OSHA）、建筑法规、环境法规等。安全管理的目的是指明这些危险以便合同方能够采取保护其员工和医院的员工、病人和探视人员的方法和措施。

16.6.2 职责

16.6.2.1 负责管理合同的医院人员

所有负责管理合同的医院人员要确保：

向合同方提供危险警告并通知医院减轻这些危险的程序。

向每个合同方通告医院安全、健康和环境政策和要求。

以安全和负责的方式执行工作，符合所有的相应的法规和医院要求。

16.6.2.2 医院合同官员

合同官员要确保合同中对合同方提出的要求：

满足所有的国家、省市和地方环境、健康和安全法规和医院的政策。

向其员工提供在医院从事工作必需的安全培训、医疗检查和安全设备。

对于特殊合同要递交全面的安全和健康书面计划。

遵守所有的国家、省市和地方法规和医院的政策，违反合同约定要解除合同。

16.6.2.3 医院合同方管理人员

在合同实施前，与合同方交流核对合同、法规和其他环境、健康和安全要求。

确保安全和健康计划与标书一起递交。

确保这样的要求在恳请书中和合同文本中载明。

确保遵守这样的要求，并且针对不符合报告或造成直接的健康或安全伤害的条件，向合同方签发立即改正的要求。

16.6.2.4　医院项目经理

医院项目经理在合同实施前，要求合同方遵守所有的合同中载明的环境、健康和安全要求。项目经理和其代表要：

参加所有的与合同方举行的建筑前会议。

提供医院安全副院长和医院安保对现场合同方的临时性的建设计划并立即书写变更通知。

向医院安全副院长通报合同方工作计划、地点和特殊的预防措施或项目开始前的有关问题。

告知合同方医院 QSHE 办公室的网址和其他医院安全资源。

监督合同方的工作并确定其是否遵守合同中健康和安全计划以及有关的环境、健康和安全法规。有关符合特殊法规的问题要提交给医院安全副院长。

向医院安全副院长提供有关项目蓝图评审。

确保合同方准备好所有需要的执照、证书和许可，并且提供评审以及由授权人员或医院安全副院长签字。举例：石棉执照和证书以及建筑许可。

建筑事故要立即通知医院安全副院长并提供合同方事故报告的复印件。

院外评审检查机构检查结果要立即通知医院安全副院长。

16.6.2.5　医院安全副院长

由医院院长任命，其负责建立和实施医院安全项目。医院安全副院长要：

根据请求，评审合同方的安全和健康计划。

根据请求，检查或监督合同方执行其书面健康和安全计划和所有相应的环境、健康和安全要求。

根据请求，要帮助调查建筑事故。

根据请求，参加院外评审机构调查。

16.6.2.6　合同方（承包商）

与医院签订合同的公司或个人负责满足合同协议要求并为其员工和建设项目周围的医院员工提供安全和健康的工作场地。合同方要：

遵守国家、省市和地方安全和环境法规。

计划或工作程序的改变要通知项目经理。

发生建设事故要及时通知项目经理。

通知项目经理有关 OSHA 的投诉或 OSHA 检查结果。

16.6.3　健康和安全计划

合同如有要求，合同方必须建立和实施对现场建设操作和合同工作员工的全面健康和安全计划。该计划必须遵守所有相应的健康和安全法规以及针对医院特殊的项目要求。按照 OSHA 要求，健康和安全要包括相应的书面安全项目，包括：安全管理、跌落保护、人员保护装备危险评估、呼吸面罩、要求许可的限制空间、控制危险能源（加锁、标记）和危险交流。合同方必须把本计划的复印件与其标书一起提供给合同管理人员。

接受合同方的健康和安全计划只是表示计划总体上符合合同的要求，并不免除合同方提供员工安全和健康工作环境的责任。该概念合同管理人员与合同方交流并写进合同文件。

16.6.3.1 建筑前会议

合同方代表要与医院合同管理人员和项目经理在项目开始前评审有关合同中工作安全要求并讨论实施所有的健康和安全法规。如果项目涉及石棉的扰动和涉及放射性物质或区域，医院安全副院长要根据要求参加有关的会议。

项目经理要与合同方评审合同方的场地的特殊安全、健康计划、合同方建议使用的产品的物质安全资料表（MSDS）。

根据 OSHA 要求，危险通知标准，医院要向合同方提供工作地点危险的信息。该信息要在项目招标前以及在建筑前会议上告知合同方。

医院安全副院长要根据请求向合同方提供医院书面管理程序，包括加锁、标记程序，限制空间进入和许可程序以及跌落保护程序等。

16.6.3.2 不符合安全和健康要求的管理

如果在合同实施期间，医院安全副院长确认存在不符合合同要求的安全和健康计划或医院安全方针的状况，先口头然后立即以书面形式提醒合同方、项目经理和合同官。

书面形式通知项目经理和合同官有关健康、安全或环境要求后，医院 QSHE 办公室人员如又发现持续地违反这些要求或发现造成直接伤害的行为，要立即通知医院安全副院长。医院安全副院长有权直接签发立即停工命令。发生这种情况，医院安全副院长要立即通知项目经理和合同官。此类违纪可取消合同。

医院安全副院长要把所有提请合同方、项目官和合同官注意的违纪情况记录存档。

16.6.3.3 安全培训

合同方在国家、省市或地方法规和医院安全要求时必须确保其员工完成相应的健康和安全培训，并根据合同要求提供这样培训的记录。

16.6.3.4 事故报告

根据要求，医院安全副院长要和项目经理以及合同方参加伤害、疾病和损伤或财产丢失的事故调查，也要调查附近的事故隐患。

16.6.3.5 安全和人员保护装备

除非特殊情况，合同方负责对其员工提供必需的安全和人员保护装备。这些设备必须满足相应的要求并处于工作状态。

合同方要确保其员工在使用、维护安全和人员保护装备前接受相应的培训。不使用或不正确地使用安全设备视为违反合同并可导致取消合同。

16.6.3.6 记录

在建筑前会议合同方必须向医院提供所要求的合同方执照、员工证书、培训、医疗检查、许可、物质安全资料表等。项目经理要保存这些记录。

16.6.4 潜在安全和健康危险

医院环境中有特殊的危险。下面重点强调医院可能遇上的某些主要危险及防护。

16.6.4.1 防火及保护

合同方要准备和执行有效的防火计划，包括本部分提出的消防和灭火设备的法规。该计划作为全面安全和健康计划的一部分由合同方递交。

16.6.4.2 物业管理服务与安全

所有工作地点要保持良好的环境，迅速除掉和处理积聚的可燃性碎片和残渣。使用自动关闭的容器处理浸透可燃性液体的废物。

16.6.4.3 规章和法规

合同方要遵守国家电力规章、国家电力安全规章和国家消防标准要求。

16.6.4.4 吸烟

禁止在储存或存在可燃或爆炸性物质的地方吸烟或使用明火。这些区域要显著地张贴：禁止吸烟或明火。医院各科室要有有效禁止吸烟的政策。

16.6.4.5 火

要注意点火和打开火焰的装置，除非带有自动温度控制和切断装置保护。

16.6.4.6 清理和去除油污

汽油和燃点低于 37.7℃ 的液体不要用于清理和去除油污。

16.6.4.7 建筑出口

员工工作的所有场地至少有两个明显标记并亮灯的出口。两个出口可在发生火灾或紧急情况下减少被占用的可能性。

16.6.4.8 灭火器

清晰地标记灭火器并按下列要求适当放置：

第一，每 300 平方米的建筑面积或其大部分放置一个灭火器。灭火器放置的位置保护半径不超过 30 米。

第二，每层楼房上至少有一个或多个灭火器，其中至少有一个比邻楼梯。

第三，储藏可燃性或易燃液体的房间的门外至少放一个灭火器，离门不超过 3 米。

第四，可燃性或易燃液体储藏区域至少放置一个灭火器，距离边缘不少于 7.5 米并不超过 23 米。

第五，使用可燃或易燃液体或可燃气体的范围内，至少在 15 米距离内放置一个灭火器。

16.6.4.9 石棉

医院中有几种含有石棉的物质。合同管理人员或项目经理要通知建筑区域附近含有石棉物质的地点。没有合同管理人员或项目经理的批准，合同方不要扰动任何建筑物质。如果在医院扰动含有石棉的物质，合同管理人员要遵守所有的国家、省市和地方有关石棉的法规。

16.6.4.10 血源性的病原体

医院某些区域含有血源性病原体和其他生物致病体。除了正常的医院环境，在维护通风期间、下水和废物流动和垃圾转运期间合同方可以暴露于血源性病原体和生物病原体。不要把建筑废物放置在带有危险符号的容器内。同样也不要把带有危险符号的容器放到建筑废物容器中。

16.6.4.11 放射性物质

用于治疗、诊断和研究的放射性物质。当合同方对放射性物质使用区域的管道、冰箱或储藏放射性物质的化学通风罩进行工作时，以及在使用放射性物质的实验室进行工作时可能会暴露于放射线。潜在放射暴露的区域标记危险符号。不要把建筑废物放置到标记了放射符号的容器中。同样也不要把标记有放射性符号的容器放置到建筑废物容器中。

16.6.4.12　建筑废物的处理

建筑废物包括易燃液体、含有二氯二氟代甲烷的物质如喷洒罐和其他管制的废物不要被放置到任何废物容器中。

病人区域。当在病人区域或附近工作的时候必须特别注意。使用汽锤和电动工具尽可能以噪声最小的方式工作。避免大声地广播和谈话。在病区内要关闭移动电话。采取一切方法提供安静的病人区域。

16.6.4.13　屋顶工作

在合同方需要在含有化学物质通风道或其他危险控制通风系统排出口的建筑物屋顶工作时，这些员工必须首先通知项目经理向其提供有关这些工作的信息。危险化学物质、生物或放射性物质可能通过这些烟道排出。

16.6.4.14　针对或围绕控制通风区域工作

当在生物安全柜内、化学物质通风道和病人隔离房间排风口进行工作的时候，合同方可潜在暴露于化学物质、生物或放射性物质。正是这些原因，他们必须通知项目经理帮助他们建立安全工作常规。

16.6.5　医院各岗位的职业危险举例

表 16.1　医院岗位的职业危险

位置	危险
中心供应室	环氧乙烷、感染、破裂的设备、肥皂、去污剂、蒸汽、可燃性气体、电梯、噪声、石棉绝缘、汞
透析室	感染、福尔马林
牙科	汞、环氧乙烷、麻醉气体、离子放射、感染
餐厅	湿地板、尖锐的设备、噪声、肥皂盒去污剂、消毒剂、氨、氯、溶剂、引流清洗器、炉子清洗器、腐蚀性溶液、杀虫剂、微波炉、流水线、炉子、热、电子危险、电梯
物业管理部	肥皂、清洗剂、清洗器容器、消毒剂、戊二醛、感染、针头穿刺、废物（化学、放射性感染）、电危险、电梯、梯子、滑倒、跌落
实验室	感染性疾病、有毒化学物质、苯、环氧乙烷、福尔马林、溶剂、可燃和爆炸性制剂、致癌物、畸胎原、突变制剂、低温危险、废物（化学、放射性的、感染性的）、放射性
洗衣房	湿地板、电梯、噪音、热、烧伤、感染、针刺、洗涤剂，肥皂、漂白剂、溶剂、废物（化学和放射性）
后勤工程部	电的危险、工具、机械、噪声、融化的烟、石棉、可燃性气体、汞、杀虫剂、清洗器、氨、一氧化碳、环氧乙烷、含有二氯二氟代甲烷的物质、胶水、溶剂和涂料、水治疗化学物质、污水、热的压力、冷压力（冰箱单元）、跌落、电梯、爬行、扭伤

位置	危险
核医学科	放射核素、感染、X辐射
办公室区域和资料处理	视频显示接头、空气质量、工效学的/人体机制、化学物质
手术室	麻醉剂、防腐剂、异丁烯酸甲酯、压缩空气、灭菌气体、感染、电、利器、电梯
病理科	感染性疾病、福尔马林、戊二醛、可燃性物质、氟里昂(freon)、溶剂、苯酚
放疗科	电梯、推、拉、滑倒、跌倒、长期站立、感染性疾病、针刺、毒性物质、化学治疗制剂、放射性、放射性的病人、电力危险
药剂科	药物治疗、抗肿瘤药物、汞、滑倒、跌倒
印刷车间	墨水、溶剂、噪声、火
放射科	射线、感染性疾病、电梯

16.7　医院跌落保护管理计划

按照职业安全和健康管理，跌落是建筑死亡的主要原因。

伤害或死亡的几率与跌落距离成正比。即使从6步的台阶上掉下来也可能导致严重的伤害或死亡。人员即使在同一水平上的跌倒或轻微的跌落水平上的滑倒和跌落也可能发生严重的伤害。显然，最好的政策是首先预防跌落。任何高度或任何表面都需要某种跌落保护形式，然而，人员在1.5米或更高的高度工作强制要求采用跌落保护如栏杆或安全带。

医院有许多潜在跌落危险，其中包括使用梯子、支架或平台工作；在升起的地点如屋顶或接近洞穴工作；使用固定的设备工作，上下楼梯，办公室和实验室中引发跌倒危险；恶劣气候导致的行走危险；任何攀爬形式如爬树等。

16.7.1　管理目的

没有接受本程序培训的科室、员工或学生不得从事可能滑倒、陷落、跌落的工作。

为让有关人员知晓滑倒、陷落和跌落等风险，医院为科室、员工和学生建立了正式程序。跌落保护程序的目的是满足国家有关劳动安全法规要求。

本政策的目的是为了保护员工免受滑倒、跌倒和跌落的伤害。在可能的情况下，跌落保护措施是保护员工的最基本措施。

16.7.2　范围

管理计划要覆盖下列跌落：

（一）工作表面（地板、过道、地板缝隙、墙壁缝隙和楼梯）。

（二）使用固定和便携式楼梯。

（三）使用支架或站在梯子上工作。

（四）气动升降机或机械堆积平台的工作。

（五）在建设中提升工作表面或修理活动（屋顶、其他边缘工作）。

（六）在洞穴或洞穴附近工作。

16.7.3 过道和工作表面（地板、过道、地板洞、墙壁洞和楼梯）安全管理

16.7.3.1 地板和过道

家政内务管理：房间、走廊和储存空间要保持清洁并做到堆放有序，预防滑倒、跌倒和跌落。走廊、过道和其他通路不得以任何原因放置或储存物品。

湿的位置：地板尽最大可能保持干燥。进行湿处理的地点要根据实际情况采用排水、人造地板、平台、脚垫等以提供干燥的工作表面。当打扫卫生或其他临时情况致使地板湿滑的时候，要使用标记或其他警告设施。

荷载：用于工业或储存目的空间必须保持荷载不超过允许荷载率。在相应的区域应张贴荷载率。

16.7.3.2 地板缝隙

地板缝隙达到 30cm 或更多的时候要给予安全的覆盖或护栏。

覆盖物要保护出入孔、地板门、窖口、楼梯道的地板洞孔和陡坡道开口。当覆盖物不在原来的位置，开口要用可移动的标准护栏保护。

天窗必须有护栏保护或遮挡物保护以防坍塌。

在有潜在可能工具和物质跌落到下面的人员的地方，周边挡板(踢脚板)要安装在地板和墙壁开口周围。

16.7.3.3 墙壁开口和楼梯

在低的表面超过四英尺的墙壁开口和侧开口的楼梯要用标准的栏杆或护栏保护。

标准的护栏必须是距离中间栏杆和周边挡板 1 米高。它们必须能够承受 75 公斤的重力。

楼梯栏杆应为 0.9 米到 1 米，超过踏板边缘。

16.7.4 各类梯子安全管理和使用培训

16.7.4.1 固定的梯子

当跌落可能超过 6 米时，要用箱子或梯子等安全装置保护员工，避免从固定的梯子上掉下来。

一旦护栏、楼梯栏杆、地板孔洞或安全孔覆盖物不能提供必要的保护预防跌落，下列设备必须被提供和使用：

绳子、安全带和救生索人员安全绳系统、安全网或攀爬保护系统，例如，当升降机不可用时可在固定的梯子上使用攀爬安全设施。

必须依据 OSHA 标准设计并建造所有固定梯子并定期检查固定梯子的情况、稳定性和适用性。

16.7.4.2 便携式梯子

制造梯子需要三种基本材料，即木头、铝和玻璃纤维。木头梯子容易损坏，因此，所有新购买的梯子要用金属或玻璃纤维制成。玻璃纤维的梯子更适合大多数的情况，因为它们不导电并且有助于预防电击事故。如果工作中更适用金属梯子，这些梯子要清楚地标记上"不准用于电力工作"。

梯子要满足 ANSI 对于铝质梯子和纤维玻璃梯子的要求并符合相应的 OSHA 标准。这些购买梯子时要特殊说明。不允许现场搭建梯子。对于梯子使用的总体要求包括：

梯子的设计：

第一，如果使用便携式梯子，员工或梯子可能接触暴露的电源部分，梯子应具有非导电的护栏如纤维玻璃或木头。

第二，所有的便携式梯子，除了木质步梯都要有防滑脚踏，防止移位事故。

第三，选择适当类型并能到达工作高度的梯子。

第四，另外，不允许超过梯子的制造商所核定的荷载。不要单独使用梯子的延长部分，必须按照制造商的设计进行重叠使用该部分。

第五，步梯要装上金属捆条或锁定装置保持开启状态固定不变。

第六，步梯不要作为直梯斜靠在墙壁上，除非制造商允许。

梯子的使用：

第一，放置直梯时，底部到支撑墙面的距离要是梯子工作长度的四分之一。

第二，梯子的上部必须放置两个护栏支持，除非设计用一个支持附件。

第三，当员工上下梯子时，应面对梯子并且两手扶梯。

第四，要用手绳升降需要的物质。

第五，梯子在使用时，不要被移动、倒换或延长。

第六，使用步梯，工人不要站在顶部第二个横档之上，其他梯子不要站在超过顶部第三个横挡之上。

第七，梯子不要放置在门前以免开门撞上，除非采取措施锁上该门或避免使用通路。梯子顶部的区域要清理干净。

第八，梯子不要放置到箱子、桶、汽车或其他不稳固的基础上来增加高度。

第九，梯子不要放在冰面、雪或其他滑的表面上使用，除非采用适当的方法预防滑倒。

第十，如员工必须站在超过 1.8 米高平面上的梯子和平台上从事工作，其在梯子上时要由第二个人把持梯子，或者穿上适当的跌落保护装备并系在允许位置（不是梯子）。

第十一，当用于上屋顶，梯子要长于接触点至少 0.9 米。

第十二，在可能的地方，要有第二个人扶住梯子，特别是在不平整的地段。

第十三，梯子要以安全的方式储藏在干燥的地点，并且远离过道预防跌落。

梯子的检查。所有的梯子无论是固定的还是便携式的都需要检查。在每次使用梯子前都要进行检查，确保其适合所从事的工作。梯子翻倒或使用中发生安全事故时必须进行检查。检查时要根据下列总体要求：

第一，损坏的梯子不要使用。

第二，有缺陷的梯子不要临时修理使用。

第三，梯子延长部分的绳子要远离磨损或穿破的地点。

第四，木质梯子不要刷漆。

从事检查的人员从服务的地点取走梯子并标记上"危险，不要使用"或在最近的适当的垃圾箱内将其丢弃。

所有的梯子无论是固定的和便携式的都要定期（年度）检查。授权人员取走使用中的不安全梯子。为显示已进行年度检查，要用颜色标记或将一片胶带放置到检查的梯子侧面的护栏上。员工检查完梯子要使用颜色标记标签并记录检查日期。

使用梯子的科室负责在其控制下检查梯子。

16.7.4.3　梯子使用培训

对使用梯子的员工应进行危险识别以及技术培训，以减少其自己和周围人员危险。培训应由胜任人员执行，并且必须包括下列内容：

第一，跌落危险的性质。

第二，在使用跌落保护系统中的正确步骤。

第三，梯子的安置、正确使用和注意事项。

第四，识别梯子的载荷。

第五，标准的评估。

第六，为彻底理解并知晓梯子的使用方法要进行梯子使用方法的再培训。

16.7.5　支架和活动梯台管理

16.7.5.1　支架

除了梯子或电梯将提供适当和安全的工作，支架用于人员从事在地面上或从固定的建筑上不能安全进行的工作。

支架要由"合格人员"设计和建造。"合格人员"按照 OSHA 的定义就是具有认可的学位或职业的人员，其通过扩充知识、培训和经验，已经成功地证明具有解决有关支架设计和支起的相关问题的能力。最近的法规包含在 OSHA1926 中，包含设计、支起和使用支架。其复印件可到医院 QSHE 办公室领取。

另外，要在"胜任人员"的监督和指导下支起、移动、改变或废除支架。员工从事这样的工作须经培训并在监督下进行，用于培训的文件要递交到医院 QSHE 办公室。支架的建设和使用的总体要求包括：

荷载：

第一，立脚点应是粗糙的并且能够承载最大的核定载荷。

第二，不要使用不稳定的物质如桶、箱子、水泥块等支持支架。

第三，支架和其组件要能够支持最少四倍的最大核定载荷。悬浮的绳索要能够支持最少六倍的核定载荷。

工作面：

第一，在各个工作高度的工作平台上要在护拦之间完全铺上板子。

第二，所有平台上的板面至少要 30cm 以上或被固定。

第三，支架板的末端要超出支持点 15cm 以上但不超过 45cm。

第四，要提供到达工作面的通路梯子或相应的安全通道。

第五，脚手架支点、腿或支柱要垂直并且固定防止摇动。

第六，当人员需要在脚手架下通过或工作的时候，要在脚手架踢脚板和中间的护栏间安装防护网。

第七，一般来说，脚手架的高度不要超过其最小基础直径的 4 倍，除非固定到永久结构上。

第八，总体来说，脚手架超过 3 米，就要有标准护栏、中间护栏和踢脚板。交叉构件不要用作护栏。

脚手架的使用：

第一，脚手架在使用的时候不要被移动。

第二，在大风或工作表面有冰的时候，员工不要在脚手架上工作。

第三，损坏脚手架在修理之前不要使用。

16.7.5.2 爬梯

爬梯包括移动工作平台，移动脚手架、剪刀式梯子。不包括汽车升降平台和吊杆平台。爬梯的建造和使用的总体要求如下：

第一，所有的移动工作平台须按照制造商的说明使用。

第二，使用爬梯或平台须经培训，培训内容包括使用、功能和平台限制等。

第三，移动工作平台没有制造商的批准不准改装。

第四，工作平台要能够承载核定的载荷。

第五，按照制造商的说明，所有的组件包括轮子、钉子、螺栓和其他固定器件要有足够的大小和数量。

第六，爬梯要放置在结实的立脚点上。

第七，最大的工作高度不要超过最小基础直径的四倍。制造商提供的支架可以用于扩大有效的基础直径。

第八，工作平台达到或超过 3 米要有标准的护栏包括踢脚板。

第九，为防止平台在使用的时候运动，轮子或万向轮要有旋转锁。

第十，爬梯在使用的时候不要进行水平移动。

16.7.6 机械堆积平台和云梯安全管理

所有的汽车升降平台，包括延伸吊杆平台、垂直塔和此类组合，要符合法律规定。气动升降平台可能不要场地改造除非由制造商进行。任何修理必须使用原厂设备和零件。

16.7.6.1 总体安全预防措施

第一，只有经过特殊训练的人才能操作气压升降机。

第二，移动气压升降机汽车前，梯子的篮子和延展支架要收好，升降装置处在零负荷状态。

第三，每天在使用前升降台要进行测试，确保其正确使用和安全。

第四，员工在筐中要站稳。

第五，员工在工作的时候不要坐在或爬上篮子的边缘或使用跳板、梯子或其他设备。

第六，当在高空工作时身体保险绳要收紧并系在吊杆或篮子上。禁止连接到比邻结构、孔或设备。

第七，载荷率不要超过制造商说明中的规定。

第八，使用时，如果装备了刹车和延展支架要处于刹车状态并使用延展支架，安置到固体的立脚点并且轮子要锁定。

第九，当吊架被升起并且篮子被占用的时候，高空梯子不要被移动除非设计允许。

第十，连接支架和延伸支架平台具有双控制，一个控制位于操作篮子内，其他安置用于地面水平。控制台要被标记较低的控制单元，作为拷贝。当升降机被占用，除非在紧急情况下，没有操作员的允许不要用地面水平控制。

第十一，设备不要在距高压线 3 米之内操作。任何用于捕获实际的员工跌落保护设备，包括身体保险绳、收紧绳和生命线，要在发生事故后立即销毁和更换。

16.7.6.2 电力测试

电力测试要按照法规或制造商说明进行。

16.7.6.3　液压和气压说明

关键组建，如失败可能导致坍塌或突然运动，要按照法规或按照原厂制造商的设备进行保持并且具有充分的安全因素至少 2：1。

16.7.7　建设中提升的工作表面或修理措施（屋顶、其他边缘工作）

高架工作面所涵盖的条件不仅包括已经提到的，还包括挖洞、屋顶和边缘等建设工作。医院工作总体上是由合同方或几个特殊的维护的员工进行。

在实际建设或修理工作之前或之后，员工检查、调查或工作地点评估不适用这些标准。然而，监督员工要确保此类活动期间使用所有可行的保护设备或程序。

另外，员工维护排气设备、HVAC、配管系统等要使用前述的方式进行保护，避免跌落，如围栏、永久性的楼梯或梯子和工作平台。其他特殊的状况要咨询医院 QSHE 办公室。

工作中有跌落危险的地方包括工作面上有未上盖的孔、竖井、天窗、洞穴或其他未保护的侧面。如果其可跌落的距离达到或超过 6 英尺，要采用一个或多个下落保护系统。要保护员工免予掉进危险的机器，也要保证避免出现从任何高度和头顶上的物体坠落。达到或超过 1.8 米深的洞穴要被护栏系统、篱笆、障碍物和覆盖物保护避免所有的危险坠落。要按照有效、员工安全和安装保护系统安全的原则选择如下的跌落保护系统。

16.7.7.1　护栏系统。护栏系统采用标准的护栏提供跌落保护。如果员工使用支柱或条件要求可增加护栏的高度。

第一，护栏系统必须在任何方向上至少承载 75 公斤的力量。

第二，护栏顶部边缘要大约是 1 米。

第三，只要其不存在安全危险，顶部的栏杆可以使用木头、金属、铁丝、绳子或任何其他具有充分强度的物质。钢或塑料带可以不被用于顶部的护栏。

第四，中部的栏杆或遮挡物要能够承受至少 55 公斤的重量。

第五，在进入点或吊起的区域护栏可能有门或其他护栏可移动的部分。当门或可移动的部分不使用的时候必须更换。

16.7.7.2　安全网系统。安全网系统通过预防跌落到坚硬的表面提供保护。

第一，安全网要被安装在工作表面尽可能近的地方，不要超过 10 米。

第二，安全网要向外超过工作表面如下：

1. 从 1.5 米到 2.5 米。

2. 从 1.5 到 3 米。

3. 超过 3 米达到 4 米。

第三，安全网络要能够吸收从工作表面下落的 150kg 的力量。在开始安装时和在六个月后要进行下落测试。

第四，安全网至少要每周检查一次使用、损坏和其他潜在危险情况。

第五，开启的安全网不要大于 15cm。

第六，跌落到安全网上的材料、碎片或工具要被尽快移走。

16.7.7.3　人员跌落捕获系统。人员跌落捕获系统使用安全绳和全身保险带，在跌落期间捕获员工。

第一，身体安全绳要被用于跌落保护系统。身体带不要被使用。连接点要处于穿戴者背部的中间。

第二，连接件必须是锻造、冲压或成型钢或相当的物质。它们必须具有抗腐蚀漆。

第三，咬钩、D型环必须与它们连接的组件相适配。

第四，水平的安全绳要在合格的人员的监督下被设计、安装和使用。设计必须具有安全的两个因素。

第五，收紧绳和垂直安全绳要具有最小的1800kg的拉力。

第六，每个垂直安全绳只能系一个员工。

第七，收紧绳和安全绳带子和身体安全带使用的绳子和带子要用合成纤维制作。

第八，每个员工系上的固定物至少要能承受1800kg。

第九，人员跌落保护系统不要系在护栏上。

第十，当阻止下落时，最大的捕获力量要670kg，员工不要自由下落超过1.8米。

第十一，在胜任人员对可能的损坏进行检查时，人员跌落捕获系统中的重物要取走。

第十二，每次使用人员跌落捕获系统之前要进行检查。

16.7.7.4　定位装置系统。定位装置系统提供跌落保护防止员工在工作面的边缘或其他危险区域跌落。

第一，身体安全绳要被用于定位装置系统。不要使用身体扣带。连接点要系在穿戴者的背部中央。

第二，连接件必须是锻造、冲压或成型钢材或等同的东西。它们必须具有抗腐蚀漆。

第三，咬钩、D型环必须与它们的组件相适配。

第四，连接组件要具有最小的拉力强度为1800kg。

第五，定位装置要适当装配以便员工自由跌落距离不超过两英尺。

第六，每个垂直的安全绳上只可系一个员工。

第七，收紧绳、安全绳、安全带和身体安全带使用的绳子和带子要用合成纤维制造。

第八，每个员工系上的固定点要能够承受至少1120kg。

第九，定位装置系统不要系在护栏上。

第十，定位装置系统要适当装配以便员工自由跌落距离不超过60cm。

第十一，定位装置系统要在每次使用前进行检查。

16.7.7.5　警戒线系统。警戒线系统通过让员工知晓危险区域而提供跌落保护。没有跌落保护证件，任何员工决不允许越过警戒线。

第一，警戒线距工作区域的开放处不得小于1.8米。

第二，通路位置、材料处理区域、储藏区域和吊起的区域连接到工作区域的通路两侧要有警戒线。如通路不再使用，要在路中间放置路障。

第三，警戒线要由绳子、线或链子以及支柱组成。

第四，警戒线要86cm到99cm高并且要能耐受至少6kg而不被撕破。

16.7.7.6　控制通道区域。控制通道区域是指定进行某种类型没有使用传统的跌落保护系统的工作（如堆放砖的区域）区域。控制通路区域用于避免未授权的员工进入没有护栏或其他跌落保护形式的区域。

第一，控制线距离工作区域每个未保护的边缘不少于 1.8 米也不要超过 7.5 米。

第二，控制线由绳子、线或链子和支持的支柱组成。

第三，警戒线要 1 米到 1.06 米高，要能够耐受至少 75kg 的力量。

第四，控制线必须连接到护栏系统或墙壁的每个面。

16.7.7.7 安全监测系统。安全监测系统旨在由胜任人监测其他员工的安全。安全监测者在其他员工走近建筑边缘时候对其警告。

安全监测系统只有在其他系统不可行的情况下实施。

16.7.7.8 覆盖物。覆盖物设计用于覆盖孔的开口。

第一，覆盖物必须能够支持至少两倍预期的员工、设备或其他载荷的重量。

第二，覆盖物的设计要能预防事故移位。

第三，覆盖物要有颜色标记或标记上"孔"或"覆盖物"。

16.7.7.9 踢脚板和遮棚。踢脚板和遮棚用于预防从高处跌落的物体伤害人员。

第一，踢脚板最少要 9cm 高并且安装离工作表面不超过 0.6cm。

第二，当工具或设备堆积的高度超过踢脚板高度，要加上遮挡物或镶板防止工具和设备从高处跌落下来。

第三，踢脚板缝隙要小到足够预防潜在跌落物体。

第四，当遮棚用于跌落物体保护，其强度要能够防止跌落物体穿透或造成坍塌。

16.7.7.10 跌落保护计划。从事边缘工作、预制水泥工作和房屋工作员工证明不适用于其他跌落保护形式的情况下方可实施跌落保护计划。如有必要实施跌落保护计划，通知 QSHE 办公室。

附录 1 医院过道和工作表面检查表

科室： 地址：

日期： 检查人： 联系人： 电话：

地板和过道是否无？

各区域是否清洁、有序、健康？

地板是否干燥或覆盖上防滑物质？

过道是否保持清洁？

地板上有无突起的钉子、松动的地板和陷落的危险？

是否张贴地板的载荷极限以及有无过载？

有无地板间隙、墙壁间隙和楼梯？

超过 30cm 的地板间隙是否覆盖或加护拦？

天窗是否用护栏或遮挡物保护？

墙壁间隙和侧开的楼梯是否有护拦？

护栏是 1.06 米高，是否具有中间栏杆和踢脚板？

护栏能否最少承受 75kg 力量？

当潜在发生物品掉落到下面的人的时候是否使用踢脚板提升表面高度？

四步以上的台阶是否有护拦？

附录2 梯子检查表

科室： 地点：

日期： 检查人： 联系人： 电话：

对梯子至少每年要进行一次下列检查，或在翻倒之后。

梯子结构是否无？

梯子是由金属或纤维玻璃制造的？

梯子是2级还是更高的（93kg级别）？

梯子是特定结构的或包装上防滑外层？

梯子上有无油、黄油或滑的物质？

梯子有无防滑踏步？

侧面的护栏有无弯曲或凹陷？

延长梯子的延长绳处于良好的状态？

梯子的硬件是否处于工作状态？

延长部分的梯子能否确定停止以保证在使用过程不被过度延长？

步梯的水桶架折叠是否正确？

爬梯伸展设备锁是否在正确的位置？

损坏的梯子是否禁止使用并标记上"不要使用"？

附录3 脚手架检查表

科室： 位置：

日期： 检查人： 联系人： 电话：

每次使用脚手架前要进行下列检查：

脚手架的结构是否无？

脚手架能否承载给予的负荷？

是否使用稳定材料辅助支持脚手架？

脚手架的组件能否支持4倍期望的负荷？

平台是否完全铺上间隙不超过2.5cm的厚木板？

脚手架铺板超过30cm是否安全的？

脚手架铺板超过支持点的长度是否小于45cm？

脚手架是否具有通道梯子？

对脚手架是否直立垂直并固定防止其移动？

如果脚手架超过25cm高，有无护栏、中间护栏和踢脚板？

脚手架是否超过最小的基础直径的4倍？

脚手架的树立是否由OSHA确定的胜任人员监督？

附录4 提升工作表面的跌落保护检查表

科室： 位置：

日期： 检查人： 联系人： 电话：

跌落保护的选择因素

步骤一、由于缺少空间或其他必要设备的干预，下列哪个跌落保护方法不可行？

护栏系统，警戒线系统

安全网络系统，控制的通路区域系统

人员跌落捕获系统，安全监测系统

定位设施系统，跌落保护计划

步骤二、计算步骤一中剩余跌落保护方法通过他们预期的保护水平（10是最高的保护水平，1是最低的保护）。

步骤三、通过预期保护水平，给步骤一中保留的跌落保护方法打分（10是最低危险，1是最大危险）。

步骤四、对步骤一中跌落保护方法根据他们建立的难度打分（10是最容易建立，1是最难建立）。

表16.2　医院建设中跌落保护方法难度与风险

	保护水平1	风险分值	难度分值	总分
护栏系统				
安全网络系统				
人员跌落捕获系统				
定位设施系统				
警戒线系统				
控制通道区域系统				
安全监测系统				
跌落保护计划				

选择总分最多的系统。通常只有在其他系统不可使用的时候才使用最后三个跌落保护系统。

附录5　医院各岗位风险评估

表16.3　医院建设中各岗位风险评估

科室：　　　　位置号码：　　　　完成日期：

危险分类	核对应用的项目	风险等级	风险等级说明	所需的个人保护装备	可能需要的个人防护装备	上岗前体检	除新员工意识培训外所需要的培训	举例
暴力		1	高度潜在暴力的环境	N		N	Y	急诊科、心理科、安保
		2	中度潜在暴力的环境	N		N	Y	护理、收款处
		3	低度潜在暴力的环境	N		Y	N	
石棉		1	使用石棉工作	Y	呼吸器保护服装	Y	Y	石棉团队
		2	在石棉周围工作具有潜在损害	N		N	Y	急诊、设施管理
		3	不在石棉周围工作不具有潜在危害	N		N	N	

危险分类	核对应用的项目	风险等级	风险等级说明	所需的个人保护装备	可能需要的个人防护装备	上岗前体检	除新员工意识培训外所需要的培训	举例
放射		1	使用放射性物质或放射仪器	Y	保护服装屏障	N	Y	放射科放射肿瘤科
		2	在放射性物质周围工作或放射发射设备周围	Y	保护服装	N	Y	急诊、护理、设施管理
		3	不在放射性物质或放射发射设备周围	N		N	N	
激光		1	应用激光工作	Y	安全眼镜		Y	手术室
		2	在激光周围工作	N			Y	
		3	不使用激光	N		N	N	
噪声		1	工作区域噪声大于85分贝（在60-90cm的距离内必须高声与他人谈话）	Y		Y	Y	设施管理、园林管理
		3	工作区域小于85分贝	N		N	N	
热		1	工作区域温度大于30℃	N		N	N	设施管理、园林管理、餐饮
		3	工作区域温度小于30℃	N		Y	Y	
冷		1	工作区域温度小于4℃	Y	绝缘干燥服	N	Y	设施管理、园林管理、餐饮
		3	工作区域温度等于或大于4℃			N	N	
电子		1	潜在暴露于生命电力电流	Y	耐电击手套		Y	设施管理
		3	没有潜在暴露于生命电力电流	N		N	N	
血源性病原体		1	工作职责需要接触血液或具有可见血液的体液	Y	保护服呼吸器	Y	Y	护理、急诊、呼吸治疗、实验室工作者
		2	工作职责不需要接触血液或具有可见血液的体液	N		N		
结核		1	与已知或疑似结核病人工作	Y	PAPR	Y	Y	急诊、单元21气管镜
		3	不与已知或怀疑的结核病人工作	N		Y	N	
化学物质		1	使用化学物质工作	Y	保护服呼吸器	N	Y	设施管理、急诊科、实验室、护理、呼吸治疗

危险分类	核对应用的项目	风险等级	风险等级说明	所需的个人保护装备	可能需要的个人防护装备	上岗前体检	除新员工意识培训外所需要的培训	举例
			该岗位人员使用的下列化学物质要进行标记：戊二醛、环氧乙烷、福尔马林、二甲苯二氯甲烷麻醉气体、危险废物、危险药物					
		2	在化学物质周围工作			N	Y	设施管理、急诊科、实验室、护理、呼吸治疗
		3	不在化学物质周围也不使用化学物质工作			N	N	
升降机		1	常规升降大于 15kg			N	Y	站台、储藏室、护理管理
		2	常规升降不超过 15kg			N	N	
其他身体机制			该岗位人员遇到的下列条件要常规做标记：不合适的工作体位、高架工作、扭转/携带载荷、升降机过大的载荷、振动（手、手臂、整个身体）、连续使用计算机超过 4 小时					
其他			在超过 1.8 米的地方工作			N	Y	设施管理、电话班
			在 OSHA 确认的空间工作			N	Y	设施管理

栏目 2 中的风险等级 1 或 2 的核对符号要进一步分析以便确认保护该岗位人员所需要的保护措施和设备。对此评估如果需要帮助联系医院 QSHE 办公室，电话号码 XXXX。

附录 6　限制空间进入许可和检查表

1. 进入空间的名称。

2. 进入的目的。

3. 进入的时间，开始日期、时间。

　　结束日期、时间。

4. 授权的进入人员和随同人员：根据需要使用另页。

　　名字、职责、进入时间、出来时间。

5. 进入监督者的姓名。

6. 空间的危险控制方法。

7. 接受进入的条件：

（1）氧气，19.5%到 23.5%之间。

（2）最低爆炸极限小于 10%。

（3）一氧化碳少于 35ppm。

（4）硫化氢少于 10ppm。

（5）其他化学物质少于 OSHA PEL 列表。

（6）危险的能量通过加锁/标记程序控制的能量。

（7）跌落保护遵守跌落保护方针。

（8）消防如果需要烧伤和溶化。

（9）其他危险列表。

8. 空气监测

设备类型、型号、序列号校正。

9. 空气监测结果——需要持续的监测。每个小时记录。

危险初次，1小时，2小时，3小时，4小时，5小时，6小时，7小时，8小时。

10. 要求的设备

人员保护装备：

（1）呼吸器类型。

（2）保护服装类型。

（3）手套类型。

（4）安全眼镜类型。

（5）听力保护。

通讯装置类型。

通风设备类型。

跌落保护类型。

紧急救生设备类型。

照明类型。

11. 救援人员

姓名。

最后的培训日期。

12. 紧急号码

进入监督者。

QSHE办公室。

方针。

紧急科室。

13. 进入监督者授权

签字日期。

附录7　医院空隙进入程序

医院应有操作空隙空间的相应设备，并执行相应安全法规。

1. 疏忽是最大的安全危险。注意你要进入的地方。知道你要做什么。

2. 携带手电筒并确认其功能正常。

3. 在可能的情况下与其他人一起工作。如果你必须单独工作，要让人知道你去哪里并且你将在哪里。

4. 撞上螺纹杆是最常见的头部伤害，其也可能撕破衣服。在其周围工作时要注意。

5. 不要在叉装机上站立、坐或走动。不要把物品放在轨道上。

6. 不要在输送管上走或爬行，其不能承受人体重量。

7. 注意你所走动的地方。测试一下地板确信其安全。

8. 当对管道工作的时候，要在你对其工作前确认它。所有的管道要标记上。

9. 如果你打开管道，要确信使用吊桶接住可能流下的液体，否则可能浇到下面的人员、设备或地毯。

10. 不要吸烟！

11. 注意周围的发亮的固定物。他们可能被撞上、打破或撞掉。

12. 所有的出口标志标记上绿色。一旦你在里面的时候知道出口在哪里。

13. 知道你准备去的地方的路线并且消防门在哪里。

14. 走路时不要大声讲话。房间下面的人员能听到上面的声音。

15. 只有在绝对必要的时候才进入外科房间上的区域并且要绝对安静。

16. 清理你自己（如碎片、工具等）以便你没有给别人留下障碍物。

17. 穿上适当的安全保护。这些保护设备可从设备科得到。

第17章　安保管理

17.1　安保管理计划

17.1.1　计划范围

医院安全管理计划确定了安保管理过程和程序，以保护医院的有形财产和人员安全。医院 QSHE 管理委员会下设的安保分会负责建立和实施医院安保管理计划。医院安保主任兼任委员会的主任负责向委员会通报安保有关的需求和事件。

17.1.2　必要的说明

所有的医院，无论大小，都存在安保漏洞，漏洞的大小决定其对组织的威胁。本医院由于地处闹市，容易发生案件。医院实施安保 24 小时巡逻并向员工、学生和探视人员提供停车场管理以及在医院区域提供安保管理服务。安保部与公安局保持紧密的联系并相互支持。

医院作为本城市的创伤中心，在救治创伤病人时容易遭受破坏性或暴力行为。医院安保要在急诊科加强巡逻和保卫。

17.1.3　计划的目标

第一，确认和说明有关病人、探视人员、员工和财产的安保问题。

第二，确认病人、探视人员和员工。

第三，对敏感或高度危险的区域的通道进行控制。

第四，急诊科区域的机动车和交通的管制。

第五，确认负责该计划的人员。

第六，报告和调查安保事件。

第七，准备应对灾难性事件。

第八，对计划的目标、范围、实施和有效性每年评估一次。

17.1.4　关键指标

根据日常收集的资料以及医院 QSHE 管理委员会每季度的评估资料，医院安保委员会建立了关键的操作指标。

表 17.1　医院安保管理的关键指标

报告的犯罪	其他安保活动
施暴、偷盗、汽车盗窃、抢劫、性骚扰、强奸、谋杀、毒品暴力、武器暴力。	护送病人、急诊事件管理、心理病人事件、协助公安警察、警报事件、监控装置、门禁系统

17.1.5　信息收集和报告

医院安保部要记录每天发生的安保事件。关键指标事件要根据发现立即向上级管理者报告。医院安保部每月一次向所有相关人员发布犯罪报告。每个月的总结要发布到医院 OA 系统上。

17.1.6　指导和培训程序

医院安保计划重视预防程序和员工参与的重要性。通过培训达到对员工的教育。在危险调查、安全工作会和训练中要对工作人员有关的知识进行评估。培训课程包括敏感区域防范安保风险的方法、随访程序以及如何正确地报告安保事件。

17.1.7　权责

尽管医院努力提供安全的环境，还是会发生犯罪和安保事件，因此，全体员工均有责任及时报告安保事件。

医院安保管理程序的核心是专门技巧和安保资源。安保部是医院的安保责任部门，负责落实医院安保措施并进行管理协调。

17.1.8　相关和支持性的文件

安保管理程序手册。

17.1.9　授权声明

医院安保部负责医院内的安保工作，并在公安局的指导下进行工作。安保部负责医院内财产保卫，提供 24 小时的巡逻服务，出入人员管理，紧急状况的应对，接受报案并详细调查犯罪并与公安局等执法部门进行合作。

17.2　婴儿、儿童拐骗预防计划

17.2.1　管理目标

保护婴儿是所有医院人员的责任。所有员工都要警惕所遇到人员的下列异常行为：

第一，多次探视只是"看"或"抱"婴儿。

第二，询问医院安保管理程序和楼层布置的相关问题。如什么时间喂饭？什么时间把婴儿送到母亲那里？哪里是紧急出口？楼梯在哪里？允许探视人员在楼里呆到什么时候？

第三，穿戴无标识的医院工作人员服装。

第四，不用婴儿车而是自抱婴儿步行离开医院。

第五，携带大袋子进出产科病房，特别是袋子装满的情况。

第六，医院其他区域骚乱可以分散工作人员注意力，有助于拐骗婴儿（如在病房附近的火灾或在等待区域大声吵嚷等）。

发现上述行为的人员要立即向护士长、护理人员和医院安保部报告。

对于旨在预防拐骗的安全措施，护理部也要制定相应的政策。

17.2.2　通道报警器报警响应

医院采用天津艾意达科技公司的婴儿防盗系统。为使其发挥最大的保护作用，护理人员要严格遵守系统的操作规则。

17.2.2.1　护理单元的响应

第一，出口及区域的报警信号将在单元护理站上显示。

第二，听到警报后，重新设置按钮并在关掉警报前调查警报反应的情况。

第三，责任护士要确定哪个婴儿正在报警、报警的区域和出口号码。对单元内所有婴儿清点核对。

第四，拨打安保部电话，报告警报状态。

第五，确定和记录警报的原因（如员工操作失误或系统故障）。

第六，重新设定系统，向信息部报告故障情况。

17.2.2.2　监控室安保人员

第一，立即通知所有的值班安保以及警报位置的安保人员。

第二，启动护理单元的监控录像。在复杂区域设立监视器，对准主要出口位置。

第三，记录警报的资源和原因。

第四，确认已经被重新设定的系统。

17.2.2.3　值班安保人员

第一，对警报的位置迅速做出反应。

第二，与护理部联系，确定警报的原因。

第三，向责任护士或护理长通报问题原因。

17.2.3　怀疑发生拐骗事件时响应

17.2.3.1　护理单元

第一，如果确定发生拐骗而不是员工或系统故障报警，员工要立即拨打监控室电话：**XXXX**，准确报告出口位置或区域。

第二，护理人员检查楼梯、等待区域、电话间、更衣间和空病房。

第三，检查所有大到足以装下一个孩子大的袋子、包装和背包。

第四，注意任何不常见的骚乱，由于拐骗者可能有同伙分散拐骗地点的注意力进行拐骗。

第五，如果你确定了拐骗婴儿的拐骗者，盘问并且与其谈话，尽量拖延时间，等待保安到达。

第六，保护犯罪现场（发生拐骗的区域）以便由执法人员收集证据。

第七，停止交班直到安保人员告知解禁，持续向病人提供优质服务。

17.2.3.2　医院监控室安保人员

第一，立即通知所有的值班安保人员。

第二，联系医院总机启动应急反应。

第三，按照程序联系安保部管理员工。

第四，按照现场指挥人员的指导联系其他执法部门。

第五，评审经历拐骗的单元的录像。

第六，向应急人员详细描述可疑拐骗者的特征。

17.2.3.3　值班安保人员

第一，应对指定出口区域、对外出的行人和车辆进行全面搜查。

第二，保护犯罪现场。

第三，确认并询问潜在可疑人员。

第四，拘留嫌疑犯或可疑的人。

第五，对重要犯罪启动应急计划。

17.2.3.4 总机措施

注意：为避免误警报，总机人员只有在医院安保的指示下才启动应急呼叫。

17.2.3.5 应急小组职责

应急小组以及其他员工要帮助保安人员监控楼梯和出口，**减少拐骗者从医院的逃跑路线**。一旦接到报警，员工要立即：

第一，**警惕携带婴儿或相似大小的包裹（如运动包）人员**。

第二，立即向安保报告看到的可疑行为。

第三，持续观察可疑人员直到安保到达。不要主动与该人接触。

第四，安保人员要对关键的出口做出响应。

17.2.4 发生诱骗事件时响应

17.2.4.1 护理单元

第一，把被拐骗儿童的父母（但不是他们的物品）转移到另一单间。

第二，保护母亲和婴儿所有的记录或表格。

第三，通知实验室和保存婴儿脐带血的科室。

第四，护士长要向所有单元员工简要通知。

第五，向每位母亲解释所发生的情况。

17.2.4.2 安保响应——管理和调查

第一，向本地区公安报警。

第二，向本地区各医院通报婴儿特点和疑犯特征。

第三，拨打电话 **XXXX** 寻求技术援助。

第四，启动重要犯罪响应计划的其余部分。

第五，保存前七天医院所有安保监控照像。

17.2.4.3 公共关系

第一，建立指定的媒体集会发布地点。

第二，通知媒体集会的地点。

第三，确定医院的发言人。

第四，策划新闻会议。向媒体提供尽可能准确的事实。新闻会议要与法律部门紧密协作。大多数情况下，婴儿多数是由于媒体发布新闻后被发现。

第五，给总机准备书面应对材料用于外部呼叫人员的解释，包括打算生产的焦急的父母。

第六，启动危机通讯计划的其余部分。

17.2.4.4 医院行政管理团队

第一，在医院行政办公室建立指挥部。

第二，向关键人员简要报道有关状况和行动的计划。

第三，记录事件，并不断更新。

第四，向员工发放相应的调查程序。指导员工只有在权威部门的授权下才可告知病人信息。

第五，保存脐带血、新生儿医疗记录，包括脚印和相片。

第六，对前些年潜在的所有涉及自然流产和新生儿死亡的图片进行回顾性审查。

第七，组织事件中遭受精神打击的员工、家属和病人团组讨论。

17.2.5 对事件进行评估

第一，向医院 QSHE 委员会成员提供全面的报告。

第二，确定婴儿如何被带走，改正有缺陷的所有措施。

第三，评估所有的安全制度和程序。

第四，评估有关事件的操作计划并确认和实施建议的改进措施。

17.3 人质事件

医疗单位无法避免暴力甚至人质事件的发生。发生这些事件的原因有人员犯罪、神经错乱或恐怖袭击。人质劫持是严重的犯罪。发生人质事件最重要的时期是在开始的 15 到 45 分钟。没有警察的参与，员工不要试图采取干预措施。一个错误可能导致暴力升级或延长劫持。基本的行动原则是在对抗早期关键时期，避免任何可能激化情绪活动。

17.3.1 人质危机计划的目的

第一，保护人质生命安全，预防伤害。

第二，保护财产。

第三，确定参与人员。

禁止用他人换取人质。必须注意，除非救命所需，对于受到劫持的人员发出的命令不得执行。

17.3.2 人质危机中关键人物的作用

17.3.2.1 员工被劫持为人质

所有员工都要知晓当被劫持为人质时，应按下列要求去做：:

第一，确保自己始终安全。

第二，避免恳切要求。

第三，仔细倾听并观察劫持者情绪状态。

第四，避免讨价还价或让步。

第五，向劫持者重复保证其不会受到警察的袭击。

第六，不要向劫持者提供任何东西。

第七，避免向劫持者发出命令。

第八，最大限度地减少劫持者犯罪的严重程度。

第九，不要谈及被劫持为人质的其他人员。

第十，真诚鼓励。

第十一，不要提出建议。

第十二，不要要求外部人员与劫持者谈话。

第十三，永远不要用你自己或其他人员交换人质。

第十四，不要让你自己受到伤害。

第十五，按照劫持者说的做。

第十六，特别注意在开始时的 5 分钟是最关键的时刻，因为劫持者可能陷入绝望并且受害者也提心吊胆。

第十七，只有被问及的时候讲话并且不要讲俏皮话。

第十八，努力不要显露情绪。人质谈判人员可能会减缓劫持者的情绪。

第十九，如可能尽量坐下，避免攻击性的姿势。

第二十，行动要放松，这样的姿势可以让劫持者松弛。

第二十一，仔细权衡任何可以逃跑的机会，确信肯定能够逃跑并且不能危及其他人员的情况下方可逃跑。

第二十二，相信谈判人员。

第二十三，尽可能排除有关人员的影响（如丈夫或妻子等）。

第二十四，不要背对劫持者，除非命令这么做，并且不要紧盯劫持者。

第二十五，必须有耐心。

17.3.2.2 第一个确认发生人质劫持情况的人员

第一，拨打110。

第二，如果可能，转移所有非参与的病人。

第三，如果可行，确保门安全，隔离事故。

第四，用最快的方式通知上级。

第五，仔细观察下列内容以便详细报告：人质的数量、骚乱的类型、参与病人的类型和数量、病人可能拥有的凶器的数量和类型、特殊的威胁或病人需求。

第六，非经授权，不得向媒体发布信息。

17.3.2.3 第一个到达现场的资深工作人员

第一，评估状况。

第二，咨询医院行政团队。

第三，在上级人员到达之前采取控制措施。

第四，按照现场预测，补充和加强现场人员以便预防杀害和伤害人质。

17.3.2.4 当警察和行政人员到达前，要获得下列信息：

第一，被劫持的人质数量。

第二，人质劫持者的威胁和需要。

第三，劫持者拥有的凶器类型和数量。

第四，仍在劫持区域内的其他病人。

第五，人质劫持者控制的精确区域。

第六，区域的楼层图。

第七，确认并描述劫持者，如果可能提供图片。

17.3.2.5 经过谈判训练的警察最适合与人质谈判。如果医院的人员在警察到来之前必须进去进行谈判，要牢记下列内容：

第一，如初级人员必须进行谈判，采取尽量延长时间的策略，如使用"我要问一下"或"我要搞清楚"的说话方式。

第二，劫持者所有要求要满足，用"我尽最大努力去做"回答，永远不要说"不"。

第三，不要向参与人质事件的任何一方提供任何药物。

第四，值班员工要立刻联系那些对人质事件中的人员具有影响的临床工作人员，无论其是否当班。

第五，行政人员和警察是有关处理人质劫持事件的决策程序的负责人。

17.4 炸弹威胁处理程序

炸弹威胁可有各种形式。直接携带炸弹进行威胁的情况较少，通常是通过电话、信件或电子邮件的形式进行威胁。对于炸弹威胁，要认真对待并按本程序处理。

17.4.1 收到电话炸弹威胁

关于处理电话炸弹威胁的指南参照"炸弹威胁检查"表处理。

炸弹威胁中电话呼叫者是确认炸弹的最好信息来源。当收到炸弹威胁电话时：

第一，尽量拖延时间保持呼叫者在线，要求其重复信息，记录此人讲的每个字。

第二，如果呼叫者不说明位置或可能爆炸的时间，向其询问这方面的信息。

第三，告诉呼叫者楼房内有人并且炸弹引爆可能导致许多无辜人员严重伤害或死亡。

第四，特别注意背景声音，如机动车行驶、音乐和其他能给出呼叫者位置线索的声音。

第五，仔细倾听声音（男性，女性）、音调和发音障碍。当呼叫者挂断后要立即拨打 110 向公安局及上级报告。

第六，与上级或公安人员保持联系。

17.4.2 收到信件炸弹威胁

当接到信件书面威胁，要保存所有材料，包括任何信封或内容物。一旦该信息被认定为炸弹威胁，避免进一步破坏信件。

17.4.3 通知和应对

立即拨打 110 向公安局报警。医院保安人员和行政人员要确定是否需要外部帮助（消防、技术专家鉴定、法律支持）。医院安保部启动炸弹威胁紧急通知。

17.4.4 炸弹威胁分析

要严肃对待所有的炸弹威胁。炸弹威胁评估由警察及资深的管理人员完成。根据当时获得的所有事实进行评估。接收到炸弹威胁的人员可提供相应的信息。评估和分析是判断炸弹威胁的基本程序，如判断威胁不可信，就不采取任何措施。反之，就要采取下列措施：

第一，如有授权，对特殊区域进行有限疏散。

第二，如有授权，对整个单位进行全面搜索并疏散。

第三，进行部分或全部疏散，然后进行搜索。

第四，立即疏散并且不断搜索。

17.4.5 疏散

一旦认为有疏散的必要，要由事件指挥人员下达命令。

17.4.6 指挥和控制

在炸弹威胁处理期间，配合公安局建立现场指挥部。按照炸弹威胁应急计划进行处置。

17.4.7 搜索团队

医院安保人员、设施管理和基建部人员对炸弹进行初步搜索。

17.4.8 培训和练习

医院 QSHE 办公室和医院安保部负责提供培训并定期进行演练以评估炸弹反应计划。

17.5 工作场所暴力预防

17.5.1 暴力的定义

是指针对员工、探视人员、病人或其他人员的威胁、骚扰、恐吓和其他破坏性行为。医院要认真对待暴力行为并做出适当处理。暴力行为包括口头、书面以及直接或间接身体伤害。对于实施暴力行为人员要进行人身限制，直到事故调查结束。

17.5.2 报告暴力事件

医院中所有人员均有责任报告与工作有关的暴力行为或在医院内的任何暴力、威胁、骚扰、恐吓或其他暴力事件。发现此类事件要迅速向上级报告。无论当事人的关系怎样以及暴力行为如何，员工均有责任进行报告。

17.5.3 风险管理报告程序文件

受到攻击的人员也要向医院安保部报告事件。保安人员要干预防止暴力进一步升级。

17.5.4 威胁管理小组

威胁管理团队的工作是进行威胁评估并建立行动计划去解决真实的威胁或暴力活动。威胁管理团队包括护士、医生、风险管理部人员和医院的安保人员。团队的成员负责管理暴力预防程序，包括所需的评估和培训。

17.5.5 暴力的过程

暴力活动常常被认为是独立的活动。其实，暴力是一个过程。早期的确认和干预可避免暴力的进一步升级。暴力过程可分为三个基本阶段：冷静阶段，攻击前阶段（可持续短暂的时间或更长时间），以及暴力行动或攻击的急性兴奋阶段。

在攻击前阶段内员工可采取干预措施。员工对病人或家属早期攻击阶段确认越早，采取的干预措施越及时，不发生暴力的可能性就越大。

需要强调的是即使员工可能确信病人将要进入攻击阶段，在病人或家属实际实施暴力前，仍在早期攻击阶段并容易受到干预。因此，员工必须努力解除这种状况，防止暴力事件发生。

17.5.6 暴力预测：病人特点

可靠预示暴力的病人的四个关键特点是：诊断、病史、入院时的法律状态以及是否存在痴呆。

17.5.6.1 诊断

患有心理疾病的病人，特别是精神病、双相情感障碍、躁狂、偏执狂和痴呆等病人易出现暴力。另外，精神病学诊断为急性精神病的病人也易发生暴力行为。

17.5.6.2 暴力行为病史

需警惕攻击行为或暴力行为病史。不要低估具有暴力史的病人，员工必须假定这样的病人可能发生暴力。医院应针对有暴力病史的人员制定预防措施。

17.5.6.3 入院的法律状态

经诊断可危及自己及他人的病人或法庭鉴定确认的精神病病人比自愿入院的病人具有更大的暴力倾向。

17.5.6.4 有无痴呆

员工要注意痴呆病人普遍具有的智力损害，并且他们经常表现为行为紊乱与不能控制的冲动

（如打、刺）。

17.5.7 导致暴力的因素

除了病人疾病特点，某些因素与暴力相关。这些因素在医院或员工的控制下能够预防、干预或有效地处理。

17.5.7.1 与侵害有关的因素包括：

第一，缺乏控制或隐私受到影响。

第二，缺乏自由或缺少选择自由方式。

第三，可察觉到的对人的尊严侵犯（如侵犯性的、打扰的）。

第四，不能控制冲动。

第五，以前用暴力处理方法处理侵害所产生的感觉。

第六，自我尊敬程度下降或缺少对病人的尊敬。

第七，挫折增大。

第八，迷茫。

第九，交流受到破坏。

第十，员工设置限制。

17.5.7.2 设置限制

设置限制或拒绝请求是对潜在暴力病人的最大挑衅。设置限制可以是口头上的（如"你不要吸烟"）也可以是身体上的（如员工试图预防发狂的病人进入或离开某区域）。设置口头和身体上的限制可能激化病人的攻击行为。

在治疗环境中设置限制是必要的，但设置限制会造成病人人为发生损害的状况。因此，如有必要设置限制，员工应该给病人活动的选择以便病人能控制环境并且感觉不到全面的拒绝或缺乏对环境的全面控制。

设置限制代表对病人的损害，这可导致最大的攻击行为。基本原则是任何类型的损害都可能激化暴力。

17.5.8 暴力行为的识别

侵犯行为多在连续警告的情况下发生。MAPS（机动活动、态度方式、姿势信号、讲话的方式）等模式提供了认知技巧框架的培训。

关于其活动：

第一，以愤怒的方式踱步，持续或强力运动。

第二，朝员工前进或退避。

第三，攥拳、挥拳或表情变形。

第四，讲话或被询问的时候不断地踱步。

第五，对最小的声音或活动表现出惊吓（敏感）。

关于态度模式：

第一，迷惘（如不知道位置、时间、身份）。

第二，极其兴奋（躁狂）。

第三，极其不信任（偏执狂）。

第四，把自己作为事件的焦点（不适当）。

第五，在讲话方式中反应出的态度。

姿势信号：

第一，焦虑地坐着。

第二，紧张地抓握。

第三，表现紧张或沮丧。

第四，表现偏执，特殊地盯着、不眨眼、上下提升眼睑。

讲话的方式：

第一，愤怒、大声、强有力地讲话。

第二，不适当的紧张或感动。

第三，极其安静，但从牙缝中讲话。

第四，对常规程序的责难反应。

陈述：

第一，以前的暴力。

第二，暴力犯罪的愿望。

第三，不能控制的冲动。

第四，变成暴力的预谋计划。

第五，矛盾、困惑。

第六，害怕失去控制。

第七，指挥幻觉，即未听到的声音指导行为。

第八，夸张的偏执，不连贯地、过度怀疑。

17.5.9　暴力事件管理培训

员工经培训能够识别即将来临的暴力事件后，还需得到事件管理的培训。由于恐惧不积极应对或过度反应，不适当的侵犯会成为事件的诱发因素，而不是调节或限制因素。

第一，保护个人安全，免受威胁。

第二，使状况平静，塑造没有敌意的第一印象。

第三，执行确定的行动计划。

在事件管理中，三种类型的控制方法可管理事件并减少侵犯的可能性：语言控制、环境控制和姿势控制。综合在一起，它们组成了 VEP 模式。这三个方面有助于帮助员工建立正性的密切关系。语言控制要注意以下几点：

第一，以平静、自信并有控制的声音介绍自己及其正式头衔。

第二，避免辱骂的语言。

第三，避免喋喋不休、要求或漠不关心的建议语调。

第四，尽量避免没有道歉就中断谈话。

第五，在中断后再继续谈话。

第六，回答问题。

第七，设定限制。

第八，承认愤怒并允许其谈话。

第九，形成尊敬的态度。

第十，尽量叫人员的名字。

第十一，在适当的时候，给出选择的描述。

第十二，利用控制分散注意力，尽力转移注意力。

第十三，诚实。

第十四，避免太友好的表示。

第十五，记住人员越是激动，其对抽象的语言作出反应的可能性就越小。

第十六，保持语言的清晰简练。

第十七，详细说明行动的整体计划。

如果发生侵犯，员工要：

第一，不得辱骂。

第二，以正常的声调持续应对。

第三，避免相互比拼提高声音和音调。

第四，避免亵渎或幼稚的谩骂（如真见鬼、该死、混蛋等）。

环境控制，员工要：

第一，具有处境风险方面的知识。

第二，利用凸面镜进行观察。

第三，评估区域内运动的物体（如植物、烟灰缸）。

第四，把自己置于暴力人员和可用作凶器的物体之间。

第五，避免担心人员问题。在冲突的区域尽力保持最小的困惑和声音。

姿势控制。员工要：

第一，观察其他缓冲区域。

第二，站稳。

第三，相互距离要略长于手臂长度。

第四，除非按预定的行动采取措施，避免接触人员。

第五，如果没有武器并且单独一人，仔细评估其能力以便限制侵犯者。

第六，避免盯住暴力者眼睛，眼睛接触可被解释为侵犯性的挑战。

第七，用眼睛获得信息。

第八，学习控制呼吸。

第九，学习调整肌肉紧张。

第十，观察侵犯者的身体语言（参阅 MAPS 模型讨论）。

第十一，学习如何倒下。

这些技巧均需培训和实践。可使用影像资料培训，并且需要对员工考核。这样的培训和评估可为诉讼提供重要的信息。

17.5.10 减少暴力及其他干预

员工的目标是预防暴力而不是应对暴力。为了有效地干预暴力的连续进展，人员必须设定专门的干预目标。

17.5.10.1 总干预目标

第一，重新引导病人到安静的私人空间。

第二，避免上升或进展成急性攻击的兴奋期。

第三，在病人失去自我控制前去除危险状况。

第四，尽快确认和减少病人的压力。

第五，为病人提供替代侵犯的方法。

第六，确保病人安全。

第七，确保病人环境中其他人员的安全（如其他病人、探视人员和员工）。

17.5.10.2 一般干预因素

第一，保持病人的自治权和尊严。

第二，利用自己的姿势实现目标。

第三，知晓如何表达自己。

第四，观察和评估病人以确定干预是否有效。

第五，探查早期预攻击阶段。

第六，为病人提供适当的选择。

第七，知道身体对抗是最后的解决方式，因为该方式鼓励侵犯并阻碍治疗。

重新引导病人也包括帮助病人框视重组，思考什么原因引起情绪沮丧。当病人确认（或者员工认识到）某个问题引发沮丧，重新指导或框视重组思考是非常有帮助的。

17.5.10.3 攻击前期员工指南

第一，审慎接近病人（不要害怕）。病人关注员工已识别的事实，特别注意可能导致失去控制的情况并采取相应的行动。

第二，避免盯准病人。从前面接近病人并且不要开始讲话直到第一次进行眼睛接触。根据病人的反应对自己的行动进行判断。你不在病人的视野内时，不要问候病人。

第三，如可能，要避免激化（某些情况设置限制是命令性的；在这样的情况下，尽量使用事先讨论的制定的限制指南）。

第四，注意你的面部表情。努力做到表情中性，没有判断态度、害怕、焦虑或讨厌病人的表情。与偏执病人交流的时候避免微笑，否则其可能误解你的表情（如病人可能认为你在嘲笑或讽刺他或轻蔑地观察他）。

第五，保持你的语调平静并且正常讲话。避免叫喊、快速讲话，避免提升音调和使用病人可能不明白的词汇。在适当的情况下使用当地方言。根据病人及周围情况，粗俗的语言可能也具有治疗性，但需要准确判断。

第六，病人使用亵渎和粗鲁的姿势时，不要以相同的方式应对。应对的语言和姿势不要显示出震惊。在某些特殊场合，病人只能以自己的方式表达自己，这也反映出病人的人格。某些病人要诅咒并且用粗鲁的姿势试图恐吓你，要与其保持一定的距离。总而言之，需要努力破解病人的行为意义。

第七，使用开放结束的句子并提供开放的讨论让心神不宁的病人表达感觉（如现在你觉得怎样）。记住，虽然你说的内容很重要，但怎样表达更重要，因为病人要通过声调来感觉你的情绪。

第八，避免承诺。不要做出下个班次必须兑现的承诺。如果下个班次的工作负荷或护理单元的活动导致你的承诺不能兑现，其可能进一步刺激已经心神不宁的病人，使下个班次的员工要面对病人的敌意、不信任和提前攻击。

第九，在你结束的句子中避免使用"ok"，因为这个词汇暗示选择，并且它的用法可能被混淆并引起歧意。

第十，避免挑战。不要对抗病人，与暴力病人对抗中没有人能够获胜。你的目标（即平静、解除危险和解除病人的压力）要牢记在心。

第十一，注意你的姿势。避免威胁或关闭交流的体位（如抱膀或交叉到你的胸前）。努力保持中性、非威胁的姿势。当病人讲话的时候注意倾听，你的姿势要显示出你对倾听感兴趣。

第十二，拿走任何可被病人用作凶器的器具（如剪刀、挂在你脖子上的听诊器）。在精神科或明显可以引起暴力的情况下不要戴耳环类的装饰物。

第十三，在与预攻击期病人交流的时候要知道哪里是最近的出口，并且不允许阻挡或阻塞出口。

第十四，避免处于容易受伤的位置（不要斜靠在病人的椅子或床上），让你的行动受常规感觉控制。

第十五，不要背对攻击前期的病人。病人可能把你的转背认为是缺乏尊敬，导致挑衅。当你转背的时候，可向病人传达如下的错误信息：我不怕你；看我把背对你；你不能威胁到我；你不能伤害到我，我是医生（护士、助理等等）。

第十六，员工必须保障人员的安全，并排除情绪紊乱导致的危险。攻击前病人需审慎对待和治疗，以减少人员危险。与病人对抗，可增加安全风险。

第十七，进入病房前要准备好所有治疗的物品，进入房间要征得许可，解释探望的目的并且在对病人处置前要征得同意。病房内要尽量去除可以作为凶器的物品。特别悲伤的病人要使用纸盘子和塑料餐具，如有指征，鼓励病人在病房或其他安静的区域内进食，以减少刺激便于控制。

第十八，叫醒病人时，要站在走廊叫病人的名字，直到其醒来。不要摇动或呼喊病人，并保持你与病人的距离直到病人充分觉醒并且知道其周围情况。不要使用护士站的呼叫叫醒病人，因为病人醒来时没有人在其房间直接接触或谈话，容易产生声音幻觉或偏执妄想，加重精神症状。

第十九，努力做到早期识别和早期干预，以避免进一步发展到暴力期。

第二十，对病人的状况表示同情，但交流要非常清楚，你希望病人保持自我控制。某些病人感觉他们要丧失自我控制是非常可怕的。病人如果其自己不能控制，员工要给予帮助。病人需要知道员工所要控制的情况。

第二十一，努力分散病人注意力并重新引导病人的注意力。

第二十二，任何时候都要尊重和关心病人的行为。记住病人是惹麻烦的人。由于其经历情绪和心理紊乱这对病人本身比他们对员工更可怕。

第二十三，要求家庭成员或其他重要的人员帮助病人治疗，如可能邀请他们参加病人诊治计划程序，治疗计划的制定也要邀请病人参加。

17.6 凶器的控制

17.6.1 凶器的定义

凶器是指枪支、刀具（不包括那些与工作有关的）、爆炸物或其他导致身体遭受伤害、损伤造成恐惧或被用于犯罪方式的仪器设备。

17.6.2 管理目标

在医院内（包括停车场）严禁携带凶器。医院绝不容忍携带凶器的暴力行为。

17.6.3 管理程序

为了病人、探视人员和员工的安全，在急诊科入口通道安装金属探测器进行 24 小时监测。下班后，人员也要通过此通道进入。急诊科入口要有警示标志（中英文），告知人员进入要进行凶器检查。金属探测器的监测无需出示带相片的员工身份卡。

如果病人或探视人员拥有凶器，告知其在病人诊疗区域外面等候（如果可能）并立即通知医院安保。如果病人已经在病人诊治区域并且发现具有凶器，要呼叫医院安保。

第一，不要试图阻挡病人或探视人员。

第二，向保安说明凶器的类型（强制或刀具），是否正在闹事或扰乱，是否正在威胁闹事或胁迫员工。

第三，病人或员工处于直接的威胁吗？如果是，员工要试图把病人、来访者赶走并劝告他们存在潜在的伤害。

第四，携带或隐藏凶器也是国家法律禁止的。实施暴力者将被逮捕和起诉。

17.7 可疑包裹及信件处理程序

17.7.1 筛查包裹和信件

如果你遇上一个可疑的信件或包裹，按下列程序启动常规响应计划并最大限度地减少这些事件造成的破坏。

可疑信件、包裹的共同特征：

第一，从包裹中有液体泄漏，油污染、掉颜色或包裹上有结晶。

第二，特殊的气味。

第三，过多使用胶带或绳索。

第四，姓名错误或只有邮件的标题。

第五，打印或书写字体不工整。

第六，不对称或不稳定。

第七，突出的导线。

第八，没有回执地址。

第九，常见字的错误拼写。

第十，具有"秘密"，"私人"等标志。

第十一，过重和觉得是粉末或外来的物质。

第十二，外国的邮政标记或字体。

第十三，超额的邮资。

第十四，信件、包裹的来源收件人或地址人不认识。

17.7.2 发现可疑的爆炸物的信件、便条或包裹

第一，放松并保持镇静。

第二，不要打开信件或包裹。

第三，联系医院安保，电话XXXX。

第四，原地等待安保人员到达并给予指导。安保人员和其他应急人员能够评估那些可能暴露房间内人员的危险以及对建筑物其他部分的影响。

17.7.3 不慎打开可疑的包裹信件或有泄漏

第一，立即轻轻地将其原地放置。

第二，联系医院安保，电话XXXX。

第三，所有潜在暴露人员要用肥皂和清水清洗暴露的皮肤。尽管必须认真对待任何使用的生物制剂的威胁，但经验证明多数威胁都是谎言。如果怀疑的生物制剂是炭疽，要确认其不是一般污染（如从人与人传播）并且在症状暴发前能够给予有效治疗。

第四，在临近暴露区域的建筑内等待安保人员（如在原房间外面的走廊）。

第五，不许其他人进入该区域。如果有人进入该区域，要呆在该区域内直到安保人员同意其离开。

安保人员和其他应急人员要评估那些潜在暴露人员的风险，以及对建筑物其余部分的影响。根据风险评估，有必要进一步采取紧急措施，如果风险不大，不要扰乱其他区域并尽快返回受影响的区域，开展正常工作。

17.7.4 需要注意的问题

第一，不要让其他人看信件或包裹。

第二，不要扰动任何内容物。处理信件和包裹可能导致内在物质播散于空气中。

第三，不要忽视威胁，在正确评估前必须按真实情况对待。

第四，在接到指示之前不要离开建筑物。

如果你有其他问题，请联系安保人员，电话号码：XXXX。QSHE办公室：XXXX。

第18章 医院公共设施管理

18.1 医院公共设施系统管理计划

18.1.1 计划的范围

医院公共设施系统需要运行和维护，以确保诊疗环境的安全和舒适，并降低医院内感染的发生率。这些系统包括生命支持系统、工程感染控制系统、环境支持系统、设备支持系统、通讯系统和所有其他公共设施系统和支持病人诊疗、教学和研究工作的相关设备。医院公共设施管理程序要确保医院公共设施系统运行的可靠性，对公共设施出现故障的可能性进行评估，并对减少风险和故障的方法进行确认。

除通讯系统外，医院基建部负责公共设施的日常操作、维护和维修。在每年一次的诊疗环境符合性评审期间，应对医院公共设施管理计划进行评估并提出改进要求。

18.1.2 政策阐述

医院有大量、复杂的公共设施系统支持病人诊疗区域工作。多数情况下，这些设施是诊疗病人的基础条件，突然和持续缺失这些设施可能严重伤害病人、影响病人诊疗，甚至导致病人死亡。因此，这些系统必须加强管理，以确保正确操作并在发生故障的情况下尽快修复。所有支持病人诊疗区域的公共设施系统均涵盖在本计划中并且列在设备目录中进行追踪管理。

18.1.3 计划的目标

18.1.3.1 为实现目标，管理计划确立了如下关键性标准：

第一，制定本程序的确认、评估标准以及设备清单。

第二，对公共设施设备的关键部件进行测试、检查和维护。

第三，提供带有规划、图纸和标记的受控公共设施系统操作计划。

第四，向所有操作和系统维护专业人员提供培训和指导。

第五，建立并实施包括人员操作以及设备运行、维护和维修的最新操作计划。

18.1.3.2 建立和实施设施故障时的详细应急程序：

第一，紧急临床干预的方法及响应时间。

第二，针对性反应程序。

第三，替代资源。

第四，维修服务管理程序。

第五，影响的区域确认。

第六，通知受影响区域内的人员。

18.1.3.3 确保按下列方式管理医疗气体系统：

第一，检查和测试医疗气体系统管道的关键组件。

第二，当安装、改装或维修时，须对管道医疗系统进行测试。

第三，医疗气体系统管道的供气阀和关闭阀要能够接近并有清晰的标志。

18.1.3.4　在与医院感染控制部密切联系的基础上，确保实施下列措施以减少潜在的医院内感染：

第一，对冷却塔、热水器和其他蒸馏水系统中的病源生物进行监测。

第二，对具有特殊系统控制空气污染的区域，要保持通风系统压力，确保空气交换率和过滤效率。

18.1.4　方法概述

采用天津艾意达科技公司开发的设施设备管理及维护软件系统对设备清单中所列的公共设施设备进行追踪检查和周期性评估，详见各设施设备的维护保养程序。根据维护保养程序，医院要按设备制造商的建议对设备进行常规维护保养以确保其运行可靠，及时发现小的问题，防止高峰运行时发生故障，延长设备使用期限。设施管理部负责医院设备的维修保养，医院电力系统的常规检修和机械系统维护由合同方的维修公司负责，其他系统的维护保养由医院基建部负责进行。

医院所有设施设备都要列入设备清单，并录入医院设施设备管理及维护软件系统。系统中的清单包括设备类型、位置、安装日期、系统指标（如 HVAC、生命支持等）以及数量。新安装的设备，要被列入清单目录中。接管新楼房后，要对所有的设施设备进行检查并编入设备清单目录中。

根据公共设施管理程序和制造商确定的检查周期对全部设备的使用情况进行月度和年度检查。保养维修工作申请单要详细描述设备在规定期间内的检查和保养要求。完成维护保养工作后，工作人员要在维护保养工作申请单中填写工作完成情况及所需要的改进措施，并将工作申请单交回相应的管理部门备案。这些信息要录入信息管理系统。

维护工作评审所需要的设施系统布局图和操作计划由医院基建部和设施管理部提供。计划要明确公共设施系统紧急关闭控制装置位置和其他全部的控制点位置。另外，要对紧急关闭的各控制点和阀门进行醒目标记。

医院 QSHE 管理委员会设施管理分会负责公共设施故障的调查和所需的改进措施。分会由医院基建部和设施管理部以及其他人员组成。设施管理分会至少每季度向医院 QSHE 管理委员会递交一次工作报告，报告要详细描述设施故障类型、采取的措施以及确保系统持续运行的改进措施。

要建立详细的设施损坏或故障反应紧急程序并在医院设计建设维护部和设施紧急预案程序手册中出版。该程序要覆盖设施系统并提供充足的设施维修指导、替代的资源、修理服务和紧急通知相应的医院人员。手册要每年评审一次并且每三年重新签发给相应的人员和管理者。在合同的分包方和供应人员变化时，根据需要进行其他修订。

医院基建部、医院设施管理部以及医院感染控制人员共同制定工作程序以降低在维修、装修和基建期间潜在的医院内感染。医院需制定防止水源性和空气源性致病微生物导致医院内感染的程序。

18.1.5　工作指标举例

表 18.1　医院公共设施管理中的部分指标

检查项目	检查范围	检查周期		
医疗气体警报控制板	100%	每季度		
医疗压缩气体	100%	每季度		
医疗真空泵	100%	每季度		
关键治疗区域电插头	100%	每季度		
消防警报系统	100%	每季度		
消防灭火器	100%	每个月		
消防喷淋系统	10%	年度		
HVAC 过滤器检查并更换	90%	每季度		
设施管理程序更新	全部管理和维护人员	年度		
消防栓	100%	年度		
采暖通风与空调（HVAC）过滤器	100%	半年		
发电机	100%	每月		

在检查期间发现的缺陷要下达改进指示并且根据各自的产品控制程序进行追踪检查。

18.1.6　信息的收集和报告

医院基建部以及设施管理部负责信息的收集和报告，监测所有与维护保养设施有关的工作申请以及本系统在线清单中所列出所有设备的检测和维护。在培训和安全管理例会上可获得有关设施是否符合法规要求的资料、确认各种缺陷和故障趋势以及改进措施。

18.1.7　培训和教育

医院基建部以及设施管理部负责培训所有人员，确保他们能够正确和安全地操作设施设备，并对他们操作设施设备的能力至少每年考核一次。

18.1.8　职责

大学本部和附属医院负责制定各自所属以及联合协调管理的公共设施系统的管理程序。

18.1.9　相关支持性文件

医院基建部和设施管理部紧急预案程序手册。

医院基建部和设施管理部维护手册。

医院基建部和设施管理部培训程序手册。

18.1.10　评估

设施管理分会每年评估一次设施管理计划，包括计划目标、范围、操作和效果，针对评估结果对程序进行必要的更改、修订，以保证计划的有效性。作为年度诊疗环境评审的部分内容，该评审要提交到医院 QSHE 管理委员会。

18.1.11　授权声明

医院基建部主任与设施管理主任共同负责制定设施管理程序，以确保医院环境安全、可控和舒适，并在维护、测试和修理时关闭相应设施。发生危及生命的灾难性事件时，紧急关闭各设施的权力授权如下：

表 18.2　医院公共设施管理中的权力授权

	电力	氧气	气体	水	真空
医院副院长（后勤）	x	x	x	x	x
医院基建部主任	x	x	x	x	x
设施管理部主任	x	x	x	x	
医院基建部副主任	x	x	x	x	x
医院基建部部项目管理人员	x	x	x	x	
医院基建部夜间总值班	x				x
医院基建部水暖负责人					x

18.2　设施故障管理职责

18.2.1　电力维护部门

表 18.3　医院设施故障管理中电力维护部门的管理职责

公共设施		责任部门
电力	紧急	基建部
	正常	设施管理部和基建部

18.2.2　关闭设施的管理流程

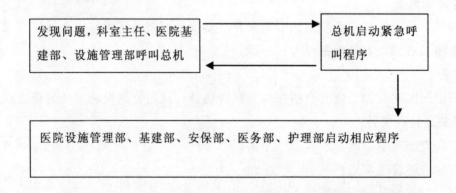

图 18.1　医院设施故障管理中的关闭设施流程

18.2.3　公共设施停机、故障应急预案

18.2.3.1　紧急电话号码

遇有公共设施问题，拨打分机号：XXXX，紧急情况拨打 XXXX。

18.2.3.2　不同系统故障时的联系部门及相应职责

表 18.4　医院设施故障管理中各部门职责

故障系统	问题	联系人	职责
空调	温度调节受限。	基建部 电话：XXXX。	在关键的区域设置冷却间或风扇。
计算机系统	本地计算机与服务器连接故障。	信息部 电话：XXXX。	重新装计算机系统。 科室病区使用备份手册、纸张系统。
电力、应急发电机系统	无紧急电源设备和照明故障。 有紧急电源的设备停止工作和照明故障 10 秒后重新启动。	基建部 电话 XXXX。	启动应急预案并向护理部报告。 使用应急灯照明及人工简易呼吸器通气。人工调节静脉输液泵。 停止接受新病例。
电梯系统	停运。	基建部或安保部电话：XXXX。	根据需要转送队移动重症病人和设备到其他楼层。如果限制电梯数量，重症病人优先。
电梯停在楼层之间	电梯警报报警。	基建部或安保部启动电梯中的紧急按钮。	基建部、安保部人员在电梯口，向电梯内的人员喊话保持联系，让被困人员知晓正在对其进行营救。
消防警报系统	无警报、无烟雾检测或喷水。	基建部、QSHE 办公室和医院合同方。	QSHE 办公室：消防监测。 基建部：停止需要热源的设备工作。
医疗气体	气体警报。一氧化氮、氧气、医疗气体或氧化氮。	基建部 电话号码：XXXX。 呼吸治疗科：XXXX。	病人用手动简易呼吸器通气。用便携式氧气和其他气体。电话请领便携式灌装气体。
医疗负压吸引	负压系统故障并且在警报模式。	基建部 电话：XXXX。	病区：采用手工吸引装置，用注射器吸引，不要接收新病人。
天然气故障或泄漏	臭味。没有火焰燃烧等情况。	基建部 电话：XXXX。	开窗通风，关闭气体。不使用产生火花设备、电动机、开关等。
护士呼叫系统	不能联系病人。	白班联系设备部，电话：XXXX 其他所有时间联系基建部，电话：XXXX。	病区：使用病人床旁电话。如需要移动病人，使用摇铃。安排巡视人员检查病人。
病人诊疗设备系统	设备、系统功能异常。	白班联系设备部，电话：XXXX。 其他所有时间联系基建部，电话：XXXX。	设备修理所、基建部，更换并标记检测的设备。
下水道系统	排水堵塞。	基建部： 电话：XXXX。	停止冲洗厕所及放水，厕所中使用红色塑料袋。
蒸汽系统	建筑物无供热、无热水、无法洗衣、不能灭菌、限制做饭。	基建部 电话：XXXX。	病区：保存灭菌材料并标识。提供保温毯子。 科室：按要求持续工作，除非另有通知。
电话系统	电话故障。	总机维修 手机：XXXX。	病区：使用广播呼叫系统、紧急电话、资费电话、手机或人工传达。
水	污水槽和厕所故障。 水冷却设备故障。	基建部 电话：XXXX。	科室：保存水，使用瓶装饮用水。厕所中使用红色袋子。
通风	无通风，没有热气和冷气。	基建部 电话：XXXX。	病区：开窗子，如太冷加毯子。限制使用有味、危险的物资。

各部门和病区负责本单位现有的装备并确定所需要的物资和设备，并准备好应急反应装备。应急装备至少要包括手电筒和备用电池。

第19章 医院基建工作感染控制

19.1 医院基建工作感染控制指南

19.1.1 管理目的

本政策的目的是减少医院与基建相关的医院内感染。

19.1.2 程序

凡是医院基建工作都要在设计、施工计划和施工活动中咨询感染控制部。感染控制部负责根据目前有关的指南、标准、法律法规提出相应的感染控制意见。

19.1.2.1 感染控制部须对医院病人诊疗区域的基建和装修工作就如下几个方面提出建议和意见：

第一，洗手设施。

第二，空气处理单元。

第三，清洁和污染物品的储藏。

第四，设备的去除污染、灭菌区域。

第五，交通流向。

第六，利器处理单元的安置。

第七，环境和家具表面污染控制建议。

19.1.2.2 感染控制部要对基建计划进行感染控制危险因素评估：

对基建施工类型和受到影响病人数量评估，通过危险评估提出预防感染建议。感染控制要进行危险评估并提出工作人员要遵循的设计、建设和管理建议。这些区域包括：准备拆除和建设的区域；灰尘和碎物控制区域；通风及环境控制区域；病房、物品和设备污染以及相关区域。

根据提出的风险评估结果，在基建施工期间实施监督检查，定期召开环境检查会议查看施工屏障、空气处理措施、工作地点清洁状况、交通控制和基建工人着装情况。对风险评估的结果或过程要进行测量（注：只有在怀疑或确定暴发的情况下才建议进行环境培养）。

采用下列方法，可减少病人在安置过程、诊疗地点和转送过程中发生与基建有关的感染风险：

第一，采用替代途径的运输。

第二，在基建活动最少的时间段安排检查和手术。

第三，尽量减少在基建区域等待时间。

第四，根据病人的临床状况，给病人戴上口罩或提供其他防护屏障。

基建后清理工作（要在基建开始前制定并达成协议），包括：

第一，需要清洁的区域有哪些？谁来清洁并按什么顺序清洁？

第二，更换在基建期间可能被污染的空气或水系统的过滤膜和其他部件。

第三，水系统的冲洗。

第四，空气处理系统的平衡、旧空气管道的更换或清洁以及气流和压力检查。

19.2 医院基建感染控制危险评估

19.2.1 项目基本情况

基建的基本情况包括：建设项目名称，计划施工日期，受影响的区域，确认的危险水平，控制程序分类，评估日期和评估人员名称。

19.2.2 基建施工期间感染控制危险评估

表 19.1 医院基建工作中的感染控制评估

建设施工类型	工作内容
类型 A	检查和非破坏性的工作。包括移动天花板进行查看、涂料刷墙、电力维修、小型下水道修理、不产生尘埃的工作、需要切割墙壁或接近天花板等。
类型 B	产生少量尘埃的小规模、短期施工。包括电话安装、计算机布线、进入管道沟、切割能控制灰尘的墙壁或天花板等。
类型 C	产生中到大量尘埃或需拆除、移动固定的建筑物组建或配件工作，包括抹墙刷墙或墙壁覆盖，拆除地板、天花板和生活环境调查；建新墙，少量管道工作或天花板上的电工工作；主要线缆施工以及任何单班不能完成的施工等。
类型 D	主要拆除和施工项目。包括连续班次工作的施工，大量拆除或整个天花板系统拆除和新的建设工作。

19.2.3 根据施工区域进行感染危险分类

表 19.2 医院基建施工区域感染分类

1 类：最低危险	2 类：中度危险	3 类：中到高度危险	4 类：最高危险
管理业务办公室，病人不进入的工作区域，病案室。	病人等候区，病人不进入的实验室区域，住院处，病人进入的工作区域，医疗收费处，咖啡厅和厨房，物资管理部。	XXXX 病区，儿科，康复科，产娩恢及产后室（LDRP），成人及儿童心理科，麻醉恢复室，物理学治疗，作业治疗，言语治疗（PT\OT\ST），非介入性放射科，急诊室，病人进入的实验室，胃肠实验室，门诊病人区域，静脉输液、采血或其他侵入性设备插入的区域，电梯。	所有重症监护室，烧伤病区，骨髓移植病区，病区 XXXX，透析室，癌症诊治中心，放射治疗，介入放射科，介入心脏病科，外科服务，灭菌处理室，剖腹产手术室，药剂制剂室。

19.2.4 基建施工感染预防分类表

表 19.3 医院基建施工感染预防分类

危险等级	建设类型			
	类型 A	类型 B	类型 C	类型 D
等级 1	I	II	II	III/IV
等级 2	I	II	III	IV
等级 3	I	III	III/IV	IV
等级 4	III	III/IV	III/IV	IV

19.2.5 根据分类的感染预防建议

表 19.4 医院基建中感染预防建议

类别 I	用产生灰尘最少的方式施工。如直接更换天棚板进行检查。
类别 II	主动预防沙尘播散到空气中。如切割施工时工作表面洒水控制尘埃；不用的门要用胶带封闭；堵塞和封闭通风口；把建筑废物转移到密闭容器过程中要严格限制其扩散；用胶带密闭运输容器或车辆；离开工作地点前要用湿拖布拖地或带有 HEPA 过滤的吸尘器吸尘；在工作地点入口或出口放置防尘垫；从事工作的地点要将 HVAC 系统移动或隔离。
类别 III	施工区域要隔离 HVAC 系统预防管道系统污染。基建开始前就要完成所有重要的屏障设置；使用 HEPA 过滤装置保持施工区域的空气负压；用 HEPA 过滤吸尘器对施工区域吸尘；离开施工地点前用湿拖布拖地；在施工区域的入口或出口放置防尘垫；清理施工区域前不要移动施工区域的屏障；移动屏障时要最大限度地减少脏物和碎片的播散；再次对施工区域进行清洁；用 HEPA 过滤的吸尘器吸尘，然后擦拭表面并用湿拖布拖地；安排环境清扫清洁施工区域；把建筑废物转移到密闭容器过程中要严格限制其扩散；用胶带覆盖密闭运输容器或车辆。
类别 IV	施工区域要隔离 HVAC 系统，预防管道系统污染。施工前要完成所有的重要屏障设置；使用 HEPA 过滤装置保持施工地点空气负压；正确封闭孔洞、导水管、下水道和穿透的地方。 建立施工前室并要求所有人员通过该房间离开，或让他们穿上布或纸的鞋套，以便在他们离开施工地点前对施工地点吸尘，用 HEPA 真空清洁器；所有进入施工地点的人员要穿上鞋套或在施工区域入口放置防尘垫；用 HEPA 过滤吸尘器清洁施工区域；离开施工区域前用湿拖布拖地；在施工区域被清理前不要移动施工区域的屏障；仔细地移动屏障，最大限度地减少脏物和碎片的播散；再次清洁区域；用 HEPA 过滤的吸尘器吸尘，然后擦拭表面并且用湿拖布擦地板；安排环境服务进行最后清洁；建筑废物在转到有密闭盖的容器内时要限制其扩散；用胶带密闭、覆盖运输容器或车辆。

南开大学出版社网址： http://www.nkup.com.cn

投稿电话及邮箱：　022-23504636　　QQ：1760493289
　　　　　　　　　　　　　　　　　　QQ：2046170045(对外合作)
邮购部：　　　　　022-23507092
发行部：　　　　　022-23508339　　Fax：022-23508542

南开教育云： http://www.nkcloud.org

App： 南开书店 app

　　南开教育云由南开大学出版社、国家数字出版基地、天津市多媒体教育技术研究会共同开发，主要包括数字出版、数字书店、数字图书馆、数字课堂及数字虚拟校园等内容平台。数字书店提供图书、电子音像产品的在线销售；虚拟校园提供 360 校园实景；数字课堂提供网络多媒体课程及课件、远程双向互动教室和网络会议系统。在线购书可免费使用学习平台，视频教室等扩展功能。